Sheila Kitzinger · Natürliche Geburt

Sheila Kitzinger

Natürliche Geburt

Ein Buch für Mütter und Väter

Kösel-Verlag München

Übersetzung aus dem Englischen Ulli Olvedi unter Mitarbeit von Inge Wacker.
Die Originalausgabe erschien unter dem Titel »The Experience of Childbirth« bei Victor Gollancz Ltd., London, [4]1978/ Penguin Books: Pelican-Taschenbuch 1978.

CIP-Kurztitelaufnahme der Deutschen Bibliothek

Kitzinger, Sheila:
Natürliche Geburt : e. Buch für Mütter u. Väter / Sheila Kitzinger. (Übers. aus d. Engl. Ulli Olvedi unter Mitarb. von Inge Wacker). – 2., ergänzte Auflage, 9.–13. Tsd. – München : Kösel, 1981.
Einheitssacht. : The experience of childbirth (dt.)
ISBN 3-466-34028-4

ISBN 3-466-34028-4
2., ergänzte Auflage 1981, 9.–13. Tausend

Copyright 1978 by Sheila Kitzinger
© 1980 für die deutsche Ausgabe by Kösel-Verlag GmbH & Co., München.
Printed in Germany. Alle Rechte vorbehalten.
Gesamtherstellung: Kösel, Kempten. Umschlag: Günther Oberhauser.
Umschlagfoto: Dorothee von Greiff, London.
Fotos im Text: Anthea Sieveking/Vision International, London.

Inhalt

Vorwort zur Taschenbuchausgabe 1978

Seit Erscheinen der ersten Auflage dieses Buches ist meine Arbeit auf ihren beiden Hauptlinien wie in einer Zangenbewegung weitergegangen. Zum einen habe ich einen ganz neuen Ansatz der Entspannung entwickelt: ich setzte »Sensorisches Erinnern«, eine von Stanislawkis Schauspieltechniken abgeleitete Methode, ein und fand dabei zugleich einen neuen Ansatz zur Wahrnehmung des Geburtskanals. Zum andern untersuchte ich eingehender die psychosexuellen Aspekte von Schwangerschaft und Geburt in unserer Gesellschaft und verband meine Entspannungstechniken mit den psychotherapeutischen Möglichkeiten der Geburtsvorbereitung, die von den in diesem Bereich Tätigen viel zu lange vernachlässigt worden ist. Gleichzeitig haben sich meine Lehrmethoden ein gutes Stück weiterentwickelt; Ärzte, Hebammen und andere, die mit Schwangerenbetreuung zu tun haben, können eine ausführliche Darstellung davon an anderer Stelle finden.[1]

Ich habe hier weit mehr detaillierte Beschreibungen von Geburtserfahrungen miteinbezogen, aufgeschrieben von Frauen, die meine Schülerinnen waren und denen ich zutiefst dankbar bin, daß sie zum Teil sehr lange und lebendige Berichte über ihre Geburtserfahrung, ihre Gefühle bei der Geburt gegenüber dem Baby und angesichts der veränderten Familiensituation geschrieben haben. Ich glaube, daß ich von einer jeden dieser Hunderte von Frauen, die mir ihr Vertrauen schenkten, etwas gelernt habe.

Es ist bedauerlich, daß noch immer so viele Frauen in Unwissenheit um ihre Aufgabe während der Geburt und mit

---

[1] Sheila Kitzinger, *Education and Counselling for Childbirth* Bailliere Tindall, London, 1977. Deutsche Ausgabe in Vorbereitung: Kösel.

unzureichender emotionaler Vorbereitung und Unterstützung für die damit verbundenen ungeheuren körperlichen und emotionalen Veränderungen gebären müssen. Für allzu viele sind Schwangerschaft und Geburt noch immer etwas, das ihnen widerfährt, anstatt daß sie es als etwas begreifen, das sie bewußt und freudig selbst tun.

Auch die Teilnahme an »Entspannungs-Kursen« für werdende Mütter muß nicht notwendigerweise bedeuten, daß eine Frau diese Art von Hilfe tatsächlich erhält. Die Qualität dieser Kurse ist recht unterschiedlich, und nur langsam bilden sich gewisse Qualitätsmaßstäbe heraus, die jedoch noch nicht offiziell anerkannt sind. Nach wie vor werden in etlichen Krankenhäusern Kurse von jungen und unerfahrenen Krankengymnastinnen geleitet, die noch nie eine normale Geburt gesehen, geschweige denn auch nur annähernd die physischen und emotionalen Umwälzungen erlebt haben, die ihren Schülerinnen bevorstehen, und sich keiner zusätzlichen Ausbildung unterzogen haben, was nach Ansicht der britischen Vereinigung der diplomierten Krankengymnastinnen für die Geburtsvorbereitungsarbeit unbedingt nötig ist; oder die Kursleiterinnen sind Hebammen, die ernstlich daran glauben, das Beste, was sie den Müttern beibringen können, sei der Gebrauch des Lachgas-Apparates und der Hinweis auf ihre natürliche Fähigkeit zur Mutterschaft.

Aber nach und nach ändert sich die Lage. Eine renommierte britische Hebammen-Schule, das Royal College of Midwives, hat öffentlich die Notwendigkeit einer besseren Geburtsvorbereitung betont, und es bleibt nun abzuwarten, wie diese neuen Kenntnisse der Hebammen aufgenommen und umgesetzt werden, und inwieweit sie die Zeit finden werden, die damit verbundenen Verpflichtungen auf sich zu nehmen.

Der National Childbirth Trust in Großbritannien verfügt jetzt über ein Ausbildungsprogramm für Geburtsvorbereiterinnen, an dem nicht nur Hebammen und Krankengymnastinnen, sondern auch Frauen mit ganz anderem Hintergrund teilnehmen können.

Es wäre reine Verschwendung, die Fähigkeiten nicht zu nutzen, die Frauen mit anderer Berufsausbildung für diese Art von Arbeit mitbringen; und der Beitrag von verheirateten Frauen mit Kindern, die zum Beispiel Lehrerinnen, Soziologinnen, Psychologinnen oder Krankenschwestern sind – oder vor ihrer Ehe waren – und denen es möglich ist, die Zeit für einen Lehrgang zur beruflichen Qualifikation auf diesem Gebiet aufzubringen, kann diese Arbeit bereichern und zu ihrer weiteren Verbreitung beitragen.

Es bedarf flexiblerer Methoden der Geburtsvorbereitung, die zum Beispiel den verschiedenen Bedürfnissen unterschiedlicher Typen von Frauen entgegenkommen und die nicht nur die physiologischen Gesichtspunkte der Geburt oder sogar den emotionalen Zustand der Frauen berücksichtigen, sondern auch das Netz von Beziehungen und die spezifische Kultur, denen sie integriert sind. Wir brauchen nicht nur eine mehr psychologisch orientierte, sondern auch eine soziologisch orientierte Einstellung zur Geburtsvorbereitung. Die Erwartungen der Frau im Hinblick auf die Geburt, ihre Rolle als Frau in der jeweiligen Gesellschaft, ihre frühe Beziehung zu dem Baby, die Auswirkungen der Schwangerschaft und der Geburt auf die Ehe und die Familiensituation, das soziale Umfeld, in dem eine schwangere Frau sich bewegt – all dies ist nicht einfach eine Sache der individuellen Psychologie, sondern es handelt sich im Grunde um soziologische Phänomene von größter Wichtigkeit.

Selbst der Gebärvorgang als solcher kann bei einer soziologischen Untersuchung eigentlich nicht ausgeklammert werden.

Zum Beispiel haben Frauen sogar eine unterschiedliche Wahrnehmung der Schmerzqualität; und das ist vielleicht ebensosehr von sozialen Faktoren bedingt wie von der reinen Physiologie oder von irgend etwas, das etwa durch psychoanalytische Techniken aufgedeckt werden könnte. Schmerz wird immer innerhalb eines festgelegten Systems interpretiert und eingeordnet. In Jamaica machte ich die Entdeckung, daß die westindische Bäuerin kaum Schmerzen am Damm empfindet und ihr der Druck vom Kopf des Kindes beim Austritt wenig Beschwerden verursacht. Aus Fallstudien an Frauen des englischen Mittelstandes dagegen kann man ersehen, daß sich viele von ihnen Sorgen machen, sie könnten das Bett beschmutzen, und daß sie oft von den Empfindungen im After und in der Vagina während des Gebärens geschockt sind – Empfindungen, die sie vermutlich als unerträglich erfahren. Sie fühlen sich also von eben jenen Empfindungen gepeinigt, denen die Bäuerin Jamaicas mit Gleichmut begegnet. Andererseits erwartet und bekommt die westindische Bäuerin oft böse Rückenschmerzen, eine auf der ganzen Welt bekannte Erfahrung. Für sie ist dieser Schmerz der Beweis für das rückwärtige »Öffnen« – was ihrer Meinung nach nötig ist, bevor das Kind geboren werden kann. Es sieht so aus, als müßten kulturvergleichende und andere soziologische Faktoren in Betracht gezogen werden, wenn wir wirklich verstehen wollen, was Gebären eigentlich ist.

Obwohl man einer Frau auf die gleiche Weise beibringen kann, wie man ein Baby bekommt, wie sie auch die Zubereitung eines Eierauflaufs lernen würde, ist es durchaus möglich, daß die ganze Sache im letzten Augenblick völlig schief geht. Das Gebären ist nicht – und war nie – reine geburtshelferische Geschicklichkeit und angemessene Bezahlung für den Magier, der all das für Sie macht. Ebensowenig ist es eine intellektuelle Aufgabe, deretwegen Sie sich einen Kurs lang mit akademischen Informationen vollstopfen müßten; schließlich haben eine ganze Menge Frauen, die den Damm (Perineum) nicht vom Becken unterscheiden konnten, ihre Babys leicht und mit der ganzen euphorischen Erschütterung ihrer großen Leistung geboren. Es ist auch keine athletische Vorführung, für die man Muskeln wie ein Boxer braucht, und die Bauchdecke muß nicht hart und fest wie ein Küchentisch sein. Aber genausowenig ist es so, daß man sich einfach zwischen Eichhörnchen und den Tieren des Waldes auf Blättern niederläßt und das Ganze »auf natürliche Weise« erledigt; die heutigen Kenntnisse der Geburtshilfe sind viel zu wertvoll für die Mutter wie für das

Baby, als daß man um dieses Phantasiegebildes willen auf sie verzichten dürfte. Irgendwo zwischen diesen Extremen ist es letztlich eine Frage der Erwartungshaltung der Frau dem Gebären gegenüber, eine Frage ihrer Beziehung zu ihrem Körper und ihrer Einstellung zum Kinderkriegen, ihrer tiefsten Hoffnungen und Ängste, ihrer Beziehung zu ihrem Mann und zu ihren Eltern, ihrer Bereitschaft, eine neue Rolle anzunehmen, und der Art und Weise, wie sie alle diese Emotionen und Beziehungen koordiniert. Dann können oft selbst körperliche Schwierigkeiten überwunden werden und treten innerhalb des umfassenden Bildes psychosomatischer Harmonie in den Hintergrund.

Vorwort zur Ausgabe von 1978

In dieser Ausgabe habe ich mich bemüht, das Material auf den neuesten Stand zu bringen, und das heißt: mehr Information über Medikamente und moderne geburtshelferische Methoden, im Anhang Vorschläge, was man als »Geburtsausrüstung« mit ins Krankenhaus nehmen kann, eine stärkere Betonung der Rhythmus-Variationen in der zweiten Phase des Geburtsverlaufs und mehr Details über die Sexualität während der Schwangerschaft.

Einige Leute haben mich aufgefordert, die Übungen so darzustellen, daß jedermann das Buch aufschlagen und sie sofort finden kann, ohne das Übrige lesen zu müssen, und daß ich das, was man während der Entbindung zu tun hat, am besten als eine Liste von Anweisungen – etwa wie ein Rezept für einen Schokoladekuchen – zusammenstellen sollte. Ich entschied mich dafür, das nicht zu tun. In gewisser Hinsicht wäre es einfach, der Leserin schlicht eine wohlgeordnete Liste von Techniken vorzulegen, und zwar genau dann, wenn sie gebraucht werden, aber so geht das nicht beim Gebären. Wenn man an eine so gewaltige psychosexuelle Erfahrung in der Weise herangeht, als ginge es nur darum, über technische Geschicklichkeit zu verfügen, so ist das genauso, als wollte man sich auf jene andere außerordentliche psychosexuelle Erfahrung, den Liebesakt, mit einer Liste möglicher Stellungen und Techniken aus einem Sex-Handbuch einlassen.

Obwohl ich weiß, daß manche Leserinnen es lieber hätten, wenn ich kurz und bündig vorginge, kann ich nur sagen: »Sie werden entdecken...« und »Vielleicht werden Sie feststellen...« und »Es kann Ihnen helfen, wenn Sie versuchen...« Man kann ein Baby auf viele verschiedene Arten bekommen, und sie können alle befriedigend und bereichernd sein. Das

Gebären ist ein Ausdruck der Persönlichkeit eines Individuums. Es geht nicht um Erfolg oder Mißerfolg, nicht darum, Rekorde zu brechen oder eine glänzende Vorstellung zu geben, sondern darum, sich selbst zu geben, Geist und Körper, um einer schöpferischen Erfahrung willen, in der wortwörtlich die Liebe Fleisch geworden ist. Aus diesem Grund habe ich auch einen Abschnitt über Totgeburten mit hineingenommen, da dies für manche ebenfalls ein Teil der Erfahrung sein wird; und selbst das Leiden kann auf kreative Weise durchlebt werden und ist nicht vergebens.

Ziel meines Buches ist es, jeder Frau zu helfen – welcher Art ihre Entbindung auch sein mag und ob sie zusätzlichen geburtshelferischen Beistand braucht oder nicht – sich selbst besser kennenzulernen, sich mehr zuzutrauen und an den Rhythmen des eigenen Körpers ihre Freude zu haben; und was das Paar betrifft, so hoffe ich, die Tür für die Möglichkeit einer Erfahrung zu öffnen, in der ihre Liebe zueinander ihren vollen Ausdruck findet.

Als Mutter von fünf Töchtern bin ich mir bewußt, daß ein Baby sowohl ein »er« als auch eine »sie« sein kann. Wenn ich das Baby »er« nenne, so ist das nicht ein Beispiel für eine sexistische Tendenz, sondern es geschieht lediglich, um die ständige Wiederholung von »sie« oder »er« zu vermeiden. Das Baby auf den folgenden Seiten ist manchmal – bedauerlicherweise – »es«, manchmal »er« und manchmal »sie«.

Und wenn ich mich auf den »Ehemann« beziehe, so natürlich in dem Bewußtsein, daß Paare teilweise nicht verheiratet sind und vielleicht auch gar nicht viel von der Ehe halten. Darum kann man für »Ehemann« auch »Partner« oder »Mann« setzen. Ich bin der Ansicht, daß es wichtiger ist, die Verantwortung für ein neues Leben zu übernehmen und sich auf das einzustellen, was man einst das »Sakrament der Vaterschaft« nannte, als sich lediglich auf legale Bindungen einzulassen.

Zeichen der Zeit

Angesichts des weltweiten Problems der Überbevölkerung scheint ein Buch über Geburt irrelevant zu sein und den Erfordernissen der gegenwärtigen Entwicklung zuwiderzulaufen. Aber wenn eine Frau nur wenige Kinder oder nur ein einziges haben will, um wieviel wünschenswerter ist es dann, daß sie eine gute Sache daraus macht! Sie wird keine Gelegenheit haben, sich noch über weitere Geburten zu freuen oder aus früheren Fehlern zu lernen. Die Vorbereitung auf die Geburt und die Planung, *wie* man hofft, sein Kind zu bekommen, ist die logische Folge der Verhütung und der Planung, *wann* man sein Kind bekommen will.

Die Betonung der Mutterschaft und der Vorbereitung auf gerade *eine* Rolle unter den vielen, die den Frauen heute zur Verfügung stehen, kann ebenfalls den Eindruck erwecken, der Frauenbewegung und den Bestrebungen, die Frauen aus den Fesseln der Häuslichkeit zu befreien, zuwiderzulaufen. Aber das ist nicht der Fall – eher das Gegenteil. Es ist ja vielmehr mein Wunsch, daß Frauen in der Lage sind, frei zu wählen, ob sie ihre Fruchtbarkeit einsetzen wollen oder nicht, daß sie die Kontrolle über ihren Körper selbst bestimmen und frei entscheiden können, wieviele Kinder sie haben wollen, wann und unter welchen Bedingungen; und daß sie, nachdem sie sich entschieden haben, dem Geschehen mit Verständnis und frei von den Ängsten und der Unwissenheit der Vergangenheit gegenübertreten, fähig, das Gebären ebenso intensiv – wenn auch in anderer Weise – zu erleben und zu genießen, wie sie sich heutzutage berechtigt fühlen, ihre Sexualität zu genießen.

Der Körper ist dazu geschaffen, zu fühlen, aktiv zu erleben und zu genießen. Wenn der gesunde menschliche Körper einen natürlichen physiologischen Prozeß erlebt, so empfindet das Individuum gewöhnlich Vergnügen und Befriedigung: wir genießen das Essen und Trinken und Ausscheiden, das Niederlegen zum Schlafen und das erfrischte Erwachen, das Laufen und das Schwimmen, das Atmen der Seeluft und den Liebesakt. In der Ruhe wie in der Bewegung, in der Entspannung wie in der Anstrengung verursachen harmonische und aufeinander abgestimmte körperliche Funktionen Gefühle des Wohlbehagens. Früher pflegte man es für lasterhaft zu halten, als Frau beim Sexualverkehr mehr zu empfinden als sanfte Freude darüber, geliebt zu werden und dem Ehemann zu Gefallen sein zu können (oder wenigstens war dies – gleichgültig, welche Realität dahinterstand – die Art und Weise, wie die Angelegenheit den Weg in die Bücher fand). Heute sind die Frauen darauf eingestellt, ihre Sexualität aktiv zu erleben; sie erwarten, daß ihre Partner sich bemühen, ihre Gefühle kennenzulernen, und daß sie mit Rücksicht und Geschicklichkeit geliebt werden, so daß sie zum Orgasmus kommen und sexuelle Erfüllung erleben können. Eine Menge Bücher und Filme, unterschiedlichste Hilfsmittel, Pillen und Wässerchen erschienen auf den Ladentischen und versprechen sicheren Erfolg. Das alles ist recht erschütternd – als könne man Ekstase in Form von Vaginalcreme oder der Stellung auf Seite 26 anstatt der auf Seite 32 des Sex-Handbuches verordnen. Es ist fast so, als würden wir alles versuchen, um die verlorene Zeit einzuholen und unseren Anteil an Sex und Befriedigung zusammenzubringen, bevor der Vorhang fällt.

Aber Sexualität ist mehr als nur der Koitus oder eben das, was man im Bett miteinander macht. Für eine Frau geht es mit Sicherheit nicht nur darum, und ich bezweifle, daß es bei einem Mann anders ist. Die allgemein gültigen Vorstellungen von Sexualität sind oft roh und eng begrenzt; in Wirklichkeit brauchen die sexuellen Fähigkeiten nicht ausschließlich auf das beschränkt zu werden, was mit dem Koitus zusammenhängt. Das psychosexuelle Leben einer Frau umfaßt auch die Prozesse der Mutterschaft, und dazu gehören Schwangerschaft, Geburt, Verantwortung für das Baby, es zu füttern und zu berühren, körperliche Berührung überhaupt – aller möglichen Körper:

des Babys, der Kinder und anderer Menschen – und die Art und Weise, wie die Mutter ihren eigenen Körper empfindet und über ihn denkt. Die Gefühle einer Frau der Schwangerschaft und Entbindung gegenüber, ihre ganze Art, damit umzugehen, und ihr Verhalten dabei sind Teil ihrer Vorstellung von sich selbst als Frau und Teil ihrer sexuellen Natur.

Heute stehen die Frauen dem Gebären mit der Frage gegenüber, ob sie nicht irgendetwas versäumt haben. Vielleicht ist es gar nicht so sehr ein über Eva verhängter Fluch, ein Weg des Leidens, den man um der Freude willen, Kinder zu haben, auf sich nehmen muß, eine Angelegenheit voller Beschämung und Demütigung und unaussprechlicher Vorgänge am unteren Ende des Körpers, als vielmehr eine herrliche Aufgabe, die ihren Lohn schon in sich trägt und keineswegs nur Mittel zum Zweck ist.

Ich erinnere mich an eine Szene im Haus meiner Großmutter, als ich noch ein Kind war. Ich muß etwa sieben Jahre alt gewesen sein. Die Tanten und erwachsenen Kousinen waren im Wohnzimmer, und als ich wohlerzogen den Kuchen von einer zur anderen reichte, hörte ich, wie Kousine Gladys meiner Mutter zuflüsterte, daß Rose ein Baby erwarte. Die Verschwörung der Frauen über den Teetassen und der geheimnisvolle Ton, in dem die Botschaft weitergegeben wurde, machte mir klar, daß das eine außergewöhnliche und geradezu schockierende Nachricht war. Später an diesem Tag verriet ich mein kostbares Geheimnis einer anderen, jüngeren Kousine. Sie glaubte mir nicht – ich erinnere mich nicht, ob deshalb, weil Rose nicht verheiratet war, oder weil der Storch nicht dagewesen war; aber sie fragte: »Wie können die das *wissen*?« Und ich, die ich in Mutters Geburtshilfe-Büchern gestöbert hatte, erzählte es ihr – unglücklicherweise. Ich geriet deswegen in fürchterliche Schwierigkeiten und wurde offensichtlich als schlechter Einfluß betrachtet. Ich fühlte mich noch lange Zeit danach unrein. Und ich erinnere mich nicht, daß jene sorgfältig behütete kleine Kousine jemals wieder mit mir alleingelassen wurde.

Dies ereignete sich nicht im Mittelalter (obwohl es mir heute wie ein Teil sehr alter Geschichte vorkommt), aber die heutige sachliche Widergabe des Ereignisses steht in starkem Kontrast zu der puterroten Scham, die ich empfand, als ich mich ertappt fühlte. Ich hoffe, Rose freute sich darüber, ein Baby zu bekommen, aber ich zweifle daran. Jedenfalls bewahrte ich sie offenbar in den Tiefen meiner Erinnerung, und das Gefühl für die kindliche Schande und für die Ungerechtigkeit wirkte vielleicht als Ansporn dazu, etwas zu unternehmen, um die Einstellung der Frauen zum Gebären zu verbessern, und ihnen die Möglichkeit zu verschaffen, mit Bewußtheit, Wissen und Lust zu entbinden.

Ich hoffe, daß die Art und Weise, wie noch immer viele Frauen ans Gebären herangehen, in weiteren fünfunddreißig Jahren als überlebt gelten wird; daß die Ekelgefühle, die Ängste und Nöte, die sie oft auch heute noch empfinden, die Behandlung, die sie in etlichen Geburtskliniken und Krankenhäusern zu erwarten haben und die zumeist als völlig normal akzeptiert wird, die allzu realistische »Einzelhaft« für Mutter und Kind und die skeptische Frage: »Sind Sie auch eine von diesen Entspannungs-Anhängerinnen? An sowas glauben wir hier nicht!« der Vergangenheit angehören werden; und daß die Frauen selbst nicht mehr meinen, daß sie glücklicher seien, wenn sie nicht »gar zu viel« wüßten, und nicht erwarten, daß das Baby von anderen Leuten für sie geboren wird, ohne daß sie von ihrer Seite einige Gedanken oder irgendeine Vorbereitung dazu beisteuern müßten.

1 Geburt mit Freude

Die Erfahrung, ein Kind zu bekommen, ist eine zentrale Erfahrung im Leben einer Frau. Jahre nachdem das Baby geboren wurde, erinnert sie sich genau an die Einzelheiten des Geburtsablaufs und an ihre Gefühle, als das Kind da war. Selbst Großmütter, mit denen man über dieses Thema spricht, werden sich sogleich wieder an ihre eigenen Geburten erinnern und davon erzählen. Es ist unwahrscheinlich, daß irgendeine Erfahrung im Leben des Mannes von vergleichbarer Intensität ist.

Wenn die Frauen bei der Entbindung gelitten haben – wenn sie sich vom Schmerz gedemütigt und entwürdigt fühlten, weil sie das passive Instrument eines körperlichen Ablaufs waren, den sie nicht verstehen konnten –, so sind nicht nur sie selbst davon betroffen. Sie tragen ihr Leben lang die Erinnerung an diese Erfahrung mit sich herum, und durch ihre Einstellung dem Gebären gegenüber beeinflussen sie auch andere Frauen und Männer – nicht nur ihre eigenen Töchter und Söhne, sondern noch viele andere, mit denen sie in Kontakt kommen.

Der Geburtsschmerz ist real genug. Wir dürfen nicht wagen, die Marter zu unterschätzen, die manche unvorbereitete Frauen während des Entbindens ertragen müssen. Das darf von jenen, die mehr Glück hatten, nicht leichtfertig übergangen werden. Ob nun das Gebären, als eine natürliche Funktion des Körpers, locker und leicht vor sich gehen »sollte« oder nicht, auf jeden Fall kann man nicht leugnen, daß es für eine große Anzahl von Frauen nicht so ist. Eine Frau beschrieb mir die außerordentlich unangenehmen Empfindungen bei ihrer Niederkunft und fügte hinzu, daß sie während der Austreibungsphase so heftig mit den Zähnen geknirscht habe, daß ein Vorderzahn absplitterte. Man kann kaum erwarten, daß eine Frau, die solch eine Erfahrung durchlebt hat, dem Gebären gegenüber ein positives Gefühl hat oder einer jungen Schwangeren helfen kann, mit freudiger Erwartung dem großen Abenteuer entgegenzusehen, das auf sie zukommt.

Wenn dagegen eine Frau ihr Baby auf glückvolle Weise bekommen hat, so verbreitet sie einen anderen Geist um sich – eher eine Stimmung der Fröhlichkeit und Freude als eine des Schreckens und Grauens, die man aus den meisten »Altweibergeschichten« und den blutrünstigen Berichten von Entbindungen kennt, mit denen viele Frauen zur »Erbauung« werdender Mütter beitragen.

Es ist dieser Geist der Hoffnung, diese Freude an der Geburt als einer Erfüllung der Liebe zwischen Mann und Frau, die das Wesen des Gebärens ausmachen sollten – eines Gebärens, bei dem die Mutter ihre Freude an der rhythmischen Harmonie der Vorgänge in ihrem Körper hat. Ohne diese geistige Haltung ist es nicht nur schwieriger, Gelerntes perfekt anzuwenden, sondern selbst wenn das erreicht wird, erweist es sich doch als eigenartig unbefriedigend.

Es gibt keinen Grund, weshalb das Gebären für eine Frau mit Leiden verbunden sein müßte, sei es mit oder ohne Vorbereitung auf die Geburt. Aber darüber hinaus geht es in diesem Buch um die positive Erfahrung. Um Gebären mit Freude.

Die Pioniere

Die Geschichte der Bewegung für eine »natürliche Geburt« ist die einer bedauerlichen, wenn auch vielleicht unvermeidlichen Auseinandersetzung nicht nur zwischen denen, die an ihren Wert glaubten, und den anderen, die das alles für belanglos hielten, sondern auch zwischen den Vertretern unterschiedlicher Theorien. Die philosophischen Grundlagen, auf denen die verschiedenen Techniken aufbauen, sind oft unvereinbar, und zudem gibt es noch reichlich viele Auseinandersetzungen über die Ursprünge der verschiedenen Bestrebungen, Frauen auf die Entbindung vorzubereiten. Es ist wahrscheinlich ein

Fehler, nach einer einzigen Entwicklungslinie von Vorstellungen und Methoden Ausschau zu halten, und die Geschichte der Bewegung zeigt, daß es im Laufe der letzten zwanzig Jahre in verschiedenen Ländern ganz spontane und voneinander unabhängige Entwicklungen gegeben hat.

Interesse für die emotionale Situation der Frauen während der Geburt zeigte erstmals Grantly Dick-Read in den dreißiger Jahren.[1] Seine Bücher in Verbindung mit Erkenntnissen aus der geburtshelferischen Physiotherapie bilden die Grundlage für die meisten Arten der Geburtsvorbereitung, die heute in England von vielen Hebammen und Geburtshelfern als Hilfe für die gebärende Frau anerkannt werden. Dick-Reads Ideen und Methoden pflegen im allgemeinen jedoch recht verwässert zu werden, bis sie die schwangere Frau in der Entbindungsklinik erreichen.

Methoden, mit denen in sowjetischen Krankenhäusern gearbeitet wird[2] und die auf dem Pawlowschen Reflex basieren (jenes Pawlow, der mit dem Speichelfluß der Hunde experimentierte), werden als entscheidender Einfluß auf die französische Methode genannt, die man zuerst unklugerweise als »accouchement sans douleur« (Schmerzlose Geburt) bezeichnete, die heute jedoch als *Psychoprophylaxe* bekannt ist. Obwohl auch die französischen Exponenten ihren Dick-Read gelesen haben, betonen sie, daß ihre Methode sich darin unterscheide, daß sie darauf basiere, eine Reihe von konditionierten Reflexen aufzubauen, welche die Wirkung haben, die Schmerzschwelle zu heben, so daß Empfindungen, die vom Gehirn früher als schmerzhaft interpretiert wurden, danach als schmerzlos akzeptiert werden. Es war Fernand Lamaze, ein französischer Geburtshelfer, der in einer Klinik der Kommunistischen Gewerkschaft in einem finsteren Viertel von Paris arbeitete und bei einem Besuch in der Sowjet-Union von der

---

[1] Grantly Dick-Read, *Introduction to Motherhood*, Heinemann 1950; *Childhood without Fear*, Heinemann 1951; *Ante-natal Illustratet*, Heinemann, 1955.
[2] J. Velvovsky, K. Platonov, V. Poticher und E. Shugom, *Painless Birth through Psychoprophylaxis*, Foreign Languages Publishing House, Moscow, 1960

Stille in den Entbindungsstationen beeindruckt war, in denen diese Methoden praktiziert wurden; er brachte sie mit zurück nach Westeuropa und erfand neue Techniken dazu – bemerkenswert ist besonders die Methode »Hecheln wie ein Hund« und auf den Wehen reiten.[3] Diese Methoden, die zum großen Teil aus Frankreich und den UDSSR kamen, führten dazu, daß man gern das Fehlen von schmerzhaften Erfahrungen betonte, doch wurde dabei vielleicht auf Kosten von manchen jener Mütter, die sich auf sie stützten, jene glückliche Heiterkeit vernachlässigt, die sich bei einer kreativen Erfahrung des vollständig harmonischen psycho-physischen Geschehens einstellt. Dabei kann der Schmerz im Hintergrund anwesend sein oder auch nicht – aber wenn er da ist, wird er bereitwillig als etwas erlebt, das unter Kontrolle ist, oder das man beiseiteschiebt, weil es nicht annähernd so wichtig ist wie die Aufgabe, ein Baby zu bekommen.

Mütter, die sich vorstellen, daß ihre Entbindung völlig schmerzlos verlaufen würde, erlitten oftmals einen äußerst unerfreulichen Schock, und eine Frau, die nicht auf die gewaltigen Empfindungen und die erstaunliche Kraft der Gebärmutterkontraktionen vorbereitet ist, kann leicht in Panik geraten und ist schlechter daran, als hätte sie vorher überhaupt keine Hinweise erhalten.

Wir tragen eine sehr schwere Verantwortung, wenn eine Frau so auf die Geburt vorbereitet wird, daß sie beim ersten echten Schmerz das Gefühl bekommt, versagt zu haben. Die meisten Frauen müssen damit rechnen, daß sie am Ende der ersten Phase etwa eine halbe Stunde lang Schmerzen oder große Beschwerden zu ertragen haben.

[3] Fernand Lamaze, *Painless Childbirth*, Burke, 1958 (zuerst in Frankreich 1950 publiziert). Pierre Vellay, *Childbirth without Pain*, Hutchinson, 1959. Eine etwas andere psychoprophylaktische Methode wird von S. Bazelaire und R. Hersilie in *Maternité*, La Table Rounde, 1963, beschrieben. Die vierteljährlich erscheinende *Revue de medicine psychosomatique*, Librairie Malonie, berichtet regelmäßig über neue Entwicklungen.

Die aktive Rolle der Mutter

Wenn die Schmerzen sehr groß sind, kann die Mutter natürlich eine Anästhesie (Betäubung) erhalten, und schmerzstillende Mittel sollten immer bereitliegen. Es ist nichts Unrühmliches daran, Hilfe anzunehmen, wenn man sie braucht. Vollnarkose wird heute, außer beim Kaiserschnitt, bei Entbindungen kaum gebraucht. Wenige Mütter sind in der Lage, im Rückblick auf ihre Entbindung wie Königin Elizabeth, anläßlich der Eröffnung der Königlichen Hochschule für Geburtshilfe und Gynäkologie, zu sagen: »Sie haben dem Wort von Wordsworth, ›Unsere Geburt ist nur Schlaf und Vergessen‹, fast wörtliche Bedeutung gegeben.«[4] Vielmehr können sich viele Frauen, weit entfernt davon, die Gelegenheit zu begrüßen, nicht mit dem Gedanken anfreunden, dem vielleicht wichtigsten Augenblick ihres Lebens völlig bewußtlos gegenüberzutreten. Sowohl aus diesem Grund als auch wegen der Risiken, die mit der Anwendung von Narkosen verbunden sind, halte ich es für traurig, wenn man in Dr. Guttmachers Bericht über Entbindungen in den USA lesen muß:

»Im günstigen Fall fällt die Patientin unter dem Einfluß der Anästhesie zwischen den Wehen in einen tiefen, ruhigen Schlaf, stöhnt und bewegt sich jedoch unruhig mit jeder Wehe. Der Dämmerzustand dauert auch während der Austreibungsphase der Geburt an und oft auch noch Stunden nach der Entbindung. Wenn die Patientin erwacht, empfängt der Geburtshelfer seinen Lohn, indem er sie fragen hört: »Doktor, wann bekomme ich mein Baby?« Der schnellste Weg, den ich kenne, um zu beweisen, daß das Kind bereits geboren ist, ist der, sie ihren Bauch befühlen zu lassen. Eine wiederhergestellte Taille überzeugt schnell auch die ungläubigste Patientin.«[5]

Natürlich gibt es heute Möglichkeiten der örtlichen Betäubung – die sogenannte Caudal- und Epidural-Anästhesie, die oft in der Form von Rückenmarksinjektionen verabreicht werden. Diese Art von Anästhesie bedeutet, daß die Frau weder eine Vollnarkose erhalten muß und völlig »weg« ist, noch daß sie so

[4] wie im *Guardian* vom 16. Juli 1960 berichtet.
[5] *Having a Baby*, Signet, USA 1950

stark unter medikamentösem Einfluß steht, daß sie nicht fähig ist, sich während der Wehen auf das Atmen und Entspannen zu konzentrieren. Diese relativ neuen Arten von örtlicher Betäubung werden manchmal so gesehen, als müßten sie grundsätzlich bei allen Frauen während der Entbindung eingesetzt werden, ungeachtet ihrer persönlichen Einstellung, der Heftigkeit ihrer Schmerzen oder dessen, was sie gelernt haben. Geburtshelfer schätzen die örtliche Betäubung oft sehr, weil die Frau völlig beherrscht und klar bei Verstand ist und in keiner Weise von Emotionen oder von der Intensität der Geburtserfahrung überwältigt wird. Sie wirkt oft wie eine mehr oder weniger unbeteiligte Beobachterin der Szene, und der Geburtshelfer kann sich mit der Aufgabe befassen, das Baby zu entbinden. Es ist genau die Situation, die gut zur Routine eines geschäftigen Krankenhauses paßt, und da der Geburtshelfer häufig mit der Zange oder der Saugglocke (Vakuum-Extrator) entbinden muß, kann die Geburt sorgfältig zeitlich abgestimmt und kontrolliert werden, und vor allem kann sie dann stattfinden, wenn der Arzt bereit und zur Stelle ist. Und darüber hinaus kann man, wenn irgendetwas im Mechanismus der Gebärmutter falsch läuft oder wenn die Geburt nicht zur rechten Zeit beginnt, mit einem synthetischen Hormon – Syntocinon – die Wehen in Gang bringen und unter Kontrolle halten, ohne der Mutter irgendwelche Beschwerden zu verursachen. Es hat schon Fälle gegeben, wo die Frauen eine Zeitschrift lasen, während der Geburtshelfer unten am anderen Ende damit beschäftigt war, das Baby zu entbinden! Aber in dieser Leichtigkeit liegt ein Problem: Wenn die Frau von den Hüften abwärts nichts mehr – oder nichts Schmerzhaftes – spüren kann, wäre es dann nicht einfacher für alle Beteiligten, wenn jede Patientin eine örtliche Narkose dieser Art erhielte, sei es zu Beginn der Geburt oder ein paar Tage, bevor sie so weit ist, und dazu einen intravenösen Syntocinon-Tropf in den Arm, so daß die Geburt beschleunigt wird und der Geburtshelfer sich eine für ihn geeignete Zeit zum Entbinden aussuchen kann? Das geschieht oft in den USA und in zunehmendem

Maße auch hier. Aber sei der Geburtshelfer auch noch so geschickt beim Entbinden und das Krankenhaus noch so gut ausgerüstet mit Apparaturen, die den Herzschlag des Babys aufzeichnen, und mit Instrumenten, die einen Blutstropfen von seiner Kopfhaut entnehmen, während es sich noch in der Gebärmutter befindet, und mit Einrichtungen, die dazu da sind, die Geburt für das Baby sicherer zu machen, so bleibt doch die Geduld eine Tugend in der Geburtshilfe, und das Beschleunigen der Vorgänge in der Natur geht auf unser Risiko. Deshalb ist es wahrscheinlich am besten, die örtliche Betäubung – die offenkundige Vorteile hat, wenn eine Frau von Schmerzen gequält wird – auf Fälle zu beschränken, in denen sie eine überzeugende Lösung bietet. Gedacht ist dabei an solche Probleme, die von der Frau mit den geübten Reaktionen auf die von der Gebärmutter ausgehenden Reize allein oder mit emotionaler Unterstützung, deren Wirksamkeit nicht unterschätzt werden sollte und in gar keinem Verhältnis zu ihrer scheinbaren Bedeutung steht, nicht zu bewältigen sind.

Manche Frauen hoffen auf die örtliche Betäubung – und das gilt heutzutage vor allem für die Epidural-Anästhesie – weil sie das Gefühl haben, daß sie auf diese Weise dem Geburtsvorgang gerecht werden können, ohne Schmerzen zu haben. Das ist gewiß wahr, aber ihnen ist wohl nicht klar, daß sie auch etwas versäumen können – das intensive und erschütternde Gefühl beim Austreten des Kindlichen Kopfes, das nicht nur schmerzlos, sondern auch ungeheuer befriedigend und genußvoll sein kann, auch wenn es zugleich eine ganz außergewöhnliche Empfindung ist. Viele Frauen machen sich nicht klar (weil der Geburtshelfer es nicht für nötig hält, es ihnen zu sagen), daß die Epidural-Anästhesie eine mehr oder weniger vollständige Betäubung der Vagina bewirkt. Immer wieder habe ich Frauen die intensive sinnliche Erfahrung beschreiben hören, die sie offensichtlich empfanden – und von deren Wonne sie oftmals überrascht wurden; es geht nicht darum, lediglich die Wehen zu spüren und zu wissen, wann man pressen muß, sondern um die ekstatische Erfahrung, wenn die Vagina sich nach und nach öffnet, wie die Blüte einer Rose sich entfaltet. Vom entgegengesetzten Standpunkt aus mag es so erscheinen, als müsse es ein traumatisches Ereignis sein, und wahrscheinlich sind viele von denen, die im Entbindungsraum Dienst tun, davon überzeugt, daß das Gebären für alle Frauen schmerzhaft sein muß, und daß diejenigen, bei denen es nicht danach aussieht, lediglich über die bessere Selbstbeherrschung verfügen; aber das trifft nicht zu. Das Austreten des kindlichen Kopfes kann eindeutige Freude verursachen, und diese beherrscht die Empfindungen beim Gebären eher in der Weise, wie intensive sexuelle Lust sich steigert, um im Orgasmus ihre Befreiung zu finden, selbst dann, wenn gewisse Schmerzen damit verbunden sind.

An späterer Stelle in diesem Buch werde ich einige der Nachteile von oft verwendeten geburtshelferischen Medikamenten besprechen, und zwar nicht nur im Hinblick auf die Mutter, sondern auch auf das Baby. Alle Medikamente, die man der Mutter gibt, gehen in den Blutkreislauf über und erreichen durch die Plazenta das Baby. Viele führen, vor allem in hoher Dosierung, dazu, daß die Babys schlaff und kraftlos sind, daß sie träge daliegen, anstatt munter umherzuschauen, wie es bei gesunden Neugeborenen der Fall ist, und daß sie nicht aufwachen, um zu trinken, oder heftig zu saugen, wenn sie an die Brust angelegt werden; und bei der Entbindung beginnen sie oft nur sehr langsam zu atmen. Viele Mütter, denen bei der Entbindung Schmerzmittel angeboten werden, würden es sich zweimal überlegen, ob sie diese als Teil der allgemein anerkannten Geburts-Routine so großzügig verabreichten Medikamente nehmen sollen, wenn sie wüßten, daß eine für sie mäßige Dose für das Kind eine sehr hohe Dosis sein kann, die seine unausgereifte Leber nicht auszuscheiden vermag.

Es ist also nicht so sehr die Verbannung oder das völlige Ausschalten des Schmerzes, das der in diesem Buch vorgeschlagenen Methode ihren Wert verleiht, sondern es ist die Summe der Dinge, die eine Geburt zu einem faszinierenden Abenteuer machen, zu einem großen Ereignis, das Mann und

Frau miteinander teilen können und das für beide eine ganz neue Erfahrung bedeutet. Ich glaube, daß das Gebären in diesem Sinne wirklich ein Erlebnis sein sollte, durch das wir zu größerer geistiger und psychischer Reife gelangen.

Dies erfordert die bewußte Beteiligung der Frau. Sie ist nicht mehr ein passives, leidendes Werkzeug. Sie liefert ihren Körper nicht mehr dem Arzt und den Krankenschwestern aus, damit sie mit ihm machen, was sie für richtig halten. Sie bewahrt sich die Kraft der Selbstbestimmung, der Selbstkontrolle, der Wahl, der freiwilligen Entscheidung und der aktiven Zusammenarbeit mit Arzt und Krankenschwester. Dazu bedarf es eines gewissen Grades an Intelligenz und an Wissen um die Abläufe in der Schwangerschaft und bei der Geburt. Die Gedanken, mit denen sie sich beschäftigt, müssen nicht nur relativ angstfrei, sondern auch von Vorfreude auf die Geburt erfüllt sein. Um zu einer rhythmischen Koordination und Harmonie zu kommen, welche das Wesen einer gut beherrschten Geburtsarbeit sind, muß sie vor allem gelernt haben, ihrem Körper *und ihren Instinkten zu vertrauen.* Wir versuchen, eine Harmonie der Körpervorgänge der Frau zu erreichen, die sich bei einigen wenigen zivilisierten Frauen auf natürliche Weise einstellt, von den meisten von uns aber erst sorgfältig in den Monaten der Schwangerschaft gelernt werden muß.

Manche Leute meinen, daß »natürliche Geburt« so viel bedeutet wie eine Art von hypnotischer Beziehung zwischen Arzt und Patientin, und daß diese Methode unwirksam sein muß, sofern eine Patientin nicht ungewöhnlich beeinflußbar ist. Nichts könnte weiter von der Wahrheit entfernt sein. Eine entsprechend vorbereitete Frau kann feststellen, daß diese Methode sehr gut wirkt, selbst wenn der Geburtshelfer oder die Hebamme überhaupt nichts davon wissen; wichtig ist nur, daß man sie gewähren läßt und daß im Idealfall ihr Mann dabei sein kann, der bereit und fähig ist, Verantwortung zu übernehmen und mit den anderen Mitgliedern des Entbindungsteams zusammenzuarbeiten, da sie zu diesem Zeitpunkt nicht zu Erklärungen herangezogen werden sollte.

All dies verlangt ein bestimmtes Engagement schon in der ersten Hälfte der Schwangerschaft, eine klare Entscheidung, daß man sich der Vorbereitung auf die Geburt unterziehen will, und die Bereitschaft zu lernen. Oft muß eine Frau lange suchen, bis sie die Art von Anleitung findet, die sie braucht, da sie nicht in jedem Krankenhaus oder jeder Klinik angeboten wird. Eine Frau kann in diese Art von Geburt nicht einfach ohne Vorbereitung hineinstolpern. Ziemlich oft haben Frauen schnelle oder leichte Geburten, ohne im geringsten darauf vorbereitet worden zu sein, wie jede Hebamme und jeder Geburtshelfer weiß, aber selbst schnelle und leichte Geburten erbringen nicht die Fülle der Freude, die eine Frau bei einer Geburt erfahren kann, bei der sie trotz möglicher Schmerzen wissend und verstehend mitgearbeitet hat.

Das Endergebnis dieser Vorbereitung während der Schwangerschaft sind nicht gymnastische Geschicklichkeit, super-elastische Muskeln oder die Fähigkeit, wie ein Yogi zu atmen und so zu entspannen, als befinde man sich in einer hypnotischen Trance, sondern ein geistiger Zustand, ein emotionales Bereitsein – Voraussetzungen, ohne die noch so viele körperliche Übungen keine geeignete Vorbereitung auf das Erlebnis des Gebärens darstellen.

Dies war die Grundlage von Grantly Dick-Reads Betonung der Befreiung von Angst und der Beseitigung psychologischer Hindernisse, damit eine Frau ihr Baby so bekommen kann, wie es von der Natur vorgesehen ist. Auch wenn unsere Fähigkeiten im Bereich der Geburtsvorbereitung sich noch so sehr verbessert und verfeinert haben, so können wir es uns doch nicht leisten, daß die geistige Haltung verloren geht, die durch das mutige Werk von Dick-Read hindurchscheint, das er damals in den Anfängen schrieb, als das ganze Thema für viele der etablierten Vertreter des Arztberufs noch sehr suspekt erschien.

Ich bin mir bewußt, daß manche Leute jede mystische Vorstellung von der Geburt für völlig unannehmbar halten, und gewisse Aussagen metaphysischer Art, die von Dick-Read sehr ernsthaft empfunden wurden, brachten ihn bei denjenigen in Verruf, die besonders stolz auf ihre praktisch ausgerichtete Einstellung waren. Ich würde nicht empfehlen, daß sich jemand in seinen Vorstellungen vom Gebären auf den Flügeln einer Pseudo-Mystik davontragen lassen sollte, die im entscheidenden Augenblick zusammenbrechen könnte; dennoch wird die Geburt für jeden, der lange genug darüber nachdenkt, nicht einfach eine technische Angelegenheit sein, bei der es darum geht, ein Baby aus dem Körper herauszubringen. Sie umfaßt die eigene Beziehung zum Leben als Ganzem, zu dem Platz, den man innerhalb der Ordnung der Dinge innehat; und je mehr sich das Baby im Mutterleib entwickelt und seine Bewegungen zu spüren sind, scheinen Verkündigung und Inkarnation sich für manche Frauen in ihrer eigenen Existenz nachzuvollziehen.

Verschiedene Methoden der Entspannung

Eine körperliche Vorbereitung ist auf jeden Fall wichtig, und die Entspannung bildet die Basis, die Vorbedingung, ohne die eine glückliche Entbindung nicht wahrscheinlich ist. Und doch gibt es viele Mißverständnisse darüber, was Entspannung wirklich ist. Man sollte drei Arten von Entspannung genau unterscheiden, mit denen man heutzutage einzeln oder kombiniert in Geburtsvorbereitungskursen zu tun hat.

Die erste Art von Entspannung ist das, was in vielen Krankenhäusern und Kliniken noch immer als eine Art »Abschlaffen« gelehrt wird, und bei der die Frauen aufgefordert werden, ihre Gedanken wandern zu lassen, sich dem Tagtraum hinzugeben, an etwas Schönes zu denken und ihren Geist auf nichts Bestimmtes zu richten, während die Hebammen hinausgehen und für alle eine Tasse Tee machen. Diese Art von Entspannung, die im täglichen Leben ganz brauchbar sein mag – falls man die Ruhe und die Zeit hat, um sie zu praktizieren –, ist für eine Frau in den Wehen mit Risiken verbunden. Die Autosuggestion, die sie einsetzen muß, um in den erwünschten Zustand zu kommen, ist weit entfernt von der Realität des Gebärens, die geprägt ist von der unermüdlichen Tätigkeit des großen Gebärmuttermuskels, der an einen gewaltigen Dynamo erinnert, von der Anspannung anderer Muskeln, von den Bewegungen des Babys, wenn es sich tiefer ins Becken einstellt, und von der nicht endenwollenden Aktivität in ihr und um sie herum, und die Geburtsarbeit kann zu einem grausamen Schock für sie werden, wenn sie es nicht schafft, sich ganz von der Geburt zurückzuziehen und in einen Zustand des Vergessens zu fallen. Selbst wenn sie sich tatsächlich erfolgreich in eine Trance versetzen sollte, in der sie keine Schmerzen mehr registriert, kann sie dabei doch keine reaktionsfähige und mitarbeitende Patientin sein, und sie geht das Risiko einer völlig außer Kontrolle geratenen Geburt ein. In Wirklichkeit können allerdings viele Mütter, die sich von den Empfindungen der Geburt abtrennen wollen und denen die Intensität der ihnen bevorstehenden körperlichen Erfahrungen nie bewußt gemacht wurde, ihnen im entscheidenden Augenblick nicht entfliehen, und sie werden von heftigen Schmerzen gepeinigt, sobald die Wehen wirklich stark werden. Und ist das erst geschehen, so verliert man nur zu leicht das Vertrauen, wird von den Wellen der Wehen überrollt und versucht, vor der schweren Prüfung davonzulaufen oder gibt einfach auf und leidet.

Als zweites lehrte Dick-Read eine Entspannung, die sich auf die Jacobsonsche Methode der *Progressive Relaxation*[1] (schrittweise fortschreitende Entspannung) stützt; diese Methode beinhaltet eine sorgfältige Analyse der Art der Wehen in verschiedenen Muskelgruppen (Muskeln, die normalerweise im Zusammenspiel arbeiten, wie zum Beispiel, wenn man den Kopf zur Seite dreht), so daß derjenige, der sie ausführt, genau erkennt, welche Muskeln beteiligt sind, und lernt, sie abwechselnd ganz anzuspannen und ganz zu lockern. Die Psychopro-

---

[1] Edmund Jacobson, *Progressive Relaxation,* University of Chicago Press, 1939.

phylaxe übernahm diese Methode, betonte jedoch mehr Jacobsons *Differential Relaxation* (unterscheidende Entspannung) und erfand Übungen für die unabhängige Ent- und Anspannung verschiedener Gliedmaßen, *Disassociation* genannt. Eine Übung dieser Art verläuft zum Beispiel so, daß alle Muskeln des rechten Armes angespannt werden, während der übrige Körper entspannt bleibt, oder daß man die Muskeln des rechten Armes und Beines anspannt, während die anderen Muskeln losgelassen werden. Eine Frau, die diese Übungen gut ausführen kann, ist ohne Zweifel erfolgreich im Beherrschen der Spannungen in ihrem Körper – unter den Bedingungen, die in den Übungsstunden gegeben sind; es bedeutet jedoch nicht, daß sie sich auch in Streßsituationen entspannen kann, und es besteht jedenfalls keine Notwendigkeit, einen Drill dieser Art bei der Geburt vorzuführen. Solche Übungen können zu so etwas wie Zauberkunststückchen werden – sie machen vielleicht großen Spaß, sind aber nicht sonderlich nützlich. In Streßsituationen neigen wir zu spontaner Anspannung von Muskelgruppen, die zusammenwirken und nicht auf Anweisungen wie »die linke Seite« oder »beide Arme« oder »ein Arm und das Bein auf der anderen Seite« reagieren, wie das beim Üben der Fall ist. Das Arbeiten der Muskeln in Gruppen, die ganz natürlich zusammenspielen, – wie Jacobson annahm – ist im Hinblick auf die Geburtssituation wahrscheinlich sinnvoller. Aber beide Methoden bedeuten einen großen Fortschritt gegenüber der Haltung des »Traums, daß man auf einer Wolke schwebt«.

Die Methode, die im vierten Kapitel dieses Buches beschrieben ist, unterscheidet sich – wenngleich ebenfalls teilweise Jacobson zu verdanken – von den anderen und stützt sich weitgehend auf die Schauspielschulung von Stanislawski und auch auf Experimente mit Berührung und Massage. Diese Methode entwickelte ich anfänglich vor drei oder vier Jahren in der gemeinsamen Arbeit mit Ehepartnern, von denen manche besonders schwierige Phasen in ihrer Ehe durchzustehen hatten; und bei meinem Besuch in den USA im Jahr 1970 erhielt ich noch manchen zusätzlichen Anstoß. Bei einer meiner Vortragsreisen traf ich auch Leute, die in Esalen gearbeitet hatten, und wir entdeckten, daß wir in mancher Hinsicht auf derselben Linie arbeiteten. Seit damals wende ich meine Methode der Entspannung durch Berührung auch bei älteren Frauen an, die mit Spannungsproblemen zu tun haben, und bei Paaren, die psychosexuelle Probleme haben.

Die Emotionen bei der Geburt

Man hat das Schlagwort »natürliche Geburt« mit allen möglichen Trainingsmethoden in Verbindung gebracht – von den fundiertesten bis zu solchen, die nur in sehr beschränktem Maße imstande sind, das Durchhaltevermögen zu heben, jedoch auf spektakuläre Art von sich reden machten. Es ist letztlich nur verwirrend, wenn alle diese unterschiedlichen Arten der Vorbereitung mit dem Etikett »natürliche Geburt« versehen werden, und es ist wirklich viel besser, einfach von *Geburtsvorbereitung* zu reden. Als ich zu unterrichten begann, war ich mehr an leicht erkennbaren und meßbaren Ergebnissen interessiert, die bei der Geburtsarbeit beobachtet und in einem Krankenbericht aufgezeichnet werden konnten. Für mich bedeuteten damals ein Dammriß oder eine langwierige Geburt, daß ich in diesem Fall versagt hatte, und während ich erfreut war zu hören, wie Frauen glücklich von ihren Entbindungen erzählten, ging es mir doch mehr darum, die Berichte zu analysieren, die sie mir gaben, um auf die ausgewählten Kriterien zu kommen, welche die geburtshelferische Medizin für die Bewertung des Erfolgs oder Mißerfolgs der jeweils angewendeten Entbindungsmethode stillschweigend als relevant betrachtete.

Diese Kriterien beziehen sich jedoch lediglich auf die am Geburtsvorgang beteiligte körperliche Maschine. Auch wenn sie uns eine gewisse Vorstellung davon geben können, wie die

Geburt verlief, beinhalten sie doch sehr viel seltener als wir glauben, irgendeinen Hinweis auf die emotionale Erfahrung, die die Frau dabei gemacht hat. Das gilt vor allem für die gesamte Zeitspanne der Wehen und die jeweilige Dauer der Eröffnungsphase und der Austreibungsphase; eine lange Geburtsarbeit kann angenehm und eine kurze manchmal auch unangenehm sein.

Abgesehen von der Voraussetzung, daß Mutter und Kind lebend und ohne Schaden zu nehmen aus der Geburt hervorgehen – was wir ganz gewiß nicht unterbewerten – ist das Wichtigste bei einer Entbindung die Wirkung, die sie auf das Bewußtsein der Frau hat: wie sie mit ihr fertig wird und in welcher Weise sich die Erfahrung emotional auswirkt. Das ist ebenso ein Gegenstand eingehender wissenschaftlicher Forschung wie all die physiologischen Kriterien, die üblicherweise angeführt werden. Die Meinung, die eine Frau von ihrer Entbindung hat – mag sie in Übereinstimmung mit der Realität sein oder nicht – ist ebenso bedeutsam, auch wenn sie mit anderen Methoden analysiert werden muß. Wir haben es hier mit zwei Ebenen der Realität zu tun – den physischen Fakten und den psychologischen Fakten. Bei jeder Geburt sind beide miteinbezogen und agieren und reagieren aufeinander.

Ein führender Geburtshelfer wies mich einmal auf das Ausmaß hin, in dem viele Frauen ihre Entbindungen verfälscht darstellten. Eine Frau in seinem Krankenhaus erzählte von ihren vorangegangenen angsterfüllten Geburten und ließ sich in allen Einzelheiten über die komplizierten Manöver aus, zu denen der Geburtshelfer gezwungen war, »um es raus zu kriegen«. Aus Interesse nahm er sich ihre Krankenberichte vor und stellte fest, daß sie, wie er sagte, zwei spontane Geburten gehabt habe. Er war der Meinung, dies zeige, wie die Frauen zur Unaufrichtigkeit neigten. Mich interessierte mehr der innere Zustand der Frau, die glauben wollte, daß sie schwierige Entbindungen gehabt habe. Ist es nicht glaubhaft, daß diese Geburten, wie leicht sie vom Standpunkt des Arztes aus auch gewesen sein mögen, für sie schwer waren? Wenn ihre emotionale Erschütterung ohne den Hinweis auf körperliche Schwierigkeiten keine Rechtfertigung finden konnte, war sie vielleicht gezwungen, die körperlichen Komplikationen zu erfinden. Nur dann war ihre emotionale Not zu rechtfertigen. Andererseits kann eine Frau, die ganz offensichtlich eine schlimme Entbindung hat und physisch am Ende ihrer Kräfte zu sein scheint, mitten in dieser Entbindung sagen: »Es ist wunderbar«. Das ist etwas, was wir noch nicht völlig verstehen können. Man hat schon vermutet, daß dies eine Form von »Sub-Hypnose« sei; aber da der Laie gleich meint, daß sich die Frau dann in einem Zustand von Halb-Trance befinde und unter dem Einfluß einer anderen Person stehe, und daß der Zustand der Euphorie durch Schmerz und Qual ausgelöscht würde, sobald man diese Person entferne, ist diese Bezeichnung irreführend. Denn das ist ja durchaus nicht der Fall.

Wovon man die Zufriedenheit und den echten inneren Frieden einer Frau bei der Entbindung auch abhängig machen mag – und wie man das auch bezeichnen will, ignorieren kann man es jedenfalls nicht. Es wäre ein absurder Materialismus, die Geburt nach rein physikalischen Normen bewerten zu wollen, ohne den inneren Zustand der Frau, die das Kind bekommt, zu berücksichtigen. Eine Frau ist nicht einfach eine Maschine, die vom Arzt und der Hebamme bedient wird und so das Baby zur Welt bringt, ein praktischer Behälter, in dem sich der Fötus in der Schwangerschaft entwickeln kann und der zum Zeitpunkt der Geburt dem Eintritt des Kindes in die Welt mehr oder weniger Widerstand entgegensetzt – und der folgerichtig je nach dem leistungsfähigen Funktionieren seiner Teile als zufriedenstellend oder mangelhaft beurteilt wird. Die Leistungsfähigkeit ist natürlich wichtig, aber der Körper ist Teil einer *Person,* und für sie ist die Geburt von größter emotionaler Bedeutung. Es ist das Ziel dieses Buches, Eltern zu helfen, daß die Geburt zu einer Erfahrung für sie wird, der sie mit Gelassenheit und Freude entgegensehen und die ihnen ein Gefühl der Erfüllung und ein tiefes gemeinsames Glück geben kann.

2 Schwangerschaft

Empfängnis

Jede Frau hat in ihrem Körper schon seit vor ihrer Geburt eine halbe Million potentieller Eizellen, die sich in ihren Eierstökken befinden. Während jener Phase ihres Lebens, in der sie fähig ist, ein Kind zu gebären, entläßt sie etwa drei- oder vierhundert reife Eizellen, von denen jedes etwa in der Halbzeit zwischen zwei Menstruationen freigesetzt wird.

Die Befruchtung findet statt, wenn das männliche *Sperma* (Samenzelle) sich in eines dieser Eier, die in »Beuteln« innerhalb der Eierstöcke wachsen, hineindrängt. Die Eizellen sind die größten Zellen im menschlichen Körper, haben aber dennoch nur 0,2 mm Durchmesser.

Alle heute auf der Erde lebenden Menschen haben sich aus Eizellen entwickelt, die allesamt in einer gewöhnlichen Kuchenform Platz hätten. Jeden Monat wird eine reife Eizelle vom Eierstock freigegeben und beginnt mit ihrer Reise, die sie den Eileiter entlang zur Gebärmutter führt. Falls sie nicht mit einer Samenzelle zusammentrifft, wird sie unbefruchtet ausgestoßen, wenn sie jedoch befruchtet wird, bleibt sie in der Gebärmutter und wächst zu einem Baby heran.

Die männlichen Samenzellen wachsen in den Hoden und werden mit der Samenflüssigkeit in die Vagina der Frau ejakuliert. Jede Samenzelle hat einen abgeflachten ovalen Kopf und einen langen, fadenförmigen Schwanz, etwa wie eine winzige Kaulquappe, und ist zwischen 52 und 62 Tausendstel eines Millimeters lang. Würde man die Samenzellen, die alle lebenden Menschen erzeugen, Seite an Seite aufreihen, so würden sie kaum mehr als eine zweieinhalb Zentimeter lange Linie bilden.

Wenn ein Mann ejakuliert, schießen mehrere hundert Millionen Samenzellen im Ejakulat mit hinaus. Jedes Individuum entsteht aus der Vereinigung von einer von mehreren hundert reifen Eizellen und einer von mehreren hundert Millionen männlichen Samenzellen, die in dem Augenblick aufeinandertreffen, in dem die Erschaffung eines neuen menschlichen Wesens ihren Anfang nimmt.

Sobald der runde Kopf einer Samenzelle, die schließlich ihr Ziel erreicht hat, durch die Oberfläche der Eizelle gedrungen ist, verschmilzt sie mit ihr; die Eizelle, die zuerst inaktiv war, wird augenblicklich lebendig. Die Samenzelle und die Eizelle vereinigen sich und schaffen den Bauplan für den Kern jeder einzelnen Zelle im Embryo, die sich aus dieser Verschmelzung entwickelt.

Wenn die Eizelle befruchtet ist, beginnt sie sich zu teilen, bis sie eine Anhäufung fest zusammengepackter Zellen geworden ist, *Morula* genannt, und wie eine Brombeere aussieht. Die äußeren Zellen nennt man Tophoblast; sie bilden einen Behälter für die inneren Zellen, aus denen sich der Embryo formt.

Zehn Tage nach der Befruchtung, noch bevor die Mutter das Ausbleiben ihrer ersten Periode bemerken konnte, ist die Zelltraube bereits durch den Eileiter gewandert und hat die Gebärmutterhöhle erreicht. Jetzt findet ein Ereignis von großer Bedeutung statt: die Keimblase *(Blastozyste)* wie sie jetzt genannt wird, wühlt sich in die weiche Auskleidung oder das *Endometrium* der Gebärmutter mit Hilfe von Enzymen hinein, die es ihm ermöglichen, die Oberfläche zu durchdringen und Gewebe abzubauen, dem es dann nährende Substanzen entzieht. Man nimmt an, daß wahrscheinlich ein Drittel befruchteter Eizellen es nicht schafft, sich festzusetzen.

Jetzt wird zwischen den zwei Arten von Zellen eine Flüssigkeit gebildet. Der innere Teil der im Innern befindlichen Zellen *(Endoderm)* entwickelt sich zu einem Dottersack und dann trennt sich dieses Endoderm von der äußeren Schicht *(Ektoderm)*, wobei jedes vom anderen wegstrebt, und zwischen ihnen bildet sich eine dritte Schicht von Keimzellen (Mesoderm). Aus der äußeren Schicht entstehen das Nervensystem des Babys, die äußere Hautschicht, die Schweißdrüsen, die Talgdrüsen und die Milchdrüsen, die Haare, Nägel, Nase, Mund, Augen und diverse andere Drüsen. Aus der inneren Schicht entstehen Verdauungstrakt und Verdauungsdrüsen, Gehörgänge, Lungen, Blase und Teile der Schildrüse und der Thymusdrüse. Aus der mittleren Schicht bilden sich das Knochengerüst, die Muskeln, das Kreislaufsystem und einige andere Teile des Körpers.

Am Ende der dritten Woche nach der Befruchtung haben sich in der äußeren Schicht zwei Längsfalten, die Neuralrinnen, gebildet, deren Vertiefung man Neuralplatte nennt. Diese Neuralplatte senkt sich mehr und mehr, und die Faltenränder schließen sich zum Neuralrohr, und dort, wo das Gehirn des Babys sein wird, erscheinen drei Höcker, der Sitz von Vorderhirn, Mittelhirn und Hinterhirn. Der lange Teil des Neuralrohrs bildet das Rückenmark.

An der Vorderseite des Neuralrohrs entlang wächst ein dicker Wulst *(Notochord)* vom zukünftigen Mittelhirn abwärts, wo sich später die Wirbelsäule bilden wird.

Gegen Ende der zweiten Woche nach der Befruchtung beginnt sich die mittlere Zellschicht zu teilen, um das spätere Knochengerüst des Rumpfes zu bilden.

Ein Teil des Dottersacks ist am Nabel in den Embryo eingebettet. Der Embryo selbst ist von Eihäuten umschlossen und schwimmt darin im Fruchtwasser – klares, farbloses, steriles Wasser – das ihn gleichzeitig schützt und ihm ermöglicht, sich zu bewegen.

Nach etwa einer Woche im Eileiter erreicht die befruchtete Eizelle die Gebärmutter und setzt sich in der Gebärmutterschleimhaut fest. (Es ist die Schleimhaut, mit der die Gebärmutter ausgekleidet ist und in der Menstruation ausgeschieden wurde). Die äußere Zellschicht des Embryos bildet Zotten, *Villi* genannt, die sich in die Gebärmutterwände eingraben und von dort Nahrung für den heranwachsenden Embryo entneh-

men. Zuerst bedecken diese Zotten die ganze äußere Zellschicht, aber nach dem Ende des zweiten Monats sterben alle
ab außer denen, die an der Plazenta liegen.

Die Funktion der Plazenta

Die Plazenta ist das Versorgungssystem des Babys. Die äußere
Schicht hat kurze Verzweigungen, die wie die Stengel einer
Weinrebe aussehen und das mütterliche Gewebe durchdrin-
gen. Durch die Plazenta wird der Fötus ernährt und mit
Sauerstoff versorgt, und durch sie kann er nach dem zweiten
Schwangerschaftsmonat seine Abfallprodukte ausscheiden.
Die dünnen Wände der Zotten trennen den fötalen Blutkreis-
lauf von dem der Mutter, aber der Fötus nimmt Sauerstoff und
Nahrung durch sie auf und kann auch seine Abfallprodukte
durch ihre feinen Wände ausscheiden. Im vierten Schwangerschaftsmonat fließen täglich etwa 28 Liter Blut durch die
Plazenta; und im neunten Monat sind es etwa 340 Liter!
Obwohl das Baby seinen Sauerstoff und seine Nahrung durch
das Blut der Mutter erhält, gibt es keinen direkten Blutaus-
tausch zwischen Mutter und Kind oder Kind und Mutter. Das
Baby wird von ihr durch *Osmose* ernährt – das heißt, daß
bestimmte Bestandteile des mütterlichen Blutes zum Baby
durchdringen. Viele Substanzen, die für das Baby schädlich
sein würden, werden auf diese Weise ausgefiltert, so daß sie
nicht zu ihm gelangen können. Die Plazenta liegt im allgemeinen am Fundus der Gebärmutter. Die Nabelschnur verbindet
den Fötus mit der Plazenta und ist etwa in deren Mitte befestigt.
Da die Nabelschnur aus gleitfähiger Gallerte besteht und das
Baby im Fruchtwasser schwimmt, sind Knoten in der Nabelschnur außerordentlich selten. Häufig ist sie mehrfach um den
Hals des Babys geschlungen, ohne daß es dadurch stranguliert
wird. Weder das Baby noch die Mutter spüren irgendetwas in
dieser Nabelschnur, da sie keine Nerven enthält.

Die Plazenta produziert auch die Sexualhormone *Östrogen* und *Progesteron*. Eine Zunahme von *Östrogen* führt zum Wachstum der Gebärmuttermuskulatur und der Blutgefäße in der Gebärmutterwand, die den Sauerstoff zu den Muskeln leiten. Es bewirkt auch ein Weicherwerden des Bandapparats der Gebärmutter und der Vagina und regt das Wachstum der Milchdrüsen in den Brüsten an. Progesteron hindert die Gebärmutter daran, allzu aktiv zu werden und das Baby in die Welt hinauszustoßen, bevor es fertig ist. Die Geburt beginnt, wenn der Progesteronspiegel fällt, und ist das Resultat eines Wechsels im Östrogen-Progesteron-Verhältnis.

Nach der Geburt des Babys wird die Plazenta ausgestoßen, und die zerrissenen Blutgefäße in der Gebärmutter werden durch Zusammenziehen der Muskelfasern in den Gebärmutterwänden geschlossen. Zu diesem Zeitpunkt ist die Plazenta eine scheibenförmige Masse mit einem Durchmesser von 18 bis 20 cm; in der Mitte ist sie etwa 3 cm dick, und sie hat ein Gewicht von etwa einem Pfund. Sie sieht aus wie ein großes Stück roher Leber.

Das Becken

Der Beckengürtel wird durch die Hüftknochen gebildet; die Form, die sie gestalten, erinnert an einen Hummerkorb, der nach unten und vorn geneigt ist und durch den das Kind hindurch muß, wenn es geboren wird. Der Beckenausgang wird vorn vom Schambein (dem harten Knochenhügel, den man etwa an der Grenzlinie der Schamhaare spüren kann), seitlich vom Beckenkamm (den großen Knochen, an denen die niedrigsitzenden »hüfthohen« Jeans anliegen) und hinten vom Kreuzbein (*Sacrum*) begrenzt. Das Steißbein (der kleine Knochen am unteren Ende der Wirbelsäule), das normalerweise nach vorn gewölbt ist, ist mit dem Kreuzbein durch ein Gelenk verbunden, das sich nach hinten abbiegt, wenn das Baby geboren wird, so daß es nicht im Wege steht.

Die meisten Becken bereiten keine Schwierigkeiten beim Gebären und geben dem Baby reichlich Platz. Vorgeburtliche Untersuchungen können deutlich machen, ob wegen eines Mißverhältnisses zwischen dem Becken und der Größe des Babys mit irgendwelchen Problemen zu rechnen ist. Aber im allgemeinen erlaubt die Form des Beckens eine unkomplizierte Geburt.

Die Gebärmutter

Die inneren Fortpflanzungsorgane der Frau bestehen aus der hohlen, dickwandigen, muskulösen Gebärmutter *(Uterus)*, die wie eine Birne mit nach unten gerichtetem Stiel geformt und im allgemeinen etwas nach hinten geneigt ist. Sie ist etwa 7,5 cm lang. Vorn und hinten liegen Blase und Darm, und der Muttermund *(Zervix)* verbindet sie mit der darunter liegenden Vagina. Vom oberen Teil der Gebärmutter laufen zwei Eileiter zu den kleinen mandelförmigen Eierstöcken *(Ovarien)*, die zu beiden Seiten der Gebärmutter liegen.

Gegen Ende der Schwangerschaft ist die Gebärmutter über das Becken hinaus in den Bauch hinaufgewachsen; sie ist jetzt kürbisförmig und etwa 30 cm lang. Ihr oberer Teil (der Fundus) liegt nahezu so hoch wie das Zwerchfell, die Membran aus Muskeln, die den Bauch von dem Brustkorb *(Thorax)* trennt. Das Baby wird von den Gebärmutterwänden geschützt, die etwa 1,7 cm dick sind, und es befindet sich in einer Fruchtblase in einem Hautbeutel voller Fruchtwasser, in der es schwimmt; durch die Nabelschnur ist es mit der Plazenta verbunden. Die Gebärmutter ist durch einen Schleimpfropf verschlossen, der im Muttermund sitzt wie ein Korken im Flaschenhals.

Die Entwicklung des Fötus

Den Beginn der Schwangerschaft errechnet man im allgemeinen, indem man sich auf den ersten Tag der letzten Menstruation bezieht – als das Ei noch gar nicht befruchtet war!

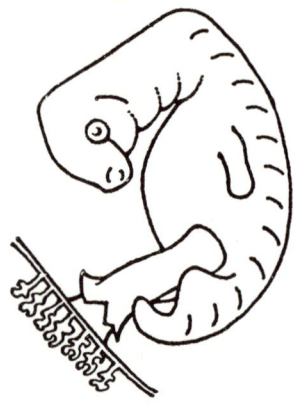

Darstellung des etwa einen Monat alten Embryos

In diesem Stadium sieht der sich entwickelnde Embryo wie ein kleines Seepferdchen aus. Er ist etwa 1 cm lang. Man kann das Auge, die Anlagen zu den Gliedmaßen, zu Nase und Mund erkennen.

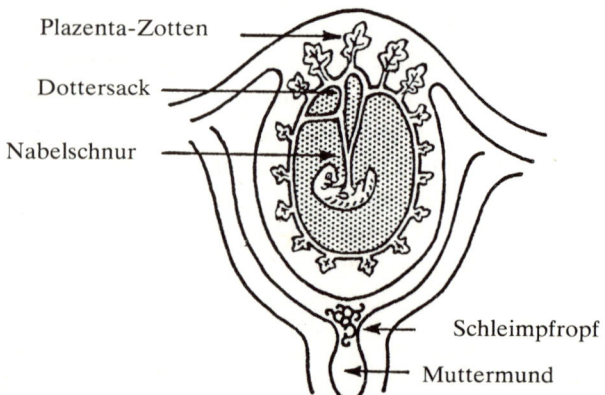

Die Gebärmutter in den ersten Wochen der Schwangerschaft

Drei Wochen: Die Eizelle hat die Größe einer kleinen Weinrebe. Man kann noch keine menschlichen Charakteristika entdecken.

Vier Wochen: Die Eihäute sind 2,5 cm lang und haben etwa die Größe eines Taubeneis. Der Embryo ist etwa 1 cm lang. Er ist gebogen wie eine dicke Bohne, so daß Kopf und Ende einander fast berühren. Die rudimentären Augen sind sichtbar, und kleine knospenartige Anschwellungen zeigen, wo sich Gliedmaßen entwickeln.

Acht Wochen: Die Eihäute haben die Größe eines Hühnereis. Die Plazenta beginnt zu wachsen. Der Embryo ist etwas über 2,5 cm lang. Hände und Füße sind erkennbar. Der Kopf ist im Verhältnis zum Körper groß. Das Herz, das ein Leben lang arbeiten wird, hat zu schlagen begonnen.

Zwölf Wochen: Die Eihäute haben die Größe eines Gänseeis, und die Plazenta, die jetzt ausgeformt ist, wiegt mehr als der Fötus. Die Länge des Fötus beträgt 8 cm, und er wiegt nahezu 50 g. Die Finger und Zehen sind eindeutig sichtbar.

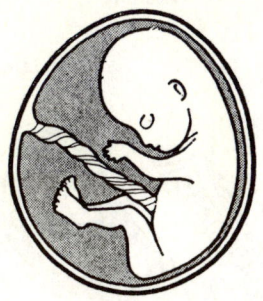

12 Wochen

Sechzehn Wochen: Der Fötus mißt 15 cm und wiegt annähernd 170 g. Er beginnt sich zu bewegen, und das Geschlecht ist bestimmbar. Im Verdauungstrakt befindet sich Kindspech *(Mekonium).* Das ist der erste Stuhl des Babys. Er ist tief dunkelgrün und wird im Laufe der ersten Tage nach der Geburt vom Darm ausgeschieden.

Zwanzig Wochen: Der Fötus ist 20 cm lang und wiegt 290 g. Die Käseschmiere *(Vernix caseosa),* eine Substanz, die wie Joghurt oder Hüttenkäse aussieht, bedeckt die Haut und schützt sie. Bei der Geburt kann sie noch vorhanden sein. Der Fötus hat Augenbrauen und auf dem Kopf feine flaumige Haare. Die Fingernägel sind ebenfalls erkennbar. Die Mutter fühlt die Bewegungen des Fötus (Kindsbewegungen), und sein Herzschlag ist hörbar.

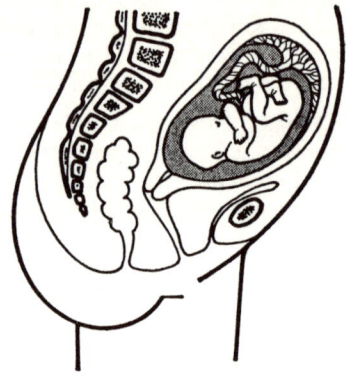

20 Wochen

Vierundzwanzig Wochen: Der Fötus ist 30 cm lang und wiegt etwa 750

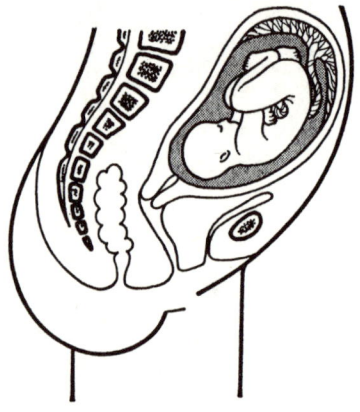

24 Wochen

Achtundzwanzig Wochen: Der Fötus ist 36 cm lang und wiegt 1¼ kg. Er ist zwar theoretisch lebensfähig, aber nur 2 bis 4 Prozent dieser noch sehr unausgereiften Babys überleben.

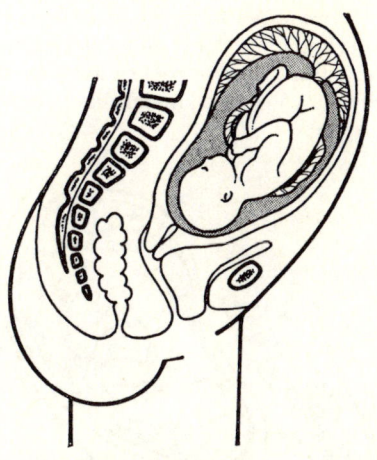

28 Wochen

Zweiunddreißig Wochen: Der Fötus ist 41 cm lang und wiegt 1½ kg. Die Haut ist rot und faltig. Ein feiner, daunenweicher Haarflaum – *Lanugo* genannt – bedeckt den Körper des Babys. 40 bis 50 Prozent der in diesem Stadium geborenen Babys überleben.

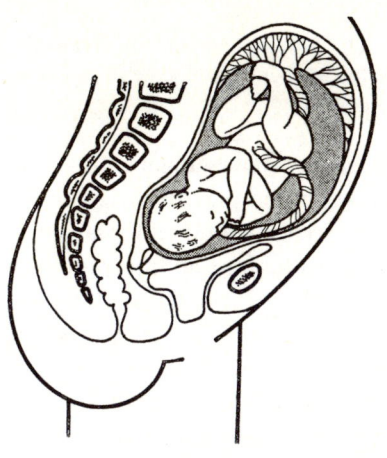

32 Wochen

Sechsunddreißig Wochen: Der Fötus ist 46 cm lang und wiegt 2½ kg. Es hat sich ein wenig Fett unter der Haut gebildet. Die Nägel erreichen die Fingerspitzen, und die Ohrknorpel sind weich. Die Überlebenschance ist gut. Etwa 94 Prozent können bei entsprechender Pflege durchgebracht werden.

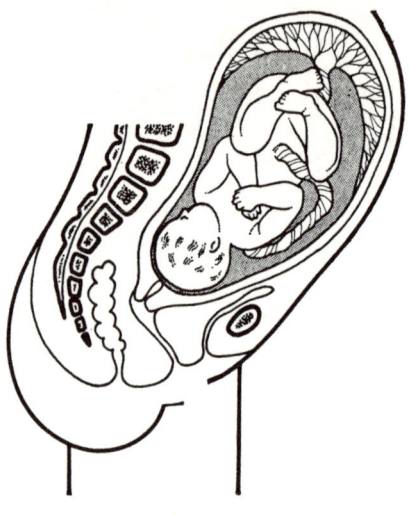

36 Wochen

Vierzig Wochen: Der Fötus ist 60 cm lang und wiegt 3¼ kg. Das Baby hat rundum eine ausreichende Fettschicht angesetzt, und die Haut ist rot, aber nicht mehr faltig.

Die Frau beginnt die Bewegungen ihres Babys irgendwann zwischen der sechzehnten und zwanzigsten Woche zu spüren, im allgemeinen bei den zweiten und späteren Babys früher, da sie das Gefühl bereits kennt und interpretieren kann. Manche Frauen sagen, es fühle sich wie das Flattern von Schmetterlingen an; manche erklären, es sei mehr wie ein Goldfisch, der herumschwimmt; andere fühlen ein sanftes Tappen oder etwas wie einen leichten elektrischen Schlag. Es ist besser zu spüren, wenn die Mutter sich entspannt, und vor allem, wenn sie sich abends zum Schlafen niederlegt.

Während der Schwangerschaft wächst die Gebärmutter aus dem Becken heraus in den Bauch hinauf, und nach etwa 34 oder 36 Wochen reicht sie bis unter die Rippen der Mutter.

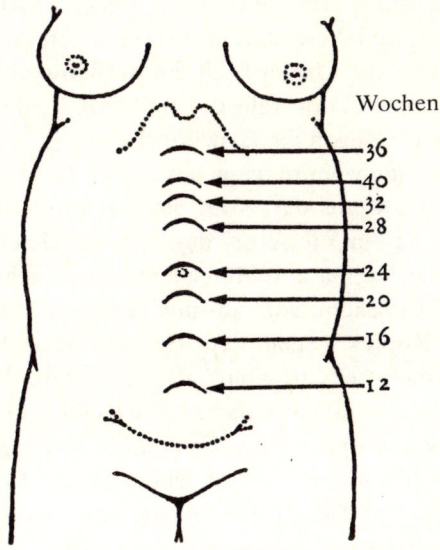

Darstellung der annähernden Höhe des oberen Teils (Fundus) der Gebärmutter in verschiedenen Stadien der Schwangerschaft. Man beachte das Absinken, nachdem das Baby sich gesenkt hat.

Je mehr die Gebärmutter ausgefüllt ist, desto höher steigt sie hinauf, bis das Baby sich ins Becken senkt. Deshalb liegt bei einer Zwillings-Schwangerschaft das obere Ende der Gebärmutter höher, als zu erwarten wäre.

Am Ende der Schwangerschaft bewegt sich das Baby oft weniger, vor allem, nachdem es sich ins Becken gesenkt hat, was zu jeder Zeit innerhalb der letzten sechs Wochen, aber auch erst dann, wenn die Geburt beginnt, geschehen kann. Die Mutter bemerkt vielleicht, daß sie den ganzen Tag keine Bewegungen gespürt hat, und beginnt sich Sorgen zu machen. Aber im allgemeinen fühlt sie die Kindsbewegungen wieder, wenn sie sich zum Schlafen niederlegt.

Bevor das Baby sich gesenkt hat, bewegt es sich meist heftig, wobei sein ganzer Körper von einer Seite zur anderen schwingt, und es erinnert ein wenig an das Springen eines Tümmlers. Nachdem das Baby sich mit dem Kopf nach unten ins Becken gesenkt hat, hören diese starken Bewegungen im allgemeinen völlig auf, aber die Mutter fühlt ein Stoßen rechts oder links unter den Rippen, oder, falls das Baby mit dem Gesicht nach vorn liegt, Tritte gegen die Bauchdecke.

Es gibt noch eine weitere, ganz besondere Bewegung, die nur zu spüren ist, wenn der Kopf sich schon tief im Becken befindet; es ist ein Vibrieren, das sich wie kleine elektrische Schläge in der Vagina anfühlt – nicht unangenehm, aber sehr ungewohnt. Es scheint vom ab- und zunehmenden Druck des kindlichen Kopfes gegen den Beckenboden herzurühren, dessen Muskeln es offenbar als Trampolin benützt. Ein Geburtshelfer erzählte mir, daß er eine Reihe von Müttern bat, jeden Tag zwei Stunden lang die Kindsbewegungen zu beobachten und zu notieren, um zu sehen, ob das Baby in einem guten Zustand sei. Einige stellten, wie er berichtete, nur etwa acht Bewegungen fest, andere dagegen mehr als fünfzig, und einige Mütter fühlten irgendetwas Eigenartiges, aber keine großen Bewegungen, und hielten das nicht für erwähnenswert. Diese schwachen Empfindungen unter den Rippen und in der Vagina sind wahrscheinlich ebenfalls wertvolle Beweise für die Vitalität des Kindes und darum durchaus zu begrüßen.

Das Geburtgewicht variiert beträchtlich und reicht im Normalfall von fünfeinhalb bis neun Pfund. Aus Sicherheitsgründen werden Babys unter fünfeinhalb bis sechs Pfund wie Frühgeburten behandelt, ob sie nun zur rechten Zeit geboren wurden oder nicht. Die Reife eines Babys, die nicht davon abhängig ist, ob es genau zur richtigen Zeit geboren wird, kann wichtiger sein als sein Gewicht, obwohl ein niedriges Geburtsgewicht auf eine Fehlfunktion der Plazenta hinweisen kann und darauf, daß das Baby in der Gebärmutter nicht ausreichend ernährt wurde.

Die Physiologie der Geburt

Wenn die Geburt beginnt, wird der Muttermund, der aufgrund hormonaler Einwirkung bereits gelockert ist, durch rhythmisch wiederkehrende Kontraktionen (Wehen) der Gebärmutter immer dünner (er »verstreicht«) und geht dann langsam auf. Diese Kontraktionen üben, so schätzt man, einen Druck von 2 kg pro cm^2 aus. Der Muttermund wird zuerst hochgezogen und später eröffnet, und der untere Teil dehnt sich aus, bis die Eröffnungsphase der Geburt abgeschlossen ist; dann hat er seine völlige Ausdehnung erreicht. Dies ist bei weitem die längste Phase der Geburt, und wenn eine Frau ihr erstes Kind bekommt, dauert sie zwischen sechs und dreizehn Stunden, allerdings geht es bei einigen Frauen viel schneller und bei einigen viel langsamer, und manche bemerken den Beginn des Öffnens gar nicht. Wenn das Baby sehr schwer ist, kann die Geburt ein wenig länger dauern. Nach mehreren Kindern geht sie im allgemeinen von Kind zu Kind schneller vor sich; die Eröffnungsphase kann von vier bis etwa acht Stunden dauern, aber es gibt große Unterschiede. Während der Muttermund sich öffnet, wird der Kopf des Babys, der nach vorn gegen seine Brust gedrückt ist, in den unteren Teil der Gebärmutter gepreßt.

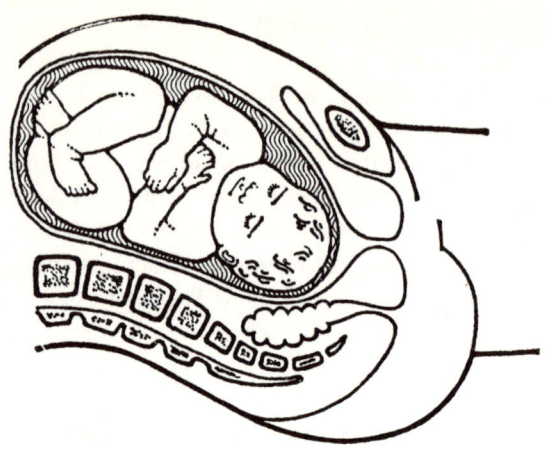

Das Baby vor dem Beginn der Wehen

Das Baby wird sich wahrscheinlich leicht zum Rücken der Mutter drehen, um den Rand des Beckens zu erreichen.

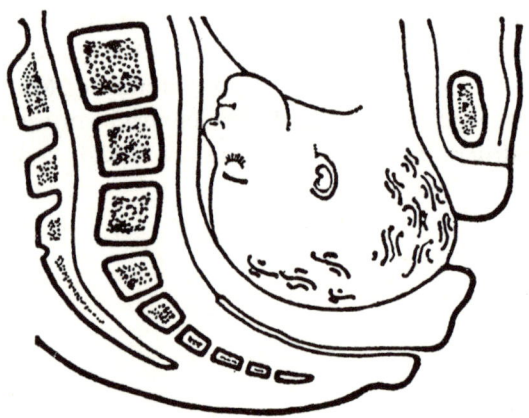

Der Austritt des Kindes: 1

In der Austreibungsphase wird der Kopf des Babys nach vorn gegen seine Brust gedrückt, wenn es sich durch den Geburtskanal vorwärtsbewegt, dessen Form den Kopf zur Drehung veranlaßt; der Hinterkopf wird vorausgeschoben, so daß das Baby sein Gesicht dem Rücken der Mutter zuwendet. Wenn der Kopf den Beckenboden erreicht hat, beginnt der Damm sich vorzuwölben.

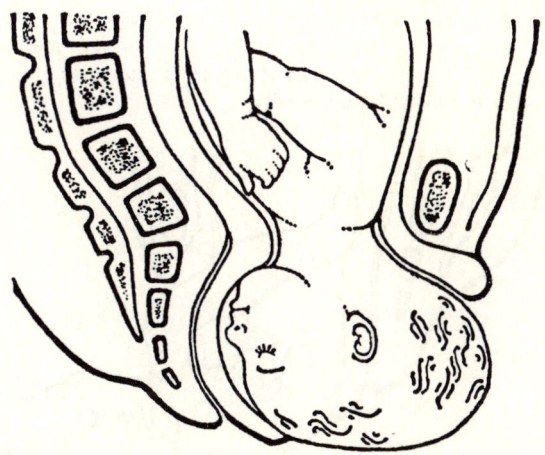

Der Austritt des Kindes: 2

Die Geburt des Kopfes durch die Ausdehnung der Vulva. Der Kopf des Babys tritt durch. Man beachte, daß das Kinn des Babys jetzt erhoben und von der Brust entfernt ist.

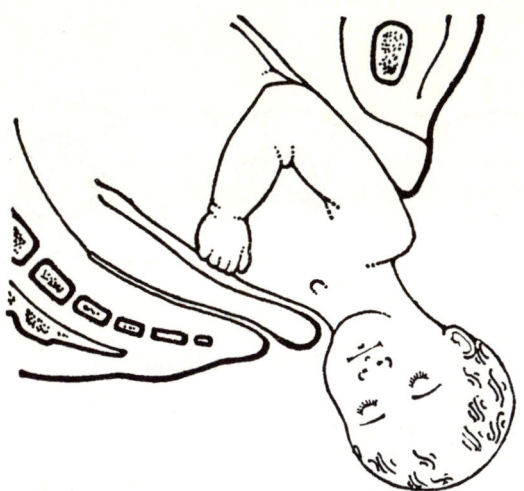

Austritt des Kindes: 3

Der Kopf des Babys gleitet heraus, und es beginnt sich jetzt so zu drehen, daß der Kopf mit den Schultern, die noch innerhalb des

Geburtskanals sind, eine Linie bildet. Er beschreibt dabei eine Drehung von nahezu neunzig Grad. Das nennt man »äußere Drehung«. Das alles geschieht ganz natürlich und ohne äußere Hilfe. Die Haut des Babys ist bläulich-rot.

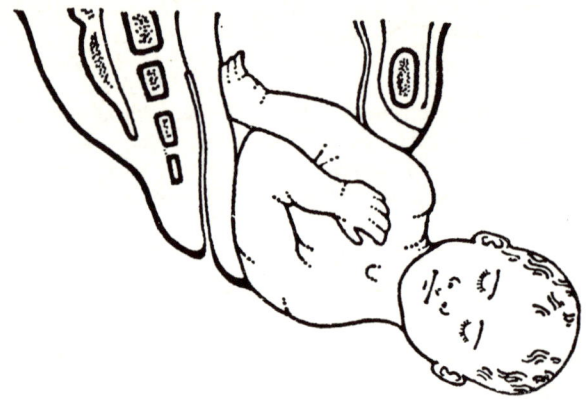

Der Austritt des Kindes: 4

Die obere, dem Bauch der Mutter zugewandte Schulter wird im allgemeinen zuerst geboren. Dann gleitet der restliche Körper des Babys heraus.

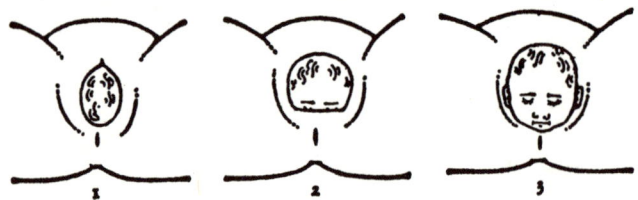

Die Geburt des kindlichen Kopfes im Detail

1. Die Helfer und der Vater können den Kopf des Babys bei jeder Wehe sehen, aber dazwischen gleitet er wieder zurück. Der Damm wird langsam und sanft geweitet.
2. Der Kopf tritt durch, und die Mutter kann unter Umständen herunterschauen und ihn sehen, wenn sie sich in einer geeigneten Lage befindet.
3. Der Kopf wird geboren.

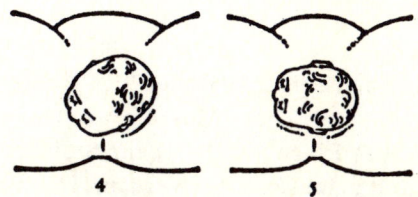

4. Der Kopf dreht sich außerhalb des Geburtskanals, um mit den Schultern, die noch nicht geboren sind, eine Linie zu bilden. Dies beginnt zwischen den Wehen und zu Beginn der kommenden Wehe.
5. Jetzt kann die Mutter das Gesicht ihres Babys zum erstenmal sehen.

Bei vollständiger Eröffnung ist der Muttermund weit genug geöffnet, um den Durchgang des Kopfes zu ermöglichen – er hat die Größe eines Handtellers einschließlich des Daumengelenks, also einen Durchmesser von nahezu 10 cm. Zu diesem Zeitpunkt bewirken die Austreibungswehen, ob die Mutter nun aktiv mithilft oder nicht, daß das Baby den Geburtskanal passiert. Zuerst wird der Kopf in Richtung des Rückens der Mutter hinuntergedrückt, damit er den Beckenraum durchqueren kann. Er wird noch mehr gebeugt und dreht sich etwa um neunzig Grad. Wenn der Kopf die Muskulatur des Beckenbodens erreicht hat, beginnt sich der Damm (das Gewebe um und zwischen After und Vagina) nach außen zu wölben, und die innere Drehung wird vollzogen. Dann passiert der Kopf das Schambein (die Symphyse). Der Damm gleitet über das Gesicht und unter das Kinn, und der Kopf des Babys dreht sich, um mit den Schultern, die sich noch innerhalb des Geburtskanals befinden, eine Linie zu bilden; dabei vollzieht der Kopf des Babys wiederum eine Drehung um neunzig Grad. Im allgemeinen wird die obere, dem Bauch der Mutter zugewandte Schulter zuerst geboren, und dann folgt die andere nach. Danach gleitet der restliche Körper des Babys heraus. Die Austreibungsphase dauert üblicherweise von wenigen Minuten bis zu etwa einer Stunde oder gelegentlich auch zwei Stunden; bei einer Frau, die ihr zweites Kind bekommt, dauert sie oft nicht länger als eine halbe Stunde.

Der Beckenboden

Die Muskelschicht über dem Boden des Beckenraums wird Beckenboden genannt. Diese Muskeln werden oft nur unbewußt und unwillkürlich gebraucht – beim Stuhlentleeren, beim Wasserlassen und beim sexuellen Verkehr, wenn die Frau zum Orgasmus kommt. Viele Frauen sind sich gar nicht bewußt, daß sie diese Muskulatur haben. Der Begriff »Becken*boden*« ist nicht sehr geeignet, da sich leicht der Gedanke an den Fußboden eines Hauses damit verbindet, das heißt, an eine feststehende Fläche, die diagonal zwischen Wänden verläuft. Aber so ist der Beckenboden nicht beschaffen. Er bildet keine feste Fläche und verläuft auch nicht diagonal. Er ist elastisch und beweglich und unterschiedlich dick, und an einigen Stellen neigt er sich und ist vom Ausgang des knöchernen Beckens sehr unregelmäßig begrenzt. Er besteht aus verschiedenen Geweben von unterschiedlicher Beschaffenheit und Spannkraft, und er ist nicht überall gleich fest mit der knöchernen Wand verbunden.[1]

Diese Muskeln, die den Beckenboden bilden, sind noch wichtiger als die Muskeln, aus denen die Bauchwand besteht. Während der frühen Schwangerschaft und später, nach der Geburt des Babys, ist sich eine Frau, wenn sie ihre Figur wiederherstellen will, ihrer Bauchwand sehr bewußt und bemüht sich, sie anzuspannen und so die Muskeln zu kräftigen, die ein natürliches Korsett um den Bauch bilden. Nach meiner Erfahrung geschieht dies bei Frauen, die sich auf die Geburt vorbereiten, ganz spontan. Aber die Wichtigkeit der Muskeln des Beckenbodens wird weit weniger gewürdigt. Ganz einfach, weil man sie nicht sieht, können sie auch sehr leicht vergessen werden. Sie sind wichtig, weil sie das Fundament für alle inneren Organe des Bauches und des Beckens bilden und das tretende und sich drehende Baby in der Gebärmutter stützen

[1] Clarence Webster, *Researches in Female Pelvic Anatomy,* Young J. Pentland, 1892.

wie ein Trampolin. Wenn man zuläßt, daß sie schlaff und überdehnt werden, kann sich die Gebärmutter senken, und das führt zu heftigen Rückenschmerzen und macht müde und gereizt; und sie kann so tief sinken, daß sie bis in die Vagina ragt. Das ist der Gebärmuttervorfall im Alter, an dem aber auch jüngere Frauen leiden können. Im allgemeinen kommt er nach übermäßiger Beanspruchung vor, entweder durch unkoordiniertes Pressen bei der Geburt oder aufgrund häufigen Hebens von schweren Sachen ohne die richtige Muskel-Koordination, aber auch als Ergebnis einer chronischen Verstopfung. In der Vergangenheit wurde er als fast unumgängliche Folge wiederholter Geburten betrachtet. In weniger schweren Fällen kann ein Gebärmuttervorfall durch Training der willkürlichen Muskeln behoben werden; läßt man es jedoch zu, daß der Zustand sich sehr verschlimmert, so kann nur noch ein operativer Eingriff Abhilfe schaffen.

Helen Hardman[2] verglich den Muskel mit einem Gummiband, das, anstatt bei ständigem Gebrauch seine Kraft zur Dehnung und Zusammenziehung zu verlieren, bei ständiger Übung an Spannkraft gewinnt. Je mehr die Muskeln gebraucht werden, desto fähiger sind sie, die Spannkraft aufrechtzuerhalten, die nötig ist, um die inneren Organe zu stützen, und um so vollständiger ist die Wiederherstellung des Körpers nach der Geburt. Andererseits kommt es bei muskeltrainierten Frauen oft zu einem Dammriß, und dies weist auf die Notwendigkeit hin, das »Loslassen« besonders dieser Muskeln ebenfalls zu üben. Sie bilden das Tor, durch das ein Baby zur Welt kommt, und öffnen sich, wenn der Kopf austritt; wenn sich das Baby durch den Beckenboden schiebt, werden sie auseinandergezogen, wie man den Halsausschnitt eines Pullis weitet, wenn man hineinschlüpft. Sie öffnen sich um so bereitwilliger, je weniger Widerstand die Frau der Geburt des Babys entgegensetzt, und es ist wichtig, daß sie deren Lage und Funktionen gut genug

---

[2] *Relaxation and Exercise for Natural Childbirth,* Livingston, 1956. *A Way to Natural Childbirth,* Livingston, 1948.

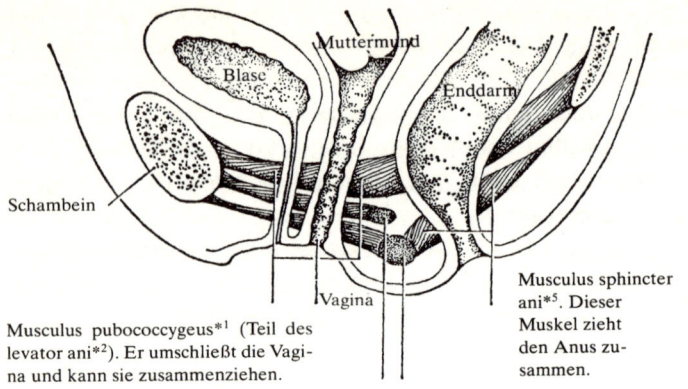

Musculus pubococcygeus*[1] (Teil des levator ani*[2]). Er umschließt die Vagina und kann sie zusammenziehen.

Musculus sphincter ani*[5]. Dieser Muskel zieht den Anus zusammen.

Musculus transversus perinei profundus*[3]   Musculus transversus perinei superficiales*[4]

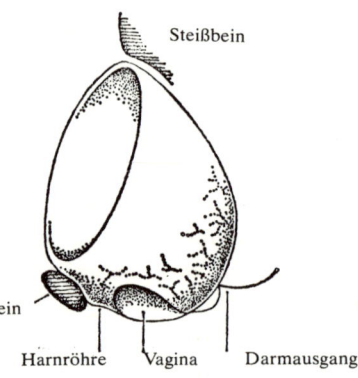

Schematische Darstellung

Hier ist der Beckenboden als eine Schale oder ein »Becken« aus Muskeln dargestellt, die oben nach vorn geöffnet ist. Die Muskelgewebe werden von den Beckenknochen getragen, von denen sie umschlossen sind (Schraffierung).

Der Beckenboden.[3]

Darstellung der Lage der Beckenbodenmuskeln, deren willkürliche Kontrolle erlernbar ist.

*[1] Zwischen Schambein und Steißbein verlaufender Muskel.
*[2] Hebemuskel des Darmausgangs.
*[3] Tiefer, quer am Beckenboden liegender Muskel.
*[4] Oberflächlich quer verlaufender Beckenbodenmuskel.
*[5] Schließmuskel des Darmausgangs.

[3] In Anlehnung an Obstetrics Illustrated, Gorrey, Govan, Hodge an Callender, Livingstone, 1969.

kennt, um zu wissen, wann sie sie anspannen und wann loslassen soll. Dank hormoneller Einwirkung sind sie zum Zeitpunkt der Geburt, wie andere Gewebe des Körpers auch, elastischer und weicher. Bei manchen Frauen sind sie so locker, daß sie unwillkürlich Wasser lassen, wenn sie husten, sich schneuzen oder lachen. In diesem Fall ist es wichtig, Übungen für den Beckenboden auszuführen, wie sie in Kapitel 6 beschrieben sind, und alle Muskeln des Beckenbodens nach innen zu ziehen, wenn man etwa husten muß.

Hausgeburt oder Klinikgeburt?

Eine Frau muß sich zu Beginn ihrer Schwangerschaft klar entscheiden, ob sie ihr Kind im Krankenhaus oder daheim bekommen will. 97 Prozent aller Geburten in England finden heute im Krankenhaus statt. Das ist gut und schön, wenn die Frau es wirklich will. Es gibt keinen Grund, weshalb ein Krankenhaus nicht der geeignete Ort sein könnte, an dem die Geburt ein zutiefst befriedigendes Erlebnis ist. Und es ist für manche Babys unzweifelhaft sicherer, vor allem für die Frühgeburten oder die für ihr Alter zu kleinen Babys, im Krankenhaus geboren zu werden – und zwar nicht in irgendeinem Krankenhaus, sondern in einem mit einer Spezialabteilung für Babys. Aber nicht alle Frauen wollen ihre Babys im Krankenhaus bekommen, und zur Zeit haben diejenigen, die eine Hausgeburt bevorzugen, kaum oder gar nicht die Möglichkeit, in der Atmosphäre zu entbinden, die sie sich wünschen. Man läßt ihnen in Wirklichkeit gar keine Wahl.

Ich entschuldige mich nicht dafür, daß ich in diesem Buch nachdrücklich betone, was meiner Meinung nach der Hausgeburt ihren Wert gibt, denn heute werden viele normale, gesunde Frauen mit komplikationslos verlaufenen Schwangerschaften in perfekt ausgerüstete Spezialabteilungen geschickt und unnötigerweise den Eingriffen medizinischer Geburtshilfe ausgesetzt, obwohl sie ihre Babys viel einfacher und friedlicher bei sich zu Hause bekommen könnten. Ich wünschte, es würde mehr Geld und Überlegung aufgewendet, um die Hausgeburt sicherer und einfacher zu machen und um zu ermöglichen, daß die in der Klinik angewendeten Maßnahmen und Kenntnisse in den wenigen Fällen, in denen es notwendig ist, ins Haus gebracht werden können. Meiner Ansicht nach ist das eigene Heim der beste Ort für viele oder wahrscheinlich sogar für die meisten Frauen, um ihre Babys zu bekommen, vorausgesetzt, daß man sorgfältig auswählt, wer sich für eine Hausgeburt eignet, daß für eine gute Geburtsvorbereitung gesorgt wird und daß eine gute Kommunikation und Zusammenarbeit zwischen den Hebammen, den praktischen Ärzten und den fachärztlichen Beratern gesichert ist. Für die persönliche Überwachung, die genaue Beobachtung und ständige Betreuung der Mutter sind die Hebammen da, und das alles kann im natürlichen Rahmen der Familie stattfinden. Fortschritt in geburtshelferischer Betreuung muß nicht unbedingt bedeuten, daß immer größere, chromblitzende Krankenhäuser gebaut und immer mehr komplizierte Apparate benützt werden. Trotz unserem Wunsch nach technischem Fortschritt ist es wichtig, daß wir nicht das Bedürfnis nach persönlicher Fürsorge vernachlässigen, sondern vielmehr unsere Fähigkeiten im Bereich menschlicher Beziehungen und ein tieferes Verständnis für den anderen entwickeln. Die wichtigste Aufgabe der modernen Medizin besteht nicht nur darin, unser Leben zu erhalten, sondern auch in der Sorge für unsere geistige und seelische Gesundheit.

Ein Baby zu bekommen ist ein normales Ereignis im Leben. Gebären ist keine Krankheit, und es braucht – außer in einigen wenigen Fällen – kein chirurgischer Eingriff zu sein. Da hierbei ein gutes Zusammenspiel von Geist und Körper nötig ist, sind die geistige Einstellung und das Gefühl der Sicherheit für die Frau von größter Wichtigkeit, wenn sie mit Gelassenheit und Spontaneität gebären soll. Außer in den Fällen, wenn es für das Baby am besten ist, im Krankenhaus geboren zu werden (sei es aus medizinischen oder aus »sozialen« Gründen, zu denen gehört, daß zu Hause nicht genügend Platz vorhanden ist), ist deshalb das eigene Heim zumeist der beste Ort, um das Baby zu bekommen. In Fällen jedoch, in denen mit Schwierigkeiten zu rechnen ist, sind Mutter und Kind im Krankenhaus am sichersten aufgehoben. Manche Frauen haben ausgesprochen große Angst vor möglichen Komplikationen und davor, zu Hause unnötig Schmerzen erleiden zu müssen. Solche psychologischen Gründe, aus denen eine Frau eine Entbindung im Krankenhaus bevorzugen mag, müssen ebenfalls berücksichtigt werden. Es kann sein, daß die werdende Mutter mehr Selbstvertrauen bekommt, wenn sie im Laufe ihrer Schwangerschaft mehr über das Gebären lernt. Sie sollte mit ihrem Arzt darüber sprechen, wo sie ihr Baby zur Welt bringen möchte, und sie sollte dies ebenso klar wie entschieden zum Ausdruck bringen, aber auch für Ratschläge offen sein; wenn sie sich aber mit ihm über dieses Thema nicht verständigen kann, ist es besser, den Arzt zu wechseln.

Ein Baby zu Hause zu bekommen, muß keine aufwendige Angelegenheit sein. Die Kosten für die Hebamme und den Arzt trägt die Krankenkasse. Die Hauptkosten bei einer Hausgeburt müssen für eine angemessene Haushaltshilfe in der Zeit des »Wochenbetts« aufgebracht werden, in der Zeitspanne, in der die Mutter sich ausschließlich auf sich selbst und ihr Baby konzentriert und sich nicht mit Hausarbeit oder unnötigem Kochen belasten sollte.* In England besteht die gesetzliche Pflicht, nach allen Hausgeburten Haushaltshilfen für die Dauer von 14 Tagen bereitzustellen; nach dieser Zeit kann die Haushaltshilfe weiter in Anspruch genommen werden, wenn der Arzt bescheinigt, daß sie weiterhin benötigt wird. Es ist durchaus möglich, ohne Haushaltshilfe ein Baby zu bekom-

---

* In der Bundesrepublik *kann* die Krankenkasse nach einer Hausgeburt auf Befürworten des Arztes hin 10 Tage lang eine Haushaltshilfe zahlen; verlängert wird dieser Zeitraum nur mit ausreichender ärztlicher Begründung. Nach einer Klinikgeburt besteht diese Möglichkeit nur, wenn Kinder unter 8 Jahren zur Familie gehören.

men, wenn der Ehemann eine Woche freinehmen kann. Es ist für den Mann eine Gelegenheit, seine häuslichen Fähigkeiten zu verbessern, falls er sie nicht täglich übt, wie das viele Männer heutzutage tun. Die Rollen- und Arbeitsteilung hat sich in den letzten Jahren radikal gewandelt, und viele Paare genießen die neuen Möglichkeiten der flexiblen Rollenverteilung, die sich auch auf die elterlichen Pflichten erstreckt, wenn das Baby da ist. Früher waren die Rollen so starr festgelegt, daß vielen Männern die Freude entging, das Baby kennenzulernen, das sie gezeugt hatten. Das neue Baby war ganz und gar eine Sache der Frau, und man erwartete von ihr, daß sie damit fertig wurde – dank eines vage definierten »Mutterinstinkts«, der ihr nicht nur sagte, wie sie ein Baby zu liebkosen und an die Brust zu legen hatte, sondern auch, wie sie es baden und seine Windeln wechseln sollte.

Wenn ein Ehemann den Haushalt einige Tage lang übernimmt, nachdem das Baby geboren ist, sollte man sinnvollerweise mit zusätzlichen Ausgaben rechnen, einschließlich des kostspieligeren Essens und der Wäscherechnung, da wenige Ehemänner die gleichen Vorstellungen von sparsamer Haushaltsführung haben wie ihre Frauen. Wenn das Paar plant, diese Zeit gemeinsam in einer mußevollen Ferienatmosphäre zu verbringen, einfache Mahlzeiten zu essen und nicht zu versuchen, sich einer Routine nach der Uhr zu unterwerfen, können sie durchaus miteinander und mit dem neuen Baby ihre Freude haben.

Einige der Vorteile einer Hausgeburt

Vielleicht einer der wichtigsten Gründe für eine Hausgeburt ist der, daß die Mutter sich in der Sicherheit einer ihr vertrauten Umgebung befindet, die sie mag. Das ganze Geschehen ist viel natürlicher, als es im Krankenhaus der Fall sein kann, und es ist weniger wahrscheinlich, daß sie Angst hat. Die Geburt kommt ihr weniger lang vor, da sie sich nicht so früh damit befassen muß, sondern zunächst weiterhin mit ihrer gewohnten Tätigkeit fortfährt. Sie ist ungestört – etwas, das viele Frauen sehr schätzen und was in der Klinik nicht möglich ist – es sei denn, sie hätten ein privates Einzelzimmer. Es kann sich als einfacher erweisen, die in diesem Buch beschriebene Methode zu Hause anzuwenden als im Krankenhaus (obwohl es auch progressive Entbindungsstationen und Kliniken gibt, die seltene Ausnahmen sind), denn zu Hause wird man von einer aufmerksamen Hebamme betreut, die einen bereits kennt. Der Ehemann hat die Hebamme, wenn er klug ist, ebenfalls schon kennengelernt, und sie können als Team zusammenarbeiten. Ein zusätzlicher und für viele Frauen nicht unbedeutender Vorteil der Hausgeburt besteht darin, daß die Frau während ihrer Entbindung nie alleingelassen wird. Es ist immer jemand bei ihr, die Hebamme oder der Ehemann. Zu Hause gibt es nicht das Problem, ob ihr Mann bei ihr sein und ihr helfen darf oder nicht, wie das in vielen Krankenhäusern noch immer der Fall ist.

Wenn Sie Ihr Baby im Krankenhaus bekommen, ist es gut, wenn Sie sich vorher nach den Gepflogenheiten erkundigen, da in manchen Krankenhäusern der Partner hinausgeschickt wird, wenn die Frau die Aufnahmeformalitäten erledigt – ein Zeitpunkt, zu dem ihr seine Anwesenheit vielleicht besonders wichtig ist. Es ist zudem in einigen Krankenhäusern die Regel, daß er jedesmal gehen muß, wenn ein Arzt die Frau untersucht. Gerade dann des geliebten Beistandes beraubt zu werden, wenn eine unangenehme Untersuchung vorgenommen wird, und mit Fremden konfrontiert zu sein, die vielleicht andere als die erwarteten Maßnahmen und Medikamente anordnen, kann ihr Angst machen. Das allein kann schon den Rhythmus der Konzentration stören oder unterbrechen, den ein Paar seit Beginn der Geburtswehen miteinander aufgebaut haben mag. Manchmal wird dem Mann nicht gestattet, dabei zu sein, wenn eine Zangengeburt vorgenommen wird. Da die Zange mit zunehmender Häufigkeit angewendet wird – hauptsächlich wegen des beliebten Gebrauchs von fötaler Monitorüberwachung und Epidural-Anästhesie – bedeutet das, daß ein relativ hoher Prozentsatz von Paaren bei der Geburt ihres Babys getrennt wird. Es ist darum gut, wenn Sie gleich von vornherein sagen, daß Sie möglichst während der ganzen Geburt zusammenbleiben möchten; und Sie sollten auch fragen, ob eine Trennung nötig ist, wenn die Frau einen Einlauf bekommt und rasiert wird, wenn sie untersucht und wenn eine einfache Zangengeburt vorgenommen wird.

Im Gegensatz zur allgemeinen Meinung glaube ich, daß die Mutter zu Hause mehr Ruhe und Frieden hat als im Krankenhaus. Sie wird nicht von den Ereignissen um sie herum und von den hörbaren Nöten einer im Nebenraum gebärenden Frau irritiert, wie das im Krankenhaus der Fall sein kann. Sie hat im allgemeinen mehr Gelegenheit zu schlafen und sich nach der Geburt auszuruhen, da es keine Krankenhausregeln gibt, die man streng zu befolgen hat (eine gewisse Routine ist in jeder Institution unumgänglich). Sie wird als ein Individuum behandelt, und es wird nicht von ihr erwartet, daß sie sich allen möglichen Reglementierungen unterwirft, nur um einen ungestörten Ablauf in einer großen und oft schlecht organisierten und mit zu wenig Personal ausgerüsteten Station zu sichern. Sie kann ihr Baby bei sich behalten, kann es liebkosen, wenn sie will, und es stillen, wann immer es danach verlangt, und sie kann lernen, es zu verstehen; sie kann darauf achten, daß man ihm nicht Zuckerwasser gibt – das vielleicht seinen Durst stillt, aber verhindert, daß die Milchbildung durch sein wiederholtes Saugen angeregt wird, und durch das ein Baby, das nicht sehr bereitwillig saugt, noch schläfriger wird, wenn man es an die Brust legt. Man läßt es nicht schreien, und wenn die Mutter genügend Selbstvertrauen hat, um seine Bedürfnisse sofort zu befriedigen, wird es wahrscheinlich friedlicher sein, als wenn es im Krankenhaus geboren wäre. Die Gefahr gegenseitiger Infektionen wird ebenfalls vermieden. In vielen Entbindungskliniken und -Stationen besteht sie jedoch durchaus.[4]

Daheim kann der Vater auch viel mehr an den ersten Tagen des

[4] R. Illingworth, *The Normal Child*, Churchill, 1959: »In einem mir bekannten englischen Krankenhaus wurden in den ersten sechs Monaten des Jahres 1947

Babys teilnehmen, als wenn seine Frau im Krankenhaus liegen würde. Er muß sein Kind nicht durch ein Glasfenster betrachten, wie es in einigen Krankenhäusern, vor allem in den USA, üblich ist, obwohl auch dort die Bewegung zur familienorientierten Klinikgeburt und -betreuung gewaltig an Einfluß gewinnt. Er weiß, daß er für seine Frau und sein Kind wichtig ist und nicht als keimeverbreitender Eindringling betrachtet wird. Die Mutter kann ihre Freunde und Verwandten empfangen, wann sie will, statt nur zu bestimmten Besuchszeiten, und das ist für manche ein zusätzlicher, wenn auch weniger wichtiger Vorteil.

Aber vielleicht ist es die ganze Mühe der Hausentbindung gar nicht wert? Manche Leute meinen, daß der ganze Haushalt umorganisiert werden müsse, damit man ein Baby zu Hause bekommen kann – aber das ist weit von der Wahrheit entfernt, und die Hebammen tun so viel wie möglich, um den normalen häuslichen Ablauf nicht zu unterbrechen. Vor vierzig Jahren lagen die Dinge noch ganz anders, und wer in angemessener Weise einer Infektion vorbeugen wollte, hielt es für notwendig, aus dem Zimmer, in dem die Entbindung stattfinden sollte, alle Vorhänge, Wandbehänge und Teppiche, alle Bilder, Nippes und Bücher zu entfernen und es in eine Art Operationssaal zu verwandeln. Manchmal brannte man eine Schwefelkerze ab, um den Raum zu sterilisieren, und alle Türen und Fenster wurden versiegelt, um Keime und Staub fernzuhalten. Zum Zeitpunkt der Geburt wurden die Siegel erbrochen, und man legte die Frau auf ein hohes Bett in der Mitte des Zimmers, mit

insgesamt 158 Babys unter einem Jahr in medizinische Stationen zur Behandlung eingewiesen. Von diesen bekamen 44 (27,8%) im Krankenhaus eine Infektion; 8 starben daran. Mehr als 5% der Babys, die zur Behandlung eingewiesen wurden, starben also an Infektionen, die sie sich im Krankenhaus zugezogen hatten... Es ist sehr schwierig, das Vorkommen von Infektionen in verschiedenen Entbindungsstationen genau zu vergleichen, da der Standard an Genauigkeit in den Aufzeichnungen darüber so stark variiert. Es scheint aus den Publikationen, den Jahresberichten und anderen Quellen eindeutig hervorzugehen, daß es für 10 bis 20% aller Neugeborenen üblich ist, sich Infektionen – *von denen die meisten zugegebenermaßen sehr belanglos sind* – im Krankenhaus zuzuziehen.« (Kursive Hervorhebung der Autorin).

einem Brett unter der Matratze, um es hart genug zu machen, und einem Rollhandtuch um die Bettpfosten, damit sie daran ziehen und zerren konnte.[5] Nach der Geburt des Babys mußte sie allein schlafen; dem Ehemann war es nicht erlaubt, die Nacht neben ihr zu verbringen. Oft mußte sie stunden- und tagelang nach der Entbindung flach liegen und durfte das Bett zwei Wochen lang nicht verlassen. Noch sechs Wochen lang war sie sozusagen eine Invalidin. Um ihren Bauch wurde ein fester Verband angelegt oder ein großes Handtuch gewickelt, weil man dachte, daß das helfen würde, ihre Figur wiederherzustellen, aber sie durfte zu diesem Zweck keinerlei Übungen machen.[6] Um das Baby mit der Brust nähren zu können, wurde sie dazu gedrängt, riesige Mengen von Flüssigkeit und flaschenweise Starkbier[7] zu trinken, und oft waren ihr weder Obst noch Gemüse erlaubt, und vor allem keine Salate, weil man meinte, diese würden dem Baby Blähungen verursachen. Ohne jedes Muskeltraining und mit einer solch armseligen Ernährung muß sie oft unter Verstopfung gelitten haben, und dies wurde und wird noch heute von manchen Leuten als ganz normale Folgeerscheinung des Gebärens betrachtet.

Wenn heutzutage die Frau das Gefühl hat, daß die Geburt beginnt, vergewissert sie sich, daß alles bereit ist und die Babykleider gelüftet sind, und macht mit ihrer täglichen Routinearbeit weiter, bis sie spürt, daß der Augenblick für sie gekommen ist, sich auf die Geburt zu konzentrieren. Zu diesem Zeitpunkt ist der Muttermund wahrscheinlich schon zur Hälfte eröffnet, und die offensichtliche Dauer ihrer Geburtsarbeit wird merklich abgekürzt, ganz einfach, weil sie beschäftigt und

[5] Das ist schlecht, weil es die Frau, abgesehen davon, daß es sie erschöpft, dazu verführt, sich mehr auf das Zerren mit den Armen als auf das Herauspressen des Babys zu konzentrieren.

[6] Der schnellste Weg, um die Figur wiederherzustellen, ist viel eher die freie Bewegung als eine Ruhigstellung der Bauchmuskulatur.

[7] Durch übermäßiges Trinken (weit über das Bedürfnis nach Flüssigkeit hinaus) wird die Milchproduktion eher vermindert, als daß sie dadurch angeregt würde. Frauen sind natürlich durstig, wenn sie stillen, aber es besteht keine Notwendigkeit, mehr zu trinken, als sie wollen. Wasser, Milch, Kakao, Malzgetränke, Fruchtsäfte, Bier, sogar Sekt sind geeignet.

auf den Beinen war und an andere Dinge denken konnte. (In einigen großen Krankenhäusern gibt es Aufenthaltsräume, in denen die Mutter während des Beginns der Eröffnungsphase warten und dabei fernsehen kann, aber das ist eher die Ausnahme als die Regel.) Zu Hause befindet sie sich in einem ihr vertrauten Zimmer mit den Möbeln, den Büchern und Bildern, die sie gern hat. Ihr Mann ist von der Arbeit heimgekommen, um bei ihr zu sein, und sie sitzen friedlich beieinander, plaudern zwischen den Wehen, und wenn diese stark genug geworden sind, daß die Frau sich auf sie einstellen muß, können sie sich gemeinsam darum bemühen, zu einem harmonischen Zusammenspiel zu gelangen, wie es im achten Kapitel beschrieben ist. Die Hebamme, die oft bereits zu einer Freundin geworden ist, kommt und sieht nach, ob alles in Ordnung ist, und sagt ihnen, wie weit der Muttermund sich geöffnet hat. Sie hören durch das Stethoskop den Herzschlag des Babys und sind begeistert und aufgeregt. Die Hebamme geht vielleicht noch einmal weg, verspricht, später zurückzukommen und hinterläßt ihre Telefonnummer, so daß sie schnell herbeigerufen werden kann. Einige Zeit später stellen die Frau und ihr Mann fest, daß sich die Eröffnungsphase dem Ende nähert; er hat ihr etwas zu trinken zubereitet und Eiswürfel geholt, um sie zu erfrischen, und er hat die Hebamme angerufen. Diese kommt rechtzeitig, um der Mutter in der schwierigen Übergangsphase zu helfen, während der Ehemann beiden assistiert. Sie bilden ein Team, das harmonisch auf dasselbe Ziel hinarbeitet. Es besteht wenig Notwendigkeit zu sprechen, da jeder versteht, was der andere vorhat. Das Zimmer ist voller Frieden; es sind nur das Geräusch des behutsamen rhythmischen Atmens und ein gelegentliches Wort der Ermutigung oder eines Hinweises vom Ehemann oder der Hebamme zu hören.

Der Mutter ist es kalt, und ihr Mann bringt weitere Decken und eine Wärmflasche und hilft ihr, eine bequemere Lage einzunehmen, um die Rückenschmerzen zu verringern, wenn der Kopf des Babys tiefer hinunterdrückt. Vielleicht kommt sie für einen Augenblick aus dem Rhythmus, aber dann atmet ihr Mann mit ihr, so daß der Atem entspannt bleibt und sich den Wehen ganz anpaßt.

Schließlich spürt die Mutter, daß sie pressen muß, und mit dem Arm ihres Mannes um sich beginnt sie, das Baby sanft aber fest den Geburtskanal hinunterzuschieben. Bald wird der Kopf des Babys sichtbar, noch bevor ihr klar wird, daß die Geburt so dicht bevorsteht. Ihr Mann sieht es zuerst, und seine Augen leuchten vor Begeisterung und Freude, wenn er es ihr sagt. Bei der nächsten Wehe schaut sie ebenfalls hinunter. Nicht mehr lange, und der ganze Körper des Babys gleitet heraus. Die Mutter nimmt das Baby gleich in ihre Arme. Wenn dann die Hebamme es gebadet und angezogen hat, wird das Baby nahe zu ihr gelegt, so daß sie es erreichen kann, während die Hebamme aufräumt und der Mann Teewasser aufsetzt.

Der Mann und die Frau werden mit ihrem Baby allein in der ruhigen Wohnung gelassen, und dort teilen sie miteinander die unbeschreibliche Erfahrung des Wunders. Es ist fast eine Flitterwochen-Atmosphäre in diesen ersten Tagen, nachdem das Baby geboren wurde. Die Hebamme kommt jeden Tag, um das Baby zu baden, wenn nicht die Mutter selbst es tun will, und sie mißt die Temperatur und den Puls und gibt Ratschläge beim Stillen des Babys, wenn es erforderlich ist.

In der familiären Umgebung des eigenen Heims ist die Mutter entspannt. Sie schläft gut und paßt sich dem Rhythmus des Babys an, anstatt sich einem von der Krankenhausroutine aufgezwungenen Rhythmus unterwerfen zu müssen, und nach und nach lernt sie ihr Kind kennen und ihren Tag und ihre Aktivitäten so zu organisieren, daß sie mit ihrer Verantwortung als Mutter zu vereinbaren sind. Es gibt keinen plötzlichen Bruch, wie das der Fall ist, wenn eine Frau aus dem Krankenhaus kommt und versucht, mit der Hausarbeit und einem Baby fertig zu werden, das sie noch kaum berührt hat.

Details für die Vorbereitung zu einer Hausgeburt sind auf Seite 368 aufgeführt. Doch sollte man eine Hausgeburt nur planen, wenn eine Hebamme bereit ist, zu kommen.

Die verdrängten Geschwister

Manche Paare wollen die ganze Familie bei der Geburt beieinander haben und sind glücklich, wenn auch das Kleinkind dabei sein kann. Manche laden Freunde dazu ein, und in Kommunen in den USA findet eine Entbindung oft in einer Fest-Atmosphäre statt, mit Musik und der Beteiligung aller am Atmen der Mutter, oder mit Mantra-Rezitationen und leisem Singen. Andere würden das vielleicht ablehnen, und manche würden es als Störung empfinden, ein anderes Kind dabei zu haben. Es ist Sache der Frau, im voraus mit ihrem Mann darüber zu reden und zu entscheiden, was sie will.

Wenn ein älteres Kind bei der Geburt nicht dabei ist, kann er oder sie hereingeholt werden, um die Mutter und das Baby zu sehen, sobald die Nachgeburt gekommen ist. Das Vorstellen des neuen Bruders oder der neuen Schwester ist viel natürlicher, wenn es unmittelbar nach der Geburt und zu Hause geschieht, als Tage später, wenn die Mutter aus dem Krankenhaus zurückkommt.[8] Dem Kleinkind wird erlaubt, das neue Baby zu berühren und beim Baden zu »helfen«. Das ist viel besser als Puppenspielen! Der Geburtsprozeß selbst wird ebenfalls viel natürlicher aufgenommen und nicht als Krankheit betrachtet, derentwegen die Mutter ins Krankenhaus gebracht werden mußte. Da viele Babys nachts geboren werden, gibt es gar keine Trennung von der Mutter; das Kleinkind ist schon ins Bett gebracht worden, bevor die Geburtswehen richtig in Gang kamen. Dies bewirkt bei dem Kleinkind nicht nur, daß es das neue Baby leichter annehmen kann, sondern bedeutet auch eine nicht unterbrochene liebende Beziehung zwischen dem Kleinkind und seiner Mutter, und es muß nicht erleben, daß es von ihr in einem Augenblick familiärer Umwälzung, deren Aufregung das kleine Kind spüren muß, mit Zurückweisung behandelt wird.

[8] In den letzten paar Jahren haben einige fortschrittliche Entbindungskliniken damit begonnen, den anderen Kindern der Familie den Zutritt zu gestatten. Die Infektionsrate ist daraufhin nicht gewachsen!

Man kann das Kind hereinbringen, damit es seine Mutter und das Baby sieht, sobald die Nachgeburt gekommen und entfernt worden ist (wenn es die Geburt selbst nicht miterlebt hat, sollte es auch nicht den am wenigsten ästhetischen Aspekt davon sehen. Wenn die Nachgeburt alles ist, was es von der Geburt zu sehen bekommt, könnte es glauben, daß es eine Art Schlachten gegeben habe – und dasselbe gilt übrigens auch für den Ehemann). Das Baby sollte in seinem Bettchen und nicht im Arm der Mutter liegen, wenn er es zum erstenmal sieht, und die Mutter sollte jede übertriebene Zurschaustellung ihrer Zuneigung zu dem neuen Baby vermeiden. Sie kann ihm die winzigen Fingernägelchen und die Augenwimpern zeigen und erklären, wie klein und hilflos das Baby ist – was fast mit Sicherheit eine Reaktion der Zärtlichkeit bei dem anderen Kind hervorrufen wird, aber sie sollte zulassen, daß der erste Ausdruck der Freude über die Geburt des Babys vom Kind selbst kommt. Wenn eine Puppe oder ein anderes besonderes Geschenk bereitliegt, um den Geburtstag zu feiern, so wird die Ankunft des Babys um so mehr begrüßt werden. Das Kleinkind kann am Bett sitzen und zugleich mit dem Baby liebkost werden, und wenn sich neben Mutters Bett Obst oder Kekse befinden und Spielsachen und andere Dinge zur ruhigen Beschäftigung im Zimmer vorhanden sind, so wird sich das Kind darüber freuen und sich nicht zurückgewiesen fühlen. Mit keinem Wort und keiner Geste sollte die Mutter andeuten, daß das ältere Kind die Absicht haben könnte, dem Baby wehzutun, sondern man sollte es statt dessen ermutigen und ihm helfen, das Baby richtig im Arm zu halten.

Wenn Großeltern oder Verwandte oder andere Besucher kommen, kann ein Kleinkind, wenn es ihm Freude macht, derjenige sein, der sie zum neuen Baby führt und es ihnen zeigt. Auf diese Weise gehört das neue Baby auch zu ihm und ist nicht einfach nur ein Rivale. All das ist im Krankenhaus schwer oder gar nicht zu organisieren, und die dementsprechende Eifersucht ist wahrscheinlich heftiger; sie ist schmerzlich für das Kleinkind, und für die Mutter in den ersten Wochen nach der

Geburt des Babys schwerer zu bewältigen, wenn sie nichts weniger wünscht, als mit psychologischen Problemen wie diesen belastet zu werden, abgesehen davon, daß sie dann auch besonders wenig Zeit hat, sich damit zu befassen.

Doch auch wenn die Eltern die Geburt und die Beaufsichtigung des Kleinkindes gut durchgeplant haben und sorgfältig darum bemüht waren, ihm viel Beachtung zu schenken und ihm das Gefühl zu geben, geliebt zu werden und erwünscht zu sein, sollten sie ihn nicht zurückweisen oder meinen, sie hätten als Eltern hoffnungslos versagt, wenn das Kleinkind später offene oder versteckte Eifersucht zeigt – vielleicht dann, wenn das Baby anfängt, neue Fähigkeiten zu entwickeln und Objekt großer Aufmerksamkeit der Erwachsenen ist, weil es etwa seine ersten Schritte wagt oder seine ersten Worte spricht. Manche Eltern glauben, daß Eifersucht überhaupt nicht auftreten dürfe, wenn sie alles getan haben, um sie zu vermeiden. Und manche vergessen, daß Eifersucht nicht nur oder sogar nicht einmal hauptsächlich in den ersten Wochen zu erwarten ist, sondern daß sie sich dann bemerkbar macht, wenn der Reiz des Neuen vergangen ist. Geschwisterliche Eifersucht ist ein völlig natürliches Phänomen und etwas, mit dem Eltern rechnen müssen, wie geschickt sie auch das Kleinkind in die Situation miteinbeziehen mögen. Es ist wichtig, daß die Eltern den Schock oder den Schrecken abfangen, den sie vielleicht empfinden, wenn sie bei ihren Kleinkindern Anzeichen von Eifersucht beobachten; der Schock ist die am wenigsten hilfreiche Emotion und verhindert ein angemessenes Verhalten. Eine Hausgeburt kann Geschwistereifersucht nicht beseitigen, aber ihr Auftreten kann dadurch hinausgezögert und möglicherweise in seiner Heftigkeit gemildert werden.

Um dieses Thema abzuschließen: die Geburt eines Kindes ist ein *Familienereignis* und sollte als solches im Idealfall zu Hause als normaler Teil des Lebens stattfinden. Wenn es klinische Gründe dagegen gibt oder wenn es das erste Baby ist, kann man ein Bett für achtundvierzig Stunden belegen, aber wenn anzunehmen ist, daß alles ohne Komplikationen verläuft, ist das eigene Heim der beste Ort. In England gibt es das System der »Bezirkshebammen«, auf das wir sehr stolz sein können, und die ortsansässigen Hebammen sind im allgemeinen fähige Frauen, die ihren Beruf mit Hingabe ausüben.*

---

* In der Bundesrepublik gibt es gegenwärtig noch einige niedergelassene Hebammen, die zu Hausgeburten kommen. Wie die Situation sein wird, wenn das neue Hebammengesetz in Kraft tritt, bleibt abzuwarten.

3 Die Psychologie der Schwangerschaft

Hier befassen wir uns nicht mit der körperlichen Entwicklung des Fötus und der Geburt des Babys, sondern mit Gemütszuständen, die sich in der Schwangerschaft einstellen können und die genügend verbreitet sind, um eine Darstellung notwendig zu machen.

Emotionale Zustände, die häufig in der Schwangerschaft auftreten

Wir hören viel über die wachsende Empfindsamkeit und Emotionalität der schwangeren Frau. Traditionsgemäß ist sie labil, unberechenbar, bricht leicht in Tränen aus und wird von seltsamen, unlogischen Wünschen und Launen beherrscht. Sie verkörpert den Inbegriff typisch weiblicher Irrationalität.
Warum verhält sie sich so? Welcher Art sind ihre Sehnsüchte und geheimen Ängste? Wovor versucht sie zu fliehen?
Die Mutter, die sich bewußt auf die Geburt vorbereitet, die Bücher liest und Techniken erlernt, die es ihr ermöglichen, die Freude einer natürlichen Geburt zu erleben, wird mit weit geringerer Wahrscheinlichkeit an den Extremen emotionaler Unberechenbarkeit leiden als die Frau, die der Geburt unwissend und angstvoll entgegensieht. Aber mag eine Frau auch noch so gut informiert sein und noch so viel Selbstvertrauen haben, so wird sie dennoch verletzbarer und empfindsamer sein als sonst – sie entwickelt gegenüber Häßlichkeit und Grausamkeit leichter ein Gefühl des Abscheus und der Übelkeit und ist durch Schönheit und Zärtlichkeit bereitwilliger zu beeindrucken. Zur Weihnachtszeit – um ein Beispiel zu nennen – ist das Bild des Kindes in der Krippe für sie nicht mehr

das sentimentale Symbol, das es bis dahin vielleicht gewesen ist, sondern es vermittelt ihr das Wunder neuen Lebens. Sie ist besonders aufnahmefähig und empfindsam.

Es liegt eine emotionale Vernunft im Verhalten der schwangeren Frau, und deren besondere Eigenart ist der Untersuchung wert. Die Grundlage für diese scheinbare Unvernunft ist in einer psychischen Logik zu suchen, deren Struktur ich auf den folgenden Seiten zu umreißen versuchen will.

Die Unfähigkeit, die Rolle der Schwangeren und Mutter zu akzeptieren

Viele Frauen erleben die Tatsache, daß sie ein Kind empfangen haben, als einen Schock, auch wenn sie zuvor noch so sehr davon geträumt haben mögen, ein Baby zu bekommen. Dieser Schock ist oft nicht gerade sehr angenehm, vor allem, wenn das Kind innerhalb der ersten Ehemonate empfangen wird, in denen Mann und Frau gerade die ersten Schritte machen, um miteinander leben zu lernen. Plötzlich ist diese frischgebackene Ehefrau irgendwie verändert – eine werdende Mutter – ein Gegenstand des Interesses und der Anteilnahme der Gesellschaft; ihr Leben scheint nicht mehr ihr persönliches, eigenes Leben zu sein, sondern etwas, über das jeder reden kann. Sie wissen sogar, wann sie ihre letzte Periode hatte, ob sie sich am Morgen schlecht fühlt und ob ihre Brustwarzen die »richtige« Form haben. Sie geht zum Arzt oder ins Krankenhaus, wo man ihren Urin und ihr Blut untersucht, ihren Blutdruck mißt, sie mit einem Stethoskop abhört und sie befühlt und betastet. Das alles ist, milde gesagt, ein plötzlicher (wenn überhaupt notwendiger) Einbruch in ihre Intimsphäre.

Manchmal wird dieser Schock durch die Situation in der Arztpraxis oder die Routine einer Klinik noch verstärkt. Sie muß mit einer Menge anderer werdender Mütter bis zu drei oder vier Stunden in einem manchmal düsteren und manchmal unfreundlichen Wartezimmer herumsitzen, wo alle über ihr Innerstes reden.

Vielleicht ist es erst ein paar Monate her, seit diese junge Frau geheiratet hat, in Weiß mit Orangenblüten und mit der Aufregung und der Begeisterung der Flitterwochen danach. Vielleicht ist sie erst ein paar Monate zuvor zum erstenmal von ihrem Mann geküßt worden und hat erlebt, wie ihr Körper mit physischer Erregung reagierte. Alles war romantisch und neu, und sie fragte sich, ob es enden würde wie in den Märchen: »...und sie heirateten und lebten glücklich bis an ihr Ende.« Wenn ein Baby unterwegs ist, fühlt sich die werdende Mutter an ihrem Arbeitsplatz irgendwie von den anderen abgesondert. Ein neues Leben wächst in ihr. Es werden Witze gemacht, und jeder interessiert sich für ihren »Zustand«. Manche Frauen, die auf diese Veränderung nicht vorbereitet sind, sehen sich mit einer Rolle konfrontiert – derjenigen der werdenden Mutter –, die zu spielen sie nicht fähig oder nicht bereit sind. Sie sind auf die Mutterschaft und auf die Tatsache, daß sie schwanger sind, emotional nicht vorbereitet, und manchmal hassen sie sich selbst wegen ihres Schwangerseins. Die Rolle der Mutter wurde bis dahin nur bei anderen gesehen; aber jetzt ist die Frau selbst an der Reihe, von dem in ihr wachsenden Kind unbarmherzig dazu gezwungen, einen Part zu spielen, den sie nicht kennt und der zugleich ungewohnt und beängstigend ist.

Zuerst versucht sie vielleicht, ihre Schwangerschaft so gut wie möglich zu verheimlichen. Sie Wählt ihre Kleider sorgfältig so aus, daß ihre auseinandergehende Taille verborgen bleibt; es kann sein, daß sie sich für viel schlanker hält, als sie ist, und die ganze Schwangerschaft oder den größten Teil davon in dem Glauben verbringt, daß ›man es nicht sieht‹. Sie geht ihrem Ehemann mit der ständigen Frage auf die Nerven: »Du würdest doch nicht glauben, daß ich schwanger bin, oder?« und weist auf andere Frauen hin, die ihrer Meinung nach viel schwangerer auszusehen scheinen als sie selbst.

Ihr Hauptinteresse ist zunächst, ihre Figur nicht zu schnell zu verlieren und sie nach der Schwangerschaft sofort wiederherzustellen – an sich keine unsinnigen Absichten, manchmal aber symptomatisch für eine tiefere Störung, die mit der Verweigerung ihrer Rolle als Mutter zusammenhängt.

Die Schwierigkeit, die es einer Frau bereitet, sich mit der Rolle der Schwangeren und Mutter zu identifizieren, wird noch vergrößert durch einen Mangel an Klarheit über die männlichen und weiblichen Rollen in unserer Gesellschaft. Die Frau weiß nicht, was für eine Identität von ihr erwartet wird oder wie sie sich selbst »sehen« soll. Sie ist sich völlig bewußt, daß ihre Rolle anders sein muß als die ihrer Großmutter – und als die ihrer Mutter. Aber sie findet es schwierig, sich ein ideales Bild von sich selbst als einer Person mit eigenen Vorstellungen und Zielen zu machen, das es ihr dennoch ermöglicht, Befriedigung aus einer vollen Bejahung der Rolle als Ehefrau und Mutter zu ziehen.

Von der gebildeten, der Mittelschicht angehörenden Frau wird erwartet, daß sie für einen Mann alles Mögliche darstellt; sie hat sich ein buntes Kaleidoskop von Persönlichkeiten zuzulegen und gleichzeitig Köchin, Geliebte, intellektuelle Kameradin, verständnisvolle Mutter, erotische Expertin, zärtliche Freundin, Kampfgefährtin des Mannes und gewandte Gastgeberin zu sein. Sie geht ihrem Beruf nach, kocht sein Essen, zieht seine Kinder auf, näht seine Gardinen, und in ihrer Freizeit malt sie ein bißchen in Öl. Eine Frau kann keine Zeitschrift öffnen, ohne von den Errungenschaften der Französischen Küche, von schöner Wohnkultur, Inneneinrichtung, Holzarbeit, Installationen, »Wie-man-mit-dem-Chef-umgeht« und »Wie man um acht Uhr abends attraktiv aussieht, wenn man nach einem vollen Arbeitstag im Büro keine Möglichkeit hatte, sich umzuziehen« zu lesen.

Dies alles weist auf mangelnde Anerkennung der Rollen von Ehefrau und Mutter hin, wie man sie jahrhundertelang in der westlichen Gesellschaft gekannt hat. Sie genügen nicht mehr, und es werden wachsende Anforderungen an die Frauen gestellt. Vor allem wird von ihnen verlangt, daß sie alle Aufgaben und Eigenschaften des Mannes übernehmen, ohne etwas von ihrer Weiblichkeit und ihrem Charme einzubüßen. Unter diesen Umständen müssen Schwangerschaft und Mutterschaft für eine Frau – wenn sie nicht zu äußerst drastischer und schneller Anpassung in ihrem täglichen Leben fähig ist – zu einer übermäßigen Belastung werden. Sie kämpft hart, um zu vermeiden, daß sie in der häuslichen Routine untergeht, aber wenn sie schwanger wird und sich der Beschränkung ihrer Aktivitäten in der Schwangerschaft und später des Angebundenseins durch kleine Kinder bewußt wird, so kann sie nicht anders als sich eingeengt zu fühlen durch Mächte, die ganz außerhalb ihrer Kontrolle am Werke sind.

Die Gesellschaft ist an ihr interessiert und kümmert sich um sie – nicht um sie selbst und um ihre Leistungen, sondern nur, weil sie die Trägerin eines neuen Lebens ist. Es geht nicht um sie. Es geht um das Baby. Man legt ihr nahe, auf sich aufzupassen, sich zu schonen, sich gesund zu ernähren, besser keine Flugzeuge, Boote und schnelle Autos zu benutzen, und sie ärgert sich darüber, daß sie sich nur als Gefäß für das Baby fühlt. Schwiegermütter können in dieser Hinsicht besonders nervenaufreibend sein. Manchmal sehnt sich die Frau danach, etwas Unmögliches zu tun – Skifahren zu gehen, eine Nacht durchzutanzen oder eine Liebesaffäre zu haben – und sich damit über die Gesellschaft und ihre Diktate mutwillig hinwegzusetzen.

Wenn ein Paar erst seit kurzer Zeit beisammen ist und nicht darauf gefaßt war, daß die Frau so schnell schwanger werden würde, können sich zwischenmenschliche Probleme, die im Laufe der folgenden Monate der jungen Ehe hätten bewältigt werden können, zuspitzen und Krisen verursachen. Die Frau leidet vielleicht an schwerer Schwangerschaftsübelkeit, ihre Brüste sind geschwollen und schmerzen, und sie hat das Gefühl, daß alle ihre körperlichen Reize durch eine unwillkommene Mutterschaft zunichte werden. Dann kann der Liebesakt nicht mehr das Ritual sein, mit dem man Streit schlichtet und in dem die körperliche Nähe schwerer wiegt als der Mangel an gegenseitigem Verständnis zweier Menschen, die es vielleicht schwierig finden, sich einander anzupassen. Trotzdem zwingen sich manche Frauen, die meinen, daß sie Verlangen nach ihrem Mann haben »sollten«, zum Geschlechtsverkehr, sind aber unfähig, zum Orgasmus zu kommen, was zu ungelösten Schuldgefühlen führen kann. (Heutzutage ist es eine Folge der Sexualerziehung, daß Frauen meinen, sie »müßten« bei jedem Geschlechtsakt zum Orgasmus kommen.)

Die Frau ist vielleicht nicht mehr in der Lage, sich dem Geschlechtsverkehr mit derselben Unbefangenheit hinzugeben wie früher, und dies wird noch erschwert durch die Tatsache, daß sie glaubt, ihr Mann könne nicht mehr so großes Verlangen nach ihr – mit ihrem Körper, der sich nach allen Seiten ausdehnt – haben, und sie hat Angst, seine Liebe zu verlieren. Mit größter Genauigkeit weiß sie um jede Flitterwochenzärtlichkeit, die in Vergessenheit geraten ist, um jede Geste der Liebe und Intimität, die unterlassen wird. Vielleicht weint sie allmorgendlich um den Kuß, den er ihr zu geben vergessen hat. Sie braucht seine offen gezeigte Zuneigung zu ihr wie nie zuvor. Wenn ihr Mann sich nicht ganz bewußt die Mühe macht, sich an den Vorbereitungen auf die Geburt zu beteiligen und sich für die Einzelheiten der unbekannten Erfahrung, die vor ihr liegt, zu interessieren, kann sie sich sehr alleingelassen und ungeliebt fühlen. Es kommt ihr dann so vor, »als würden wir«, mit den Worten einer Mutter, »nicht mehr denselben Weg zusammen gehen«, oder, wie eine andere sagte, »ich habe das Gefühl, daß ich mich weiter und weiter von ihm fort entwickele«.

Manche Frauen leiden unter der Belastung, daß sie mit ihrem Mann nicht über ihre Schwangerschaft, die Geburt oder das neue Baby sprechen können, weil der Mann sich all dem zu verschließen scheint, weil er die Tatsache, daß seine Frau schwanger ist, so weitgehend wie möglich ignoriert und sich so zu verhalten versucht, als habe das jedenfalls nichts mit ihm zu tun, als sei das ganz und gar »Frauensache«. Für solche Frauen kann die Schwangerschaft, anstatt von Freude auf das Baby erfüllt zu sein, zu einer wirklich unglücklichen Zeit werden.

Bei einigen wenigen Frauen steht es jedoch viel schlimmer. Für sie ist die Schwangerschaft geradezu eine Bedrohung. Es verursacht ihnen körperliche Übelkeit, zu spüren, wie der

74

Körper des Kindes in ihnen wächst gleich einem Parasiten und ihnen Leben entzieht. Sie fühlen sich zutiefst erschreckt von der Unvermeidlichkeit des Ablaufs, wenn er erst einmal begonnen hat, sie sind entsetzt über das Dickerwerden ihres Körpers und die Bewegungen des um sich tretenden Babys. Aber selbst in solchen Fällen können die Haltung des Mannes und seine liebevolle Fürsorge bei der Frau eine Beruhigung bewirken, und wenn er fähig ist, den ganzen Prozeß als natürlich zu bejahen und sie wissen zu lassen, daß sie seiner Liebe nach wie vor sicher sein kann, so wird es ihr vielleicht eher möglich sein, ihre Schwangerschaft zu akzeptieren, anstatt dagegen anzukämpfen.

Das Bedürfnis nach Information und Sicherheit
Ob eine Frau ein Kind bekommen will oder nicht, ob sie den Zustand der Schwangerschaft als solchen genießt oder nicht, die Behandlung, die sie von ihrem Mann erfährt, ihre Beziehung zu ihrem Arzt oder zu ihrer Hebamme oder zum Krankenhaus und zum Klinikpersonal – all dies zählt und wirkt sich auf ihre emotionale Haltung aus, mit der sie der Geburt entgegensieht.
Die werdende Mutter ist besonders empfindlich gegenüber jeder Andeutung, daß irgend etwas nicht so sei, wie es sein sollte. Bei der Untersuchung merkt sie sich jedes Wort, das der Frauenarzt sagt; und da es zumeist nicht sehr viele sind, ist es nicht schwer, sich zu erinnern, was er gesagt hat, und nach Hause zu gehen und über der genauen Bedeutung seiner Worte zu brüten: »Wir sollten Sie im Auge behalten...« – Warum? Es muß etwas nicht in Ordnung sein! »Wir müssen von jetzt an jede Woche Ihren Blutdruck messen...« Besteht etwa ein Verdacht auf Schwangerschaftsvergiftung?[1] Die Bezirkshebammen sprechen in der Regel viel mehr mit ihren Patientinnen und nehmen sich die Zeit, die Dinge zu erklären und sich zu vergewissern, daß die Mutter alles verstanden hat.

[1] Eine Anhäufung von bestimmten, nur in der Schwangerschaft gebildeten Giftstoffen im Blut, Toxikose genannt.

Die Frauen sollten sich mit gewissen allgemeinen medizinischen Begriffen vertraut machen, ganz einfach um zu verstehen, worüber ihr Arzt und ihre Hebamme reden, denn es kann für eine Patientin sehr bedrückend sein, ein Gespräch über ihr eigenes Körperinneres in Fachbegriffen zu hören, die sie nicht versteht, und oft meint sie deshalb irrtümlicherweise, daß von irgend etwas Schlimmen die Rede sei. Jede intelligente Frau hat ein Recht darauf zu wissen, worüber die Ärzte und Schwestern in ihrer Anwesenheit sprechen, und darauf, daß Komplikationen, wenn es welche gibt, erklärt werden. Üblicherweise gibt es jedoch keine Komplikationen, und der Fachjargon dient lediglich dazu, eine Wand zwischen dem ärztlichen Personal und der Patientin zu errichten, eine Wand, die ihr das Gefühl gibt, daß etwas vor ihr versteckt werden soll. Solche Situationen sind nicht dazu angetan, ihre Ängste zu zerstreuen und Zuversicht in ihr zu erzeugen.

Es ist auch wichtig, daß sich der Frauenarzt die Zeit nimmt, ihr zu sagen, daß es dem Baby gut geht und daß alles bestens verläuft. Das würde ihr ein Hochgefühl verschaffen, während sie sonst oft depressiv gestimmt ist, wenn sie die Klinik oder das Krankenhaus verläßt. Mehr als eine Frau hat sich nach einem Klinikbesuch, der in ihr das Gefühl zurückließ, ein anonymer »Fall« zu sein, in den Schlaf geweint. Wenn der Ehemann es ermöglichen kann, mit seiner Frau in die Klinik zu gehen, selbst wenn er der einzige Mann dort sein sollte, ist das eine große moralische Unterstützung für sie. Der Mann sollte, sofern das irgendwie möglich ist, mit dem Geburtshelfer oder der Hebamme zusammenkommen und seiner Frau dabei helfen, die Vorkehrungen für die Art von Geburt, die sie wünscht, zu besprechen.

Viele Geburtshelfer und Krankenschwestern sollten sich des Eindrucks, den sie machen, wesentlich bewußter sein. Manche wären entsetzt, wenn sie wüßten, wie über sie gedacht wird. Ich kenne einen Geburtshelfer, der sich seines Mitgefühls rühmt, während er von mehr als einer Patientin als »unnahbar« und »immer so in Eile« beschrieben wird. Seine Fähigkeiten erstrecken sich nicht auf irgendein tieferes Verständnis seiner Beziehung zu seinen Patientinnen. Daran ist zum Teil Zeitmangel schuld. Er kann sich nicht mit Nebensächlichkeiten und mit höflicher Konversation aufhalten, wenn so vieles, was wichtiger ist, getan werden muß. Aber es ist zum Teil auch auf die Tradition zurückzuführen, daß es zwischen Arzt und Patient einen sozialen Abstand geben muß, der dazu dient, die Würde des Arztes und seinen Status dem Laien gegenüber aufrechtzuerhalten und seinen Entscheidungen Respekt zu verschaffen. Den Arzt als freundlichen Beichtvater und Vertrauten und Ratgeber gibt es nicht mehr – eine Rolle, die von sich aus dazu angetan war, diesen Abstand durch eine selbstverständliche Autorität und eine überlegene Position aufrechtzuerhalten – und an seine Stelle trat der Kliniker, der Vorarbeiter und Manager der Babyfabrik, der die Frauen auf dem Untersuchungstisch behandelt, als wären sie Fische, die ausgeweidet werden. Die einzige Möglichkeit, dies zu ändern, besteht darin, daß die Frauen und ihre Männer freundlich und nachdrücklich dagegen protestieren.

Nicht nur die Frau, die offensichtlich verwirrt und beunruhigt ist, braucht Hilfe. Einer Frau geht es vielleicht ganz gut und ihre Schwangerschaft scheint ihr keinerlei Schwierigkeiten zu bereiten; sie versichert allen, während sie ihren dritten Whisky kippt oder ihre zwanzigste Zigarette raucht, daß »es ihr gar nichts ausmache«. Sie steht vielleicht der Entbindung mit übertrieben lebhafter Fröhlichkeit gegenüber: »Das ist doch kinderleicht«, oder sie lehnt jegliche Vorbereitung auf die Geburt ab und wehrt sich energisch dagegen, sich auf Gedanken über Mutterschaft und auf das kommende Baby zu konzentrieren und sagt vielleicht: »All das Gerede geht mir auf die Nerven«, oder »Hühner machen auch nicht so viel Getue« (manche schon).

Das Problem ist nicht mehr die unmittelbare Angst vor der Geburt, die früher das übliche Hindernis war, und eine angemessene Information ist oft alles, was nötig ist, um sie zu zerstreuen. Schließlich ist es heutzutage sicherer, ein Kind zu bekommen, als im Urlaubsverkehr mit dem Auto unterwegs zu sein. Aber oft verbirgt sich diese Angst hinter scheinbarer Unbekümmertheit, und dies ist manchmal ein Anzeichen für eine tiefere Angst, die daher rührt, daß die Frau sich durch ihre Schwangerschaft erniedrigt oder wie in einer Falle gefangen fühlt, oder daß sie vor Problemen steht, die sie besonders anfällig für Depressionen während oder, häufiger noch, nach ihrer Schwangerschaft machen. Wenn es nicht offenkundig ist, daß sie unter schwerwiegenderen Störungen und Berunruhigungen leidet, kommt es immer noch allzu oft vor, daß irgend jemand sie mit den Worten aufzuheitern versucht: »Das sind nur die Drüsen«, oder (zu ihrem Mann): »Nimm sie mit ins Kino!« – was wohl ebenso geläufig ist wie das gern empfohlene Glas Wein vor dem Schlafengehen für die Frau mit Orgasmusschwierigkeiten.

Solange die Ärzte nicht die Zeit und die Kenntnisse haben, um sich ganz persönlich für die psychologische Betreuung der schwangeren Frau zu interessieren, wird dies weiterhin ein weites Betätigungsfeld für die Psychotherapie bleiben, das im Augenblick größtenteils der gerade vorhandenen Gelegenheit und dem zufälligen Zusammentreffen überlassen ist. David Stafford-Clark[2] weist darauf hin, daß, »wenn der augenblickliche Aufwand an Zeit, die innerhalb des medizinischen Studiums der Ausbildung in Psychiatrie gewidmet wird … in ein Verhältnis zur Größe der Problematik gebracht würde, der ein Arzt in seiner Praxis gegenübersteht, so müßte einiges an der jetzigen fachlichen Aufteilung und Betonung in der medizinischen Ausbildung und Prüfungsordnung geändert werden«. Ebenso sind die Hebammen, denen es wohl leichter fällt als dem vielbeschäftigten praktischen Arzt, näher an ihre Patientinnen heranzukommen und zu verstehen, was in ihnen vorgeht, durch einen Mangel an psychologischer Ausbildung behindert, von sehr unvollständigen Kenntnissen abgesehen.

Doch es wächst bei denjenigen, die sich beruflich mit der Betreuung von schwangeren Frauen und jungen Müttern

---

[2] David Stafford-Clark, *Psychiatry Today*, Penguin Books, 1951.

beschäftigen, die Einsicht, daß körperliche Gesundheit von emotionalem Wohlbefinden abhängig sein kann, und daß dieses auch für die Mutter eine Voraussetzung für ihre Fähigkeit ist, den Bedürfnissen des Babys gerecht zu werden und mit dem Baby eine spontane und ungezwungene »Bindung« einzugehen.

Es haben sich Gruppen von Ärzten und anderen gebildet, in denen nicht nur über die psychosomatischen Probleme ihrer Patientinnen, sondern auch über ihre eigene Beziehung zu ihren Patientinnen diskutiert wird. Die Internationale Gesellschaft für psychosomatische Medizin in der Geburtshilfe und Gynäkologie ist ein Beispiel für diese relativ neue Einstellung. Dieses Buch wendet sich hauptsächlich an werdende Eltern. Für Leiter von geburtsvorbereitenden Kursen, für Hebammen, Geburtshelfer und andere, die beruflich mit gebärenden Frauen zu tun haben, habe ich ein weiteres Buch geschrieben: *Education and Counselling for Childbirth.*[3]

Depressionen einen Monat vor der Geburt

Gegen Ende der Schwangerschaft leiden viele Frauen unter unerklärlichen Depressionen, die so plötzlich verschwinden, wie sie aufgetaucht sind, und für die kein augenscheinlicher Grund zu finden ist. Ich habe festgestellt, daß es bei den Frauen, die an meinen Kursen teilnehmen, eine Zeit zwischen der sechsten und der dritten Woche vor dem vermutlichen Geburtstermin gibt, in der ihr Selbstvertrauen völlig zusammenbricht, Kindheitsängste überwältigend aufsteigen und sie am wenigsten Geduld mit der Schwangerschaft aufbringen können. Die Tatsache, daß eine Frau weiß, daß dieses »Lampenfieber« normal ist und daß viele andere Frauen es auch durchstehen müssen, sollte ihr helfen, sich damit abzufinden. Wenn es vielleicht auch verschwenderisch erscheint, so könnten doch ein neuer Kaftan oder ein Umhang oder Ohrringe oder irgend etwas anderes, was sie sich bisher nicht

[3] Bailliere Tindall 1977. Deutsche Ausgabe in Vorbereitung: Kösel.

geleistet hat, ihre Stimmung wieder heben. Es ist wichtig, auszugehen und sich ein wenig Unterhaltung und Erholung zu gönnen, und wenn die Mutter neben der nötigen Ruhe noch etwas hat, womit sie sich beschäftigen kann und was ihr das Heute und Morgen interessant macht, so werden sich ihre Gedanken nicht nur auf ihre Schwangerschaft und auf das Gewicht in ihr richten. Nach meiner Erfahrung ist diese der Geburt vorausgehende Depression ein vorhersehbarer psychischer Zustand, und er ist bei Frauen, die sich intensiv auf die Geburt vorbereitet haben, weit üblicher als die Depression, die sich etwa nach dem dritten Tag nach der Entbindung einstellt und von der man so viel hört.

In dieser Zeit kann sich eine Frau matt und müde fühlen und sich danach sehnen, daß das Baby endlich kommt, selbst wenn sie die früheren Monate mit Leichtigkeit hinter sich gebracht hat. Für eine Frau, die immer aktiv war, kann es sehr irritierend sein, sich durch ihren Körper behindert und belastet zu fühlen. Manche Frauen machen sich Vorwürfe deswegen und meinen, sie würden gegen ihren Körper kämpfen. Für die Mutter, die die letzten sechs Wochen der Schwangerschaft erreicht hat, ist es wichtig, daß sie sich auf einen neuen, langsameren Rhythmus einstellt, sich mehr Ruhe gönnt und sich in Einklang mit ihrem Körper befindet. Wenn sie das nicht tut, riskiert sie, jene Art von Streß zu erzeugen, die mit erhöhtem Blutdruck und anderen Symptomen der Schwangerschaftsvergiftung einhergeht.

Der Wunsch, über die Stränge zu schlagen
Es wäre gut, mit der regelmäßigen Übung unserer Methode gleich nach dem dritten Schwangerschaftsmonat zu beginnen. Doch ist dieses Buch voller »sollte« und »wäre«, und eine Frau, die aus der Vorbereitung auf die Geburt keinen Fetisch macht, wird unweigerlich einmal den Wunsch haben, gegen die selbst auferlegte Disziplin zu rebellieren und bei nächster Gelegenheit über die Stränge zu schlagen, sich frei und undiszipliniert zu fühlen, zu vergessen, daß sie schwanger ist, zu essen und zu

trinken, was sie will und ihre Übungen links liegen zu lassen. Das ist ein völlig gesundes und anerkennenswertes Verhalten. Um also gelegentlich einmal eine Woche lang die Vorbereitung vernachlässigen zu können, ist es wichtig, früh anzufangen. Man kann dann auf gemächliche Weise vorangehen, ohne von Zeitmangel und der Notwendigkeit getrieben zu sein, noch schnell alle Unterweisungen zusammenzubekommen, bevor einen die Geburt unerwartet überfällt.

Die Angst, daß das Baby mißgestaltet oder tot sein könnte

Irgendwann um den fünften Schwangerschaftsmonat herum, wenn das Kind sich zu bewegen beginnt und für die Mutter zu einer Realität wird, fängt sie vielleicht an, darüber nachzugrübeln, ob ihr Kind möglicherweise mißgestaltet sein könnte. Vor allem, wenn sie zu Beginn der Schwangerschaft irgendwelche Medikamente genommen hat, deren Auswirkungen sie nicht kennt, erinnert sie sich vielleicht an die Contergan-Babys. Diese Angst kann entweder bewußt wahrgenommen werden, oder sie kann sich auch im unbewußten Leben des Traums darstellen und nur spärlich ins volle Bewußtsein treten. Das ist eine sehr reale Bedrohung. Was ist, wenn dieses Ding, das ich in meinem eigenen Körper hege und pflege, um das mein ganzes Leben jetzt kreist, dessen Herz tief in mir emsig schlägt – was ist, wenn dieses Kind sich als scheußlich mißgestaltete Kreatur erweisen sollte, als ein untermenschliches Wesen, ein Monstrum, das zu lieben ich fähig sein sollte, aber vor dessen Anblick mir grauen würde?

Es hat keinen Sinn, sich zu zwingen, nicht über solche Dinge zu sinnieren, denn je mehr man solche Vorstellungen aus seinem bewußten Geist verdrängt, desto heftiger bemächtigen sie sich der Welt der Träume. Jede unkluge Bemerkung seitens der Hebamme oder des Arztes ist ein Hinweis auf die Möglichkeit, daß so etwas geschieht, und bestärkt die Mutter in ihren Ängsten. »Das Baby ist sehr klein, wissen Sie . . .« »Bewegt es sich viel? . . .« Es genügt nicht zu erklären, daß nur drei von tausend Babys mit geistigen Störungen geboren werden, oder andere statistische Beweise zu liefern, um die Ängste der Frau zu widerlegen. Wenn neunhundertsiebenundneunzig Babys normal sind, wie schrecklich wäre es dann für ihr Baby, nicht normal zu sein.

Diese Art von Angst hat mit der Kristallisation tiefsitzender Schuldgefühle zu tun. Die junge Frau möchte sich selbst bestrafen, ihre Schuld durch Sühne tilgen – indem sie diese Ungeheuerlichkeit, diese lebendige Verkörperung ihres eigenen Bösen aus ihrem Körper entläßt. Dieses persönlichste, intimste Opfer an das Leben aus dem Innersten des eigenen Körpers heraus, aus seiner verhüllenden Dunkelheit und Heimlichkeit – dieses Opfer ist beschmutzt und krank. Wenn das einmal ins Bewußtsein gehoben – und akzeptiert – werden kann, ist die Hälfte des Schreckens schon beseitigt. Das ist keine persönliche, individuelle Angst. Vielen schwangeren Frauen geht es so, auch wenn einige wenige darüber lachen. Hat man erst einmal erkannt, daß man mit dieser Erfahrung nicht allein ist, entrinnt man der einsamen, in sich selbst kreisenden Qual, die sie mit sich bringt. Man ist dann nicht mehr sich selbst und den eigenen düsteren Grübeleien überlassen.

Fast jede werdende Mutter hat sich schon manchmal gefragt – vielleicht mitten in der Nacht, wenn sie am einsamsten ist – wie sie reagieren würde, wenn ihr Baby tot zur Welt käme, und ob sie damit fertigwerden könnte. Für manche schwangere Frau ist es eine bohrende Angst, hinter der sich die Drohung der Strafe für negative Gefühle verbirgt, die sie gegenüber dem Baby und dem Umstand, daß sie Mutter wird, gehabt hat. Vielleicht wurde das Baby gezeugt, bevor es wirklich erwünscht war, und die Frau dachte an einen Schwangerschaftsabbruch, und jetzt fühlt sie sich schuldig, daß sie das überhaupt erwogen hat. Vielleicht war sie früher schon einmal schwanger, und diese Schwangerschaft wurde unterbrochen, sei es auch mit guten Gründen, so wirft die Abtreibung doch jetzt ihren Schatten auf die gegenwärtige Schwangerschaft.

Es gibt wohl nur wenige Frauen, die nicht gelegentlich den

Gedanken hatten, daß die Schwangerschaft eine Plage sei, oder die sich nicht Sorgen machten bei der Vorstellung, daß sie mit einem Baby und der drastischen Veränderung ihres Lebensstils, die durch seine Ankunft nötig würde, zurechtkommen sollte. Die Frauen bestrafen sich selbst für Gefühle der Ablehnung mit Phantasien, daß das Kind tot geboren würde oder daß es körperlich oder geistig behindert sei. Das kann daher kommen, daß wir unrealistische Vorstellungen von den »mütterlichen Instinkten« haben. Wir setzen voraus, daß wir nur liebende, beglückte Gedanken an Babys und Mutterschaft hätten, aber in Wirklichkeit sind in uns ebenso viele widersprüchliche Emotionen gegenüber der Schwangerschaft und dem Baby wie gegenüber jeder anderen Situation, die Lebenserfahrung erfordert und die in uns Streß erzeugt und uns in neue Denk- und Verhaltensmuster hineinzwingt.

Es kommt hin und wieder vor, daß ältere Leute, insbesondere Mütter und Schwiegermütter, davon ausgehen, daß ein Baby sich ankündigen und die Ehe schon in die »richtigen Bahnen« lenken wird, und daß das junge Paar dann ein »geregeltes Leben« führen wird. »June bekommt ein Baby«, sagt die zukünftige Großmutter stolz, als wäre »jetzt alles in Ordnung . . .«. »Sie wird wie ich, und ich verstehe alle ihre Gefühle und all das, was sie durchmacht, weil wir Frauen sind.« Und manchmal möchte die werdende Mutter schreien: »Es ist kein bißchen so! Ich wünsche mir dieses Kind, ja, aber nicht, wenn das heißt, daß Jo und ich nicht mehr in der Lage sein werden, noch dasselbe füreinander zu empfinden. Und ich habe nicht die Absicht, zuzulassen, daß es unser Leben ändert. Und ich denke nie und nimmermehr daran, so wie du zu werden!« Und wenn sie dann quälende Gedanken hat, daß das Baby tot sein könnte, so ist das ein Widerstand der werdenden Mutter gegen das Bild, das ihre Mutter von ihr hat, und sie nimmt das Baby gewissermaßen der Großmutter weg. Ihre Angst, daß es tot oder behindert geboren werden könnte, ist ein Nebeneffekt der aufrührerischen Beziehung zu der älteren Frau. Die Drohung eines toten oder unvollständigen Babys wird unbewußt als eine

Möglichkeit benützt, zurückzuschlagen, aber sie bringt mehr Leiden für die schwangere Frau selbst mit sich.

Die erste Frage vieler Mütter, die sich mit dieser Angst getragen hatten und vielleicht nicht mit ihr fertig wurden oder sie nicht verstanden, lautet beim Eintritt ihres Babys in die Welt: »Ist es in Ordnung?« In diesem Augenblick sind sie entlarvt. Sie sind sich des Babys als einer Person noch gar nicht bewußt – sondern nur als ihres eigenen Opfers, das sich aus der Dunkelheit herauswindet – »Ist es in Ordnung?« Sie müssen das Baby sofort sehen, um selbst die Wahrheit zu erfahren, müssen es halten und seine Vollständigkeit und Ganzheit betrachten. Kein Wunder, daß sie zugleich lachen und weinen. Sofern die Mißbildung bei einem Baby nicht sehr stark ausgeprägt ist, sollte die Mutter es immer sofort sehen.

Der ausgezogene Kopf eines Babys, das in der hinteren Hinterhauptslage, mit dem Gesicht zum Schambein geboren wurde, was einen vorübergehend sehr langen Kopf zur Folge hat, oder die besondere Kopfform eines Babys, das mit dem Gesicht zuerst kam, Druckstellen (kleine Blutergüsse, die sich oft an den Augenlidern oder zwischen den Augen des Babys befinden), Eindrücke der Zange, Hämatome, eine zeitweilige Schwellung wie eine große Pustel am Kopf des Babys – die Folge des Drucks auf das zarte Gewebe, der sich aber nicht im geringsten auf das Gehirn des Babys auswirkt – all das kann (und sollte) vom Arzt und der Hebamme erklärt werden.

Ein Paar erzählte mir, wie sie bei der Geburt ihres Babys noch vor der Hebamme erkannten, daß ihr Kind eine Hasenscharte hatte, und die Mutter sagte, als sie die Hand ausstreckte und das Kind zu sich herdrehte: »Oh, unser Baby hat eine Hasenscharte.« Sie hatten das Gefühl, daß sie fähig waren, das zu akzeptieren, weil es ganz offensichtlich *ihr* Baby war; man mußte sie nicht erst mit ihm und seinen körperlichen Unzulänglichkeiten bekannt machen; es gehörte zu ihnen, und sie gehörten zu ihm.

Eine mit mir befreundete Hebamme hat ein Photoalbum mit Bildern von Babys vor und nach chirurgischen Korrekturen an gespaltenen Gaumen und Hasenscharten, und sobald eine Diskussion darüber in Gang kommt, was getan werden könnte, zeigt sie dieses Album den Eltern und ist bereit, sie mit Eltern anderer Babys zusammenzubringen, die diese Behinderung auch hatten.

Wenn eine Mutter ihr Baby nicht sofort sieht und man ihr nicht erlaubt, es zu berühren und zu begutachten, wird sie sich möglicherweise viel schlimmere Dinge vorstellen als die Behinderung, die tatsächlich vorliegt. In dem Zeitraum zwischen der Geburt des Babys und dem Augenblick, in dem sie es sehen darf, kann sich in ihr so viel Gewißheit ansammeln, mit dem Kind sei etwas nicht in Ordnung, daß es danach überaus schwierig sein kann, sie zu beruhigen, selbst wenn das Kind friedlich nuckelnd in ihrem Arm liegt und in jeder Hinsicht ein normales, gesundes Baby ist.

Einige andere Schwangerschaftsprobleme

Ich habe festgestellt, daß Frauen, die an chronischer Verstopfung leiden, meist an ihrer Fähigkeit zweifeln, spontan gebären zu können (sie glauben ganz einfach nicht an das reibungslose Funktionieren ihres Körpers). Häufig, aber keineswegs immer, ist dies mit sexuellen Schwierigkeiten verbunden. Sie müssen lernen, sich einem natürlichen und *inneren* Rhythmus anzupassen, sei es derjenige der Entleerung, des Orgasmus oder der Geburtswehen. Die an Verstopfung leidende Frau braucht Hilfe, nicht nur, weil die Belastung in der Schwangerschaft und in der nachgeburtlichen Zeit schlecht für sie ist, sondern weil ein grundlegendes Mißtrauen gegenüber ihren physiologischen Abläufen eine Bedrohung ihres Gleichgewichts beim Gebären sein kann.

Ob die Verstopfung eine psychologische Ursache hat oder nicht – und es gibt offensichtlich alle möglichen psychologischen und ernährungsmäßigen Gründe, weshalb eine Frau an Verstopfung leiden kann – so kann doch jedenfalls die Tatsache, daß sie ihr Vertrauen in die Fähigkeit ihres Körpers, glatt und mühelos zu arbeiten, verloren hat, leicht dazu führen, daß sie seiner Eignung zum Gebären mißtraut.

Abgesehen von Ernährungsumstellung gibt es drei Hilfsmittel für ein reibungsloses Funktionieren des Darms. Erstens wird das Entwickeln von Körperbewußtsein, das mit dem Üben der progressiven und differenzierenden Entspannung entsteht, ihr helfen, sorgfältiger und genauer beobachten zu lernen, wie ihr Körper bei der Entleerung arbeitet. Zweitens wird ihr die Fähigkeit, die Muskeln des Beckenbodens willentlich anzuspannen und zu entspannen – was sie durch die Beckenboden-Übungen lernt – die Möglichkeit geben, den Hebemuskel *(Levator ani)* während der Entleerung locker zu lassen. Drittens werden ihr die Übungen beim sanften, glatten Hinunterpressen mit rundem Rücken und angezogenen Knien für die Austreibungsphase helfen, eine gute Haltung zur Entleerung einzunehmen und von oben nach unten zu schieben, anstatt dem natürlichen Prozeß Widerstand entgegenzusetzen, indem sie von unten nach oben drückt und unnatürliche Kraft aufwendet, um den Stuhl loszuwerden. Sie sollte bei der Entleerung das unverkrampfte Drücken nach unten üben und wird dann feststellen, daß es im Rhythmus der Darmtätigkeit einen richtigen und einen falschen Augenblick gibt, um zu pressen; wenn sie nach und nach lernt, den richtigen Augenblick dafür zu erspüren, so ist das nicht nur eine wertvolle Vorbereitung auf die Geburt, sondern baut auch ihr Vertrauen zu ihrem Körper wieder auf.

Verstopfung ist nur eines von vielen Beispielen. Ein verwandtes Problem ist das der Frau, die das zwanghafte Bedürfnis hat, alles, was in sie hineingelangt ist, wieder loszuwerden (Kind, Stuhlgang oder Penis); es kann seinen Ausdruck in der Form von wiederholtem und langandauerndem zyklischen Schwangerschaftserbrechen *(Hyperemesis gravidarum)* finden, das in schweren Fällen die ganze Schwangerschaft über andauern und die Frau sehr krank machen kann, oder in spontanem Abgang mit psychologischer Ursache, oder auch in übermäßig heftigen und nicht vom Gefühl geleiteten Anstrengungen, den Fötus in der Austreibungsphase der Geburt auszustoßen. Eine Betonung der Notwendigkeit, das Kind schnell herauszupressen und den besten Gebrauch von den eigenen Kräften zu machen, kann in solchen Fällen dieses zwanghafte Bemühen einer Frau beim Gebären noch verstärken und positiv bestätigen. Dadurch werden nicht nur der Streß und die der Austreibungsphase erhöht, sondern die Erfahrung der Geburt selbst kann auf diese Weise dem Erlebnismuster psychischer Gestörtheit eingefügt werden.

Die Frau, die Schwierigkeiten hatte, schwanger zu werden

Es ergeben sich auch besondere Probleme für die Frau, die lange versucht hat, ein Baby zu bekommen, die in Spezialkliniken zur Behandlung von Sterilität war und durch die Mühle all der Tests und Untersuchungen gegangen ist, und für die der Geschlechtsverkehr eher zum Mittel geworden ist, um ein Kind zu empfangen, als etwas, das als Erlebnis an sich lustvoll ist. Wenn sich dieser Zustand über eine längere Zeitdauer hinzieht, kann sich ein Mann gedemütigt und ungeliebt fühlen, und dies wiederum muß sich auf die Qualität der Ehe auswirken. Manchmal benützt eine Frau ihren Mann eher wie eine Bienenkönigin die Drohne – lediglich zur Befruchtung. Vielleicht fleht sie ihn an, mit ihr zu schlafen, obwohl er müde ist – nicht, weil sie Verlangen nach ihm hat, sondern weil ihre Temperaturkurve darauf hinweist, daß es ungefähr die Zeit des Eisprungs sein müsse. Sobald ihre erste Periode ausbleibt, will sie nichts mehr mit ihm zu tun haben, eifrig darauf bedacht, das werdende Leben in sich zu schützen. Es ist verständlich, daß der Mann das übelnimmt und das Gefühl hat, wie ein Zuchtbulle benützt worden zu sein.

Zudem wird die Frau selbst wahrscheinlich wenig Vertrauen zu ihrer Fähigkeit haben, ein Kind zu bekommen, und von Ängsten gequält sein, daß das Baby nicht normal sein oder daß sie es während der Schwangerschaft verlieren könnte. Sie kann auch sehr abhängig vom Krankenhauspersonal werden, denn wenn sie das Gefühl hat, daß sie Hilfe brauchte, um das Kind zu empfangen, um wieviel mehr wird sie Hilfe brauchen, um es zu gebären. Frauen, die dieser Belastung ausgesetzt sind, haben einen großen Vorteil, wenn sie einen Kurs besuchen, in dem sie mit anderen werdenden Müttern reden und Erfahrungen austauschen können. Statt gar keinen Geschlechtsverkehr zu haben, falls das eine Gefahr für die Schwangerschaft darstellt, sollte sie dazu ermutigt werden, denn ich bin der Ansicht, daß diese Frauen sich besser entspannen, wenn man das Lieben ausgesprochen befürwortet, ausgenommen in den ersten Monaten zu der Zeit, in der üblicherweise ihre Periode fällig wäre. Da es oft gerade ihre eigene Spannung ist, die das größte Risiko für die Schwangerschaft darstellt, kann Entspannung nur gut sein. Man kann sehr wohl eine Parallele ziehen zwischen der tiefen psychophysischen Befreiung nach dem Orgasmus und der vollkommenen Entspannung des Geistes und des Körpers, die bei der Geburt notwendig ist.

Die Eifersucht des Ehemannes auf das ungeborene Kind

Manche Frauen sind so sehr mit ihrer Schwangerschaft beschäftigt, und ihr Geist ist so sehr auf ihren Nabel gerichtet, daß ihre Männer anfangen, sich alleingelassen und ungeliebt zu fühlen. Selbst eine Frau, die glaubt, daß sie alles Denkbare tut, um ihrem Mann deutlich zu machen, daß sie ihn noch immer liebt, kann feststellen, daß er ihr die Schwangerschaft übelnimmt und sich in derselben Weise ungeliebt fühlt, wie es vielleicht früher der Fall war, als seine Mutter ihm einen kleinen Bruder oder eine kleine Schwester präsentierte. Er fühlt sich in ähnlicher Weise ausgestoßen und ist heimlich auf das Baby eifersüchtig.

Wenn das geschieht, sollte eine Frau sich klarmachen, daß damit wahrscheinlich nicht ihre Fähigkeiten als Ehefrau gemeint sind. Er gibt lediglich der Spannung, Frustration und Einsamkeit Ausdruck, die er als Kind der jüngeren Geschwister wegen empfand. Sie sollte sich besonders bemühen, ihm ihre Liebe und Zuneigung offen zu zeigen. Er möchte das Gefühl haben, gebraucht zu werden, und bei den Vorbereitungen für das Baby sollte er miteinbezogen werden.

Freud, der noch in eine patriarchalische Gesellschaftsordnung, die heute überlebt ist, eingebettet war, beschrieb eine Kultur, in der die Frauen die Männer um alles beneideten, was diese besaßen; die Kristallisation dieser Eifersucht ist der Penisneid. Die Männer dagegen beneideten die Frauen ganz und gar nicht, da diese ja auf jeden Fall niedrigere Wesen waren. Ian Suttie vermutet jedoch, daß die Männer sehr wohl die Frauen um ihre Fähigkeit, Kinder zu bekommen, beneideten und nahm an, daß die Gepflogenheit des »Männerkindbetts«, der Convade, die in vielen primitiven Gesellschaften üblich ist – wobei man den Ehemann so behandelt, als würde er und nicht die Frau das Kind bekommen und er an ihrer Stelle die Wehen durchlebt – »ein Ausdruck des unbewußten Wunsches seitens des Mannes war, am Hervorbringen des Kindes beteiligt zu sein«.[4] Diese Eifersucht, die sich vom vorigen Typus darin unterscheidet, daß sich die Eifersucht nicht auf das neue Baby, sondern auf die Fähigkeit der Frau, ein Kind zu bekommen, bezieht, nennt Suttie die »Zeus-Eifersucht«, da Zeus seine schwangere Frau verschlang, um das Kind selbst zu gebären.

Mir scheint es, daß es verschiedene Beispiele dieser Eifersucht gibt, die wir während der Schwangerschaft der Frau feststellen können. Manche Männer sind sich ihrer durchaus bewußt. Wenn die Frau immer mehr von ihrer Schwangerschaft, von

[4] Ian Suttie, *Origins of Love and Hate,* Kegan Paul 1935.

den faszinierenden Bewegungen des Kindes in ihr und von den Träumen, wie das Kind sein wird, in Anspruch genommen wird, kann sich der Ehemann, wie wir gesehen haben, mehr und mehr ausgeschlossen fühlen. Eine Erfahrung, die für das Leben seiner Frau ganz offensichtlich von vitaler und fundamentaler Wichtigkeit ist, ist ihm verwehrt. Die Frau, die ihres Mannes Isolation nicht erkennt, interpretiert vielleicht seine Fragen und seine Besorgnis um sie, mit denen er seinem Wunsch Ausdruck gibt, an ihrer Welt teilzuhaben, als unnötiges Aufhebens und macht sich möglicherweise über seine Unruhe und übertriebene Fürsorge lustig. Oder er zieht sich in die Welt des Mannes zurück, besteht aggressiv auf seiner maskulinen Rolle und tut so, als habe er an dem Zustand seiner Frau oder an ihren Hoffnungen und Wünschen hinsichtlich der Entbindung keinerlei Interesse. Dann fühlt sie sich sehr bald zutiefst verletzt.

Es ist bezeichnend, daß bei Paaren, die sich gemeinsam auf die Geburt vorbereiten und die Erfahrung der Geburt miteinander teilen wollen, weit weniger mit diesem Gefühl des Getrenntseins während der Schwangerschaft zu rechnen ist, und der Mann neigt weniger dazu, sich allein und im Stich gelassen zu fühlen. Er erlebt, daß das Kind ebenso sein Kind ist wie das seiner Frau, und daß er ebenfalls geholfen hat, es zu machen, nicht nur in dem Sinne, daß er Samen ausgestreut und das Wachstum des Fötus in einem winzigen Augenblick in Gang gebracht hat, sondern vielmehr, daß er in einem viel tieferen Sinn der Erzeuger des Kindes ist. Er nimmt die volle Verantwortung der Vaterschaft auf sich und wird mit einem Gefühl der Erfüllung belohnt; es ist tatsächlich so, daß manche Ehemänner es sich kaum vorstellen können, wie ihre Frauen eine erfolgreiche Schwangerschaft und Geburt ohne sie haben könnten, ebenso, wie manche Frauen den Gedanken, die Geburt ohne ihren Mann zu erleben, für eine sehr unerfreuliche Aussicht halten, die sie, wenn sie die Wahl hätten, nicht freiwillig akzeptieren würden.

Sexualität in der Schwangerschaft

»Sollen wir miteinander schlafen oder nicht?« ... »Ich habe überhaupt keinen Spaß mehr daran; wird das immer so sein?« ... »Er sagt, ich liebe ihn nicht, sonst würde ich mit ihm schlafen wollen, wenn er es will« ... »Der Arzt sagt, kein Geschlechtsverkehr, wenn wir dieses Kind nicht verlieren wollen. Er kennt Bill nicht! Wir gehen einander bereits auf die Nerven, und wir haben noch fünf Monate vor uns.« »Wegen meiner Schwangerschaft muß er enthaltsam sein. Letzte Nacht versuchte ich ihn dazu zu bringen, mit mir zu schlafen. Er wurde erregt und kam rein, und das Baby bewegte sich, und er sagte: ›Oh, da drin ist's lebendig!‹ Und da konnte er nicht mehr.«

Das sind einige der Probleme, über die sich Frauen in der Schwangerschaft möglicherweise Gedanken machen müssen – und nicht ohne Grund, denn in den Kursen, in denen Sie auf die Geburt vorbereitet werden, wird kaum darüber diskutiert, wie man die Liebe genießt, wenn ein Baby unterwegs ist; man zeigt Ihnen lediglich, wie ein Baby gebadet wird oder wie Sie bei der Geburt atmen sollen. Sexualität ist in diesem Zusammenhang noch immer ein tabuisiertes Thema. Man kann das Gefühl bekommen, daß es irgendwie nicht schicklich ist, wenn man das tut, und daß ›Ihr beide ziemlich schlechte Eltern sein werdet, wenn Ihr sowas macht‹. Es ist in Ordnung, das Baby zu zeugen, aber danach müßt Ihr gesetzte Leute werden und eine Mama und ein Papa sein, die nur noch mütterliche und väterliche Gefühle für das Baby haben; sexuelle Leidenschaft wird als ein wenig gewagt, wenn nicht gar als gefährlich für das werdende Leben betrachtet. Aber eine Mutter und ein Vater sind auch ein Mann und eine Frau – und Liebende – und haben ein Recht auf ihre sexuelle Identität.

In anderen Gesellschaften

Der Bann, der während der Schwangerschaft auf dem Geschlechtsverkehr liegt – oder auch, bevor der Jäger auf eine große Jagd geht, oder wenn Krieger am nächsten Tag in den

Kampf ziehen – ist bei einigen (aber nicht allen) primitiven und bäuerlichen Völkern gebräuchlich. Sie glauben oft, daß durch solche Verbote ein vitaler Prozeß abgesichert wird, der auf sie zukommt, sei es die Geburt eines neuen Mitglieds ihrer Gemeinschaft, das Jagen und Töten von Tieren und Fischen zur Nahrung, oder der Sieg im Krieg.

Ein Gedanke hinter diesem Glauben ist der, daß vitale Kräfte bewahrt werden müssen. Wenn zum Beispiel ein Mann zum Vater wird – mit allem, was an Verantwortlichkeit und Kraft damit verbunden ist – darf er seine Substanz nicht in der Ejakulation vergeuden. Hierbei ist der Vater die zentrale Figur; er ist der Held des Dramas. Eine andere Vorstellung ist die, daß die Mutter, weil sie unrein oder andererseits vielleicht heilig ist, außerhalb des gewöhnlichen Lebens steht. So kann der Verkehr verboten sein, weil die werdende Mutter, der angehende Vater oder das Baby durch den Verkehr gefährdet sind. Viele Religionen in verschiedenen Teilen der Welt betrachten sowohl die schwangere als auch die menstruierende Frau als in irgendeiner Weise bedrohlich. In einigen afrikanischen Gesellschaften darf ein Mann eine Frau nicht einmal anschauen, wenn sie ihre Periode hat. Man nimmt an, daß Geschlechtsverkehr während der Menstruationsblutung entsetzliche Folgen haben müsse. Bei meinen eigenen Feldforschungen in Jamaica erfuhr ich, daß man glaubte, ein schwarz-weiß-gescheckte Kind sei die Folge. Diese Anschauungen sind auch in unserer eigenen Gesellschaft unterschwellig vorhanden, wo sich Vorstellungen von Reinheit teilweise auf die Hygiene beziehen mögen, aber oftmals nicht so ausschließlich, wie es den Anschein hat. Vorstellungen solcher Art sind magisch-religiösen Ursprungs.

Die schwangere Frau ist in einem Zustand des *Werdens* – in einem Übergangsstadium zwischen Sie-selbst-sein und Mutter-eines-Kindes-sein, wie ein sterbender Mensch sich auf der Brücke zwischen seinem Sein als Mitglied der Gesellschaft und seinem Sein als Mitglied der geistigen Welt befindet, oder ein junger Mensch, der Pubertätsriten unterzogen wird (etwa ein junges Mädchen, das gerade seine erste Periode hatte), im Übergangsstadium zwischen Kind und völlig erwachsenem Mitglied der Gesellschaft ist. Und natürlich befindet sich auch das Baby auf der Brücke des Werdens, und der werdende Vater ebenfalls.

Für Menschen auf dieser Brücke zwischen dem einen Stadium sozialer Identität und einem anderen gibt es Rituale, die das Verhalten regeln. Eines der wichtigsten ist das des *Meidens* – und ein offenkundiger Ausdruck davon während der Schwangerschaft ist der Bann auf dem Geschlechtsverkehr.

Wann man ihn vermeiden sollte

Es ist sinnvoll, diese Vorstellungen nicht zu ignorieren. Was geschieht, wenn eine Frau das Gefühl hat (sei es auch noch so irrational), daß sie nicht sollte – es aber tut – und dann kurz danach eine Fehlgeburt hat? Wird sie sich selbst jemals vergeben? Eine Frau kam zu mir und war völlig verzweifelt, weil sie ihr Baby mit etwa zwölf Wochen verloren hatte. Sie erinnerte sich, daß sie kurz, bevor es geschah, mit ihrem Mann geschlafen hatte, und sie fragte den Arzt, ob das der Grund habe sein können. Er nickte beiläufig und sagte: »Ja, ich nehme es an. Ich denke, er gab dem kleinen Kerl eins auf die Nase!« Es ist nicht nur so, daß dies überhaupt nicht möglich ist, sondern wenn die Frau – wie in diesem Fall – grundsätzlich verspannt und ängstlich ist, wird sie ihre Schwangerschaft mit größerer Wahrscheinlichkeit aufrechterhalten können, wenn sie den Liebesakt genießt und lernt, sich in den Armen ihres Mannes zu entspannen.

Aber da man leicht dazu neigt, sich schuldig zu fühlen, ist es wichtig, daß sich jede Frau die Freiheit zugesteht, ihrem eigenen Gefühl zu folgen, und sich nicht in ein Verhaltensmuster hineinzwängen läßt, nur weil die Bücher und die Experten es so diktieren. Wenn sie bereits eine Fehlgeburt gehabt hat, ist es zweckmäßig, den Verkehr in der Zeit zu vermeiden, in der *die ersten drei Perioden* fällig wären, denn in dieser Zeit ist die Wahrscheinlichkeit einer erneuten Fehlgeburt am größten.

Im allgemeinen ist der Penis nicht so lang, daß er beim Verkehr die Gebärmutter berührt; und wenn die Frau sexuell erregt ist, öffnen sich nicht nur die ziehharmonikaartigen Falten in der Vagina, um das männliche Glied aufzunehmen, sondern die Vagina wird auch länger. Wenn sie sehr erregt ist, wird sie zeltförmig. Auf diese Weise kann eine Frau mit einer kleinen Vagina leicht den erigierten Penis aufnehmen, vorausgesetzt, daß sie erregt wurde. Der Orgasmus der Frau und die Prostaglandine, die sich im Samen befinden (wenn der Mann ein Kondom benützt, kommt der Samen natürlich nicht mit dem Muttermund in Berührung) verursachen rhythmische Kontraktionen der Gebärmutter – im allgemeinen zwischen fünf und zehn – die sich manchmal noch fortsetzen, wenn das Paar den Liebesakt schon beendet hat. Die Tatsache, daß die Gebärmutter kontrahiert, ist nicht so aufregend, wie es klingen mag, da das bei der schwangeren Frau ein Teil des normalen Ablaufs ist. Wenn sie jedoch aus irgendeinem Grund reif zum Gebären ist, können echte Geburtswehen dadurch ausgelöst werden.

Wenn Sie also eine Fehlgeburt gehabt haben, sollten Sie während der ersten drei Monate jeweils in der Woche, in der die Periode fällig wäre, andere Möglichkeiten des Liebesspiels ausfindig machen. Das heißt nicht, daß Sie Ihre Liebe in keiner Weise zeigen können. Sie sollen nur ein bißchen erfinderisch sein.

Entspannen und Genießen

Wenn die Frau auf etwas verzichtet, was ihr Freude macht, mag ihr das ein Gefühl der Tugendhaftigkeit geben, doch die Disziplin, die sie dabei aufwendet, kann das Baby nicht festhalten. Es wäre viel wichtiger für sie, entspannt zu sein, glücklich und ungezwungen gegenüber dem Lieben und dem Leben. Das wird ihr helfen, sich auf ihre Schwangerschaft in jener gelassenen, zufriedenen und in sich selbst ruhenden Gemütsverfassung einzustellen, welche die beste emotionale Grundlage für die Mutterschaft zu sein scheint. Es ist wichtig, daß sie über Möglichkeiten verfügt, Spannungen aufzulösen, bevor sie sichtbar werden. Wenn sie herumläuft und ihre Schwangerschaft, ihr winziges Wunder von fötalem Leben wie eine kostbare Kristallvase über einen glatten Küchenboden trägt, wird sie sich mit Sicherheit verkrampfen – und das hilft ihr nicht dabei, das Baby bis zum Ende auszutragen. In diesem Fall liegt es beim Ehemann, sie zu einer entspannteren Haltung zu bewegen, und der spontane, zwanglose Liebesakt spielt eine natürliche Rolle dabei.

Es ist zum Beispiel besser, am Sonntag nach dem Mittagessen ins Bett zu gehen und am Nachmittag mit jener leidenschaftlichen Zärtlichkeit miteinander zu schlafen, die dann entsteht, wenn man einander in jedem Moment und ohne Zeitdruck lieben kann, anstatt sich zurückzuhalten, bis er (oder sie) es nicht mehr aushalten kann. Denn das kann bedeuten, daß man von frustrierter und aggressiver Sexualität erfaßt wird, die das Bett in einen Kampfplatz verwandelt. (Es ist ein äußerst angenehmer Kampf in Fällen, in denen man nicht schwanger ist, aber diese Art von Liebesspiel ist nicht gerade das beste für die ersten oder letzten drei Monate der Schwangerschaft.)

Es spielt also das spontane, zärtliche und sanfte Liebesspiel eine wesentliche Rolle, um einer Frau zur Entspannung zu verhelfen – und zum Wissen, was Befreiung von Spannung bedeutet. Frauen, die mit einem Geburtsvorbereitungskurs beginnen, fragen sich oft, wie sie sich entspannen sollen und meinen, es bedürfe dazu einer gymnastischen neuro-muskulären[5] Kontrolle – die zudem anders verläuft als irgendetwas ihnen bisher Bekanntes – die sie dann bei der Geburt anwenden müssen. Wenn eine Frau beim Gebären wirklich entspannt ist, hat dieser Vorgang viel Ähnlichkeit mit der völligen Auflösung der Spannung und der wunderbar angenehmen Wärme und dem Frieden nach einem glücklichen Liebesakt. Der Ausdruck, den ein Mann im Gesicht seiner Frau nach einem befriedigenden Orgasmus sieht, gleicht tatsächlich dem

[5] Willkürliche Muskelkontrolle über Nervenimpulse vom Gehirn.

im Gesicht einer Frau, die den Geburtsvorgang genießt
– glühende Haut, gerötete Wangen und strahlende Augen,
feuchtes, wirres Haar und tiefe Zufriedenheit. Koitus und
Gebären schaffen sich ihre eigene Freistätte jenseits der Sorgen
und Schrecken der Welt.

Wenn das Verlangen ausbleibt

Aber wie ist es, wenn sie jeden Gedanken an Geschlechtsverkehr ablehnt, wenn sie nicht erregbar ist oder, falls doch, nicht
in der Lage ist, zum Orgasmus zu kommen? In verschiedenen
Phasen der Schwangerschaft können Frauen zeitweilig in
Zustände relativer Frigidität kommen. Es ist wichtig, sich daran
zu erinnern, daß es viele Möglichkeiten gibt, Liebe zum
Ausdruck zu bringen und wenn Sie den Verkehr nicht
wünschen, sollten Sie andere Mittel und Wege finden, um
Ihrem Mann zu zeigen, wie sehr Sie ihn lieben. (Die Schwangerschaft ist die ideale Zeit, um neue sexuelle Variationen zu
erfinden; manche Paare haben besonders in dieser Zeit Spaß
an oralem Sex). Viele Männer fühlen sich aus der Schwangerschaft ihrer Frau ausgeschlossen. Manche sind, wie wir gesehen
haben, ein bißchen eifersüchtig auf das kommende Baby, das
sich in ihr Leben einmischt, oder auf die fruchtbaren Kräfte
ihrer Frauen und deren Fähigkeit, werdendes Leben in ihrem
Körper zu tragen. Die Freudsche Psychoanalyse hat zwar den
Penisneid stark betont, aber der Mann leidet nicht minder an
einem Mangel: er ist nicht fähig zu gebären. Viele Ehemänner
brauchen eine gewisse Absicherung – ein bereitwilliges Ohr für
ihre Probleme, Zuneigung, Trost, Lachen, Zärtlichkeit, Streicheln, leidenschaftliche Verführung – eine Kombination einiger oder aller dieser Arten von Zuwendung.

Wenn eine Frau mit ihren eigenen Schwierigkeiten beschäftigt
ist – die schrecklichen Erfahrungen bei den Untersuchungen in
der Klinik, ihre Müdigkeit oder innere Unklarheit, ihr Schwie-
germutterproblem – kann sie vielleicht nicht ohne weiteres die
Bedürfnisse ihres Mannes erkennen und sagt dann ungehalten:
»Aber *natürlich* liebe ich dich! Weshalb, denkst du, habe ich

mich den ganzen Tag im Haushalt abgerackert und mich dann durch den Supermarkt gequält und dann geschlagene drei Stunden mit deiner Mutter hinter mich gebracht...« oder ähnliches. Es ist nicht genug zu lieben; wir müssen auch lernen, wie man Liebe *zeigt*. Und das ist manchmal so schwierig, wie eine neue Sprache zu lernen, deren Grammatik noch nicht niedergeschrieben wurde.

Viele Männer empfinden die Veränderung der Körperform einer Frau und in diesem Körper die Gegenwart eines Lebens, das zu erschaffen sie mitgeholfen haben, als aufregend und schön, und der Liebesakt ist für sie in der Schwangerschaft zutiefst befriedigend. Obwohl eine Frau ihre Zweifel haben mag, ob sie noch attraktiv sein kann, wenn sie schwanger ist, braucht sie nur die Erregung ihres Geliebten zu fühlen, um zu erkennen, daß ihr Körper sexuell anziehend ist und daß die Veränderung in der Schwangerschaft auch eine erotische Qualität hat. Viele Frauen müssen in der Schwangerschaft lernen, ihrem eigenen Körper und ihrer geheimnisvollen Kraft echte Wertschätzung entgegenzubringen. Und wenn sie das tun, kann es weitreichende Auswirkungen auf ihre allgemeine Einstellung zu ihrem Körper und auf ihr Selbstvertrauen haben, mit dem sie an die Geburt herangehen.

In den ersten drei Monaten der Schwangerschaft hat die Frau eine gewaltige emotionale und psychologische Anpassungsleistung zu vollbringen. Sie wird eine andere Person, sowohl körperlich (sie kann sehr müde sein und an Übelkeit und Erbrechen leiden) als auch in ihrer Einstellung zu sich selbst und zu ihrem Körper. Vielleicht mag sie keinen Geschlechtsverkehr und empfindet Widerwillen dagegen. Ebenso ist auch manchmal das Gegenteil der Fall, und sie genießt das Liebesspiel mehr denn je und in allen möglichen Variationen, die sie und ihr Mann gemeinsam entdecken können.

In den letzten drei Monaten der Schwangerschaft kann sie des Gewichts ihrer Last überdrüssig werden; ihre Schlafzeiten sind kürzer, weil es in ihr wie mit Fußballstiefeln trommelt oder weil sie Sodbrennen hat, und sie wartet ungeduldig auf die Geburt.

(Jeder Tag, der über das erwartete Datum hinausgeht, ist für sie wie eine Woche, und wenn die Leute sagen: »Was! Du hast es noch nicht gekriegt?« so bricht sie vielleicht in Tränen aus. (Wenn das Baby spät dran ist, kann der Verkehr eine Möglichkeit sein, um die Geburt in Gang zu bringen – und eine wesentlich angenehmere Möglichkeit als ein Syntocinon-Tropf oder die Eröffnung der Fruchtblase.)

Die werdende Mutter hat vielleicht nicht die beste Beziehung zu sich selbst oder zu ihrem Körper – sie mag diese umfangreiche schwangere Frau nicht, in die sie sich verwandelt hat. Ein negatives Körperbild dieser Art kann den Orgasmus sehr erschweren. Sie ist unfähig, sich auf das Liebesspiel zu konzentrieren; sie genießt es bis zu einem gewissen Punkt und bricht es dann ab oder kann sich den wiederkehrenden, wachsenden Wellen des Verlangens nicht hingeben, die ihren Höhepunkt in körperlicher und emotionaler Befreiung finden. Wenn es so ist, sollte sie ihren Gefühlen offen Ausdruck verleihen. Ein Mann muß vielleicht lernen, daß der Orgasmus nicht unbedingt das ist, was sie sucht, und daß sie sich manchmal auch ohne ihn befriedigt fühlen kann. (Ebenso wie sie manchmal einen Orgasmus haben kann, ohne sich emotional befriedigt zu fühlen, etwas, das für einen Mann vielleicht nicht ganz leicht zu verstehen sein mag.) Sie sollte das in Worte fassen und erklären, daß sie sich zutiefst glücklich und zufrieden fühlt, auch ohne jedesmal einen Orgasmus zu haben – was die Bücher auch darüber sagen mögen. Weil die Handbücher für Sex-Techniken unterschiedslos die Wichtigkeit des Orgasmus für die Frau betonen, kann ein Mann es als Versagen seiner Männlichkeit empfinden, wenn er nicht in der Lage ist, sie zum Orgasmus zu bringen.

Manchmal verbringt sie die ganzen neun Monate damit, den Fötus vor ihrem Mann zu schützen, als würde er ihn bedrohen oder beschmutzen. Das kann mit dem Gefühl zusammenhängen, daß Sex schmutzig oder entwürdigend sei, oder daß sie um eines Kindes willen hungere, das sie sicher in sich verschlossen halten möchte, als ihr ausschließliches Eigentum, während sie

98

dem Ehemann den Zutritt sowohl zu ihrem Körper als auch zu ihrer Liebe verweigert. In beiden Fällen ist es ein Problem für die Ehe – und eines, das zeitlich nicht auf die Schwangerschaft beschränkt ist. Ein Paar, das mit Schwierigkeiten dieser Art zu kämpfen hat, braucht während der Schwangerschaft eine Eheberatung.

Die beste Stellung

Es ist unwahrscheinlich, daß eine Frau ihre ganze Schwangerschaft hindurch nicht irgendwann den Wunsch hat, ihre gewohnten Koitus-Stellungen zu variieren. Es kann unbequem werden, auf dem Rücken zu liegen, und wenn der Kopf des Babys tief sitzt, noch viel unbequemer, wenn man mit angezogenen Beinen auf dem Rücken liegt, da in dieser Stellung das tiefste Eindringen ermöglicht wird. Wenn die Frau beim flachen Liegen Verdauungsstörungen und Sodbrennen bekommt, wird sie es vorziehen, Kopf und Schultern mit Kissen zu stützen. Der erste Ratschlag für den Verkehr in der Schwangerschaft besteht darin, sich mehr Kissen zu besorgen – mehr als Sie zu brauchen meinen. (Sie werden sich später beim Stillen des Babys im Bett als sehr nützlich erweisen.)

Die Stellung, bei der der Mann auf der Frau liegt, ist für die Schwangerschaft ungeeignet, und sie sollte jegliches Gewicht auf ihrem Bauch und auf ihren Brüsten vermeiden, nicht, weil es dem Baby schaden könnte, sondern weil es unbequem ist. Ihre Brüste sind nicht nur überempfindlich – und besonders zugänglich für seine Berührung und orale Liebkosung (das ist der natürlichste und angenehmste Weg, die Brustwarzen auf das Stillen vorzubereiten) – sondern auch voll und weich.

Am besten ist es, seitlich zu liegen oder eine sitzende Haltung einzunehmen. Wenn das Baby sich ins Becken gesenkt hat und sein Kopf genau in die knöcherne Wiege paßt wie ein Ei in den Eierbecher, gibt das ein Gefühl, als sei es nahe daran, herauszufallen, und es scheint nicht mehr viel Platz zu lassen. Dann kann die Frau versuchen, mit dem Rücken zum Mann zu liegen, zu hocken oder zu knien, so daß er von hinten eindringen kann. Auf diese Weise bleibt die Gebärmutter, die fast im rechten Winkel zur Vagina liegt, frei von Druck, und sie kann nicht nur ihre Gesäßmuskeln einsetzen, um den Penis festzuhalten und so die Tiefe des Eindringens zu bestimmen, sondern sie kann auch durch das Anspannen dieser Muskeln ihrem Mann Genuß bereiten. So kann ein Paar, wenn es will, den Liebesakt bis zum Zeitpunkt der Geburt genießen.

Gegenseitige Anpassung

Die meisten Männer erkennen die Wichtigkeit der Klitoris-Stimulierung und wissen, daß sie nicht erwarten können, eine Frau ohne vorheriges Umwerben in Erregung zu versetzen. Aber es ist nicht nur die Klitoris, die auf Berührung reagiert; es ist auch wichtig, das Bedürfnis nach der Erregung des Mundes, der Brüste, der Steißbeingegend, der Schenkel und anderer erogener Zonen, die bei jedem Menschen verschieden sind, nicht zu vergessen.

Nicht alle Männer wissen, daß eine Überreizung der Klitoris möglich ist, und das kann lästig werden und zu Langeweile führen, und die Frau fragt sich dann vielleicht verzweifelt: »Oh, wird er denn gar nicht mehr damit aufhören?« Sobald die Klitoris fest und angeschwollen ist, ist es an der Zeit, sanft einzudringen. Bei fortgeschrittener Schwangerschaft kann es besser sein, wenn der Ehemann ejakuliert, *bevor* die Frau in die Phase der beschleunigten rhythmischen Bewegungen kommt, die den Orgasmus einleiten. Das mag als seltsamer Rat erscheinen, da die Bücher ja immer betonen, daß der Mann warten muß, aber sie kann vielleicht ihr Becken und die Beckenbodenmuskulatur nicht so frei bewegen, so lange der Penis noch erigiert und steif ist. Wenn sie auf diese Weise in ihren Bewegungen behindert ist, sind ihre Chancen, zum Orgasmus zu kommen, geringer. Darum ist es vielleicht das beste, wenn der Mann zuerst ejakuliert und seine Frau dann mit Zärtlichkeit zu ihrem Orgasmus bringt.

Die Schwangerschaft ist für Mann und Frau eine ideale Zeit, um sich auf eine Entdeckungsreise in das Mysterium des anderen Körpers und die Reaktionsweisen, die einem jeden Lust bringen, zu begeben. Das ungeborene Kind, weit davon entfernt, ein Eindringling in die Ehe zu sein, bietet dem Paar die Gelegenheit zu neuer Zärtlichkeit und Leidenschaft in ihrer Beziehung.

Mütter und Töchter: Ein Abschnitt, mit dem sich Mann und Frau gemeinsam beschäftigen sollten

Eine Frau, die allzusehr von ihrer Mutter abhängig ist, kann bei der Geburt und danach mit schwerwiegenden emotionalen Problemen belastet sein. Es gibt sogar einen eigenen Namen für sie, der von zwei Schweizer Psychologen, de Senarclens und Picot, erfunden wurde: »die infantile *Primipara*«.[6]
Das hat nichts mit dem chronologischen Alter zu tun – obwohl Mädchen in der Pubertät und Frauen, die ihr erstes Baby bekommen, gemeinsam in diese Kategorie fallen können. Es ist weit mehr eine Frage des Grades emotionaler Reife – inwieweit die Frau fähig ist, auf eigenen Beinen zu stehen, mit ihren Problemen selbst fertig zu werden und ihr eigenes Leben zu leben, ungeachtet, ob sie unter oder über zwanzig ist.
Eine Frau, die sich an ihre Mutter in infantiler Abhängigkeit anklammert – und in deren Ehe ihre Mutter dominiert und die mächtige Hauptfigur in einem emotionalen Dreieck spielt – kann die Geburt als eine völlig niederschmetternde Erfahrung empfinden. Wenn sie während der Schwangerschaft einen Geburtsvorbereitungskurs besucht, wird sie dazu neigen, sich an die Kursleiterin anzulehnen – so, wie sie das später bei ihrer Hebamme macht – und sie gibt sich mehr oder weniger hilflos und passiv, saugt alles auf wie ein Schwamm, übt pflichtschuldig die beschriebenen mechanischen Techniken, befolgt blind die Anweisungen und vertraut mehr auf die Kursleiterin als auf

[6] Siehe Sitzungsberichte vom 1. Congrès International de Médecine Psychosomatique et Maternité, July 1962 (Société Francaise de Médecine Psychosomatique, rue Chanez, Paris 16e).

den eigenen Körper. Viele Kursleiterinnen halten sie fälschlicherweise für eine unproblematische Schülerin, bei der die besten Voraussetzungen für eine unkomplizierte und glückliche Geburt gegeben sind. Aber in Wirklichkeit hängt alles von der Art der Unterstützung ab, die sie unmittelbar bei der Entbindung erhält; ist die Unterstützung gut, so ist das Resultat in der Art einer »Vorführung« oftmals ganz großartig. Aber da bleibt noch ein Problem – das sie früher oder später einholen wird –, das grundlegende Problem der zu großen Abhängigkeit von ihrer Mutter oder von anderen Frauen – zum Beispiel Geburtsvorbereiterinnen und Hebammen – die in das Mutterbild passen. Sie wird in die Mutterschaft völlig unvorbereitet auf die damit verbundene Verantwortung und Belastung hineingestoßen, ohne die nötige Entscheidungsfähigkeit, die zur Säuglingspflege gehört, und in der Stadt nicht gerüstet für die soziale Isolation der Mittelstandsmutter, die ans Haus und an die kleinen Kinder gebunden ist. Es ist kein Wunder, daß so manche junge Frau in dieser Lage in den ersten Jahren der Mutterschaft zusammenbricht und eine unzufriedene, emotional erschöpfte und unvermeidlich ichbezogene Hausfrau wird, unfähig, auf ihr Baby einzugehen und ständig dabei, wie rasend das Füttern des Kindes oder die Organisation des Haushalts zum Problem zu machen.

Die Schwangerschaft bringt, wie wir sahen, eine Veränderung in der sozialen Rolle mit sich, von der Braut zur Mutter und oft von der berufstätigen Frau zur Hausfrau, und normalerweise ein damit verbundenes befriedigendes neues Selbstbild. Das sind solche gewaltigen Veränderungen in der Identität, daß sich eine Frau manchmal zum erstenmal in ihrem Leben dem gegenübersieht, was sie ist und was sie sein möchte. Es ist tatsächlich eine bedeutsame Gelegenheit, um emotional zu reifen.

Die infantile Primipara jedoch kann sich selbst als nichts anderes denn als Tochter ihrer Eltern sehen. In der Schwangerschaft behütet sie das Kind *in utero* wie eine kleine Puppe. Wahrscheinlich bemerkt sie seine Bewegungen erst spät – nicht vor der zwanzigsten Woche – und wenn sie gegen Ende der Schwangerschaft heftig werden, kann sie das sehr beunruhigen. Von der Lebhaftigkeit und der Kraft des Kindes überrascht, kann sie diese Bewegungen als Zeichen der Aggression gegen sich auslegen. Aber oftmals genießt sie auch die Schwangerschaft und das Maß an Beachtung, die sie dadurch findet, und während das Baby noch in der Gebärmutter ist und nichts von ihr verlangt, befindet sie sich im emotionalen Gleichgewicht. Die wirklichen Probleme kommen hinterher.

Nach der Geburt neigt sie dazu, durch das Baby verwirrt zu sein, unfähig, »mütterlich« zu reagieren (das heißt, im Einklang mit dem kulturellen Vorstellungsmuster der Mütterlichkeit in unserer Gesellschaft) und hat das Gefühl, in allem zu versagen, was sie zu tun versucht. Sie bemüht sich verzweifelt, dem Baby in der gleichen Weise zu gefallen, wie sie ängstlich besorgt ist, ihrer Mutter zu gefallen, und wenn das Kind schreit und nicht aufhört zu schreien, so scheint es, als würde es *sie anschreien*.

Das ist der Anfang dessen, was man im allgemeinen als Wochenbettdepression oder als »leichte postnatale Depression« bezeichnet. Die Leute glauben oft, daß diese Depression nach der Geburt unvermeidlich sei; man nennt sie auch den »Heultag«, der angeblich am dritten oder vierten Tag einsetzt, an dem die Frau von Schwermütigkeit überfallen wird, aber sie dauert oft viel länger an. Dieser Umstand findet in klinischen Berichten keine Beachtung, weil es als eine viel zu allgemein verbreitete Angelegenheit betrachtet wird, als daß es wert ist, festgehalten zu werden. (Dabei ist diese Depression in einigen bäuerlichen Gesellschaften völlig unbekannt.) Nur wenn es nicht besser zu werden scheint, wenn man die junge Mutter immer wieder in Tränen aufgelöst über dem Spülbecken vorfindet, und wenn der Versuch ihres Mannes, ihre Verfassung mit dem ständig wiederholten Rat, sie möge »wieder zu sich kommen«, zu bessern, keinen Erfolg hat, wird der Hausarzt konsultiert. Es wird dann oft als Gleichgewichtsstörung im endokrinen System erklärt.

In gewisser Hinsicht ist natürlich keine Frau in unserer Gesellschaft auf die Verantwortung der Mutterschaft vorbereitet, wenn sie ihr erstes Baby bekommt. Kleine Mädchen erhalten wenig oder gar keine Vorbereitung auf die Mutterschaft, es sei denn durch das Puppenspielen. Und selbst ihre Puppen sind keine Babys mehr, sondern Teenager mit vorstehenden Brüsten und kunstvoll hochgekämmten Frisuren. Mädchen sind in unserer modernen zwei- oder drei-Kinder-Familie wenig an der Betreuung der kleinen Geschwister beteiligt, und es wird für selbstverständlich gehalten, daß die Babypflege auf die Mutter des Kindes beschränkt ist und auch größtenteils in privater Abgeschlossenheit stattfindet. Man kann selten eine Mutter sehen, die ihr Kind an der Brust stillt.

Es scheint unglaublich, daß manche Leute das Stillen für anstößig halten können, aber die Frauen sind manchmal dazu gezwungen, in die Damentoilette zu gehen, um den einfachen, natürlichen Akt des Stillens zu vollziehen. Eine Mutter, die mit dreißig ihr erstes Kind bekam, erzählte mir, daß sie nie eine Mutter ihr Baby hat stillen sehen außer einmal in Westafrika. Sie schrieb über eine Ausstellung von Photos mit stillenden Müttern, die ich für ihre Zeitung organisiert hatte, und sah dort zum erstenmal eine weiße Frau, die ihrem Baby unbekümmert die Brust gab. Als sie dann selbst ihr Baby bekommen hatte, sagte sie zu mir: »Bitte, ermutigen Sie überall, wo es möglich ist, die Frauen zum Stillen und dazu, keine Angst davor zu haben, daß die Leute das sehen. Es wäre ein großer Dienst an allen zukünftigen Müttern.« Aber nicht alle Mütter haben den Mut oder das Vertrauen, um so beherzt öffentlich zu stillen. Die Mädchen verlassen immer noch die Schule – selbst nach Säuglingspflegekursen – ohne je eine Mutter beim Stillen gesehen zu haben und ohne jegliches Wissen hierüber; und die Jungen sind noch unwissender, was das Stillen betrifft – jene zentrale Funktion der Mutterschaft, ohne die die menschliche Rasse nicht hätte überleben können.

Die Frauen in unserer Gesellschaft sind weitgehend von der Säuglingspflege ausgeschlossen, solange sie selber keine Kinder haben. (Und Lektionen, wie man eine unbewegliche Gummipuppe badet, helfen nicht viel, um einen auf die nervenzerreißende Erfahrung vorzubereiten, das eigene zappelnde, schlüpfrige Baby zu baden.) Aber viele Frauen passen sich schnell an. Die infantile Primipara steht einer größeren Schwierigkeit gegenüber, und sie kann diese Verwandlung zur Mutterschaft nicht vollziehen. Das Puppenbaby *in utero* ist etwas ganz anderes als das wirkliche Kind, das in seiner Wiege schreit. In ihrem Körper wurde es automatisch versorgt und ernährt, aber jetzt muß sie etwas dazu tun, um es am Leben zu erhalten. Obwohl Mütterkurse helfen können, beheben sie doch weder ihre grundlegende emotionale Abhängigkeit noch ihre Unfähigkeit, sich in die Rolle einer Mutter hineinzufühlen. Ihre eigene Mutter ist oft bereit, bei der Pflege des neuen Babys einzugreifen und mit Rat und Tat zur Seite zu stehen, und so verstärkt sie den Glauben ihrer Tochter an die eigene Unfähigkeit, für ihr Kind zu sorgen. Wenn das Baby schreit, ist sie von seinen Signalen des Unbehagens alarmiert, aber sie ist nicht fähig, konstruktiv oder sinnvoll zu handeln. Sie kann sich nicht mir ihrer Mutter identifizieren und so das Kind füttern und besänftigen, sondern sie benimmt sich so, als sei *sie selbst* das Baby und brauche Pflege und Liebe. Und ihr Selbstmitleid kann sich für jene, die ihr am meisten helfen wollen, leicht als ärgerlich und als eine Plage erweisen.

Oft ist es der Ehemann, der ihr in dieser Situation am besten helfen kann, und vorteilhaft ist es, wenn er schon in der Schwangerschaft damit beginnt, indem er seine Frau langsam von ihrer Mutter entwöhnt und indem er ihr zeigt, wie sehr er sie liebt und bewundert in ihrer wachsenden neuen emotionalen Reife. Er hat keine sehr beneidenswerte Rolle, da er schützend zwischen seiner Frau und ihrer nächsten Familie steht, und oft bedeutet das, daß er sie beim Wagnis der Unabhängigkeit und des Sichbehauptens unterstützen muß, das sie gegen den Rat ihrer Mutter eingeht – wobei sie manches anders macht, nicht (um den Tatsachen gerecht zu werden) weil es notwendigerweise besser ist, sondern weil es von entscheidender Wichtigkeit ist, daß sie die Fähigkeit zu eigenen Entscheidungen entwickelt, daß sie anfängt, sich wie eine Erwachsene zu verhalten und sich selbst in ihrer neuen Rolle als Mutter bejaht.

Hierbei können Ermutigung und Lob wirksamer sein als beißende Kritik. Vielleicht sollte man hinzufügen, daß der Ehemann, der beschließt, daß Schwangerschaft und Geburt überhaupt nichts mit ihm zu tun haben und eine Sache weiblicher Geheimnisse sind, nicht erstaunt sein soll, wenn seine Frau unreif bleibt und mehr an ihren Eltern hängt als an ihm.

Wie eine Mutter ihrer Tochter während der Schwangerschaft helfen kann

Wenn eine Tochter zum erstenmal schwanger ist, kann es für die Mutter problematisch sein, abzuwägen, wieviel Rat sie geben soll und inwieweit sie versuchen soll, in das Leben ihrer Tochter einzugreifen. Sie kann über die Schwangerschaft ihrer Tochter sehr begeistert sein (und ist es im allgemeinen auch) und zugleich ist sie ein wenig besorgt um sie, ob sie auch damit fertig wird – mit der Schwangerschaft, mit der Geburt und mit dem neuen Baby, wenn es da ist.

Mütter wollen am Leben ihrer Töchter teilhaben und werden lebhaft an ihre eigene Zeit der jungen Ehe und an die Ankunft ihres eigenen ersten Babys erinnert. Viele Töchter wenden sich in dieser Zeit ihrer Mutter zu, vor allem, wenn sie bereits eine gute Beziehung zueinander haben. Aber werdende Großmütter sollten versuchen, sich nicht verletzt zu fühlen, wenn es nicht geschieht, denn das kann einfach bedeuten, daß die Tochter noch nicht die nötige Reife hat, um das schon tun zu können, aber daß es mit Sicherheit später der Fall sein wird.

Manche Töchter sind zum Beispiel in der Situation, ein Stadium pubertärer Rebellion durchlaufen zu müssen, ein vollkommen natürliches und fast unvermeidliches Entwicklungsstadium, das aber für alle Beteiligten unangenehm und kompliziert sein kann und von beiden Eltern eine ganze Menge Toleranz verlangt. Im allgemeinen denken wir, daß dieses Stadium zur Zeit der Eheschließung oder schon viel früher abgeschlossen sein müsse. Aber es gibt viele junge Frauen, die noch in dieser Haß-Liebe-Beziehung zu ihrer Mutter stehen, wenn sie schon ihre eigene Familie gründen. Das muß nicht unbedingt bedeuten, daß sie sich von ihrem Zuhause und von ihrer Mutter losgelöst haben. Manchmal ist eine Frau offensichtlich von ihrer Mutter abhängig – zu abhängig –; sie ruft sie jeden Tag an oder schreibt ihr fast täglich Briefe und fragt Mami wegen allem und jedem um Rat, und Mami ist üblicherweise wegen solch einer Tochter gar nicht beunruhigt. Sie sollte es natürlich sein, aber die »Gefühls-Übermütter«, die nie etwas dazu getan haben, um die emotionale Nabelschnur zu durchtrennen, lieben es, wenn ihre Töchter sich so benehmen und unterstützen noch ihre übermäßige Abhängigkeit. Solch eine junge Frau befindet sich in einer infantilen, vorpubertären Phase der Beziehung zu ihrer Mutter, und sie muß irgendwie lernen, erwachsen zu werden, bevor sie selbst eine Mutter sein kann.

Aber es gibt noch eine andere Art von Abhängigkeit, die nicht so beunruhigend ist, weil es eine wirklich pubertäre und nicht infantile Abhängigkeit ist, in der eine intensive Haß-Liebe-Beziehung herrscht – in der die Tochter den Eindruck macht, als würde sie sich nicht im geringsten um das kümmern, was ihre Mutter denkt, und in der sie sich absichtlich immer in Opposition begibt. Doch auch hier handelt es sich um eine Abhängigkeit von den Wertsystemen der Mutter, von dem, was die Mutter denkt, was die Mutter tut, und die Tochter ist sich dessen oftmals ganz bewußt und mißt mit Überlegung ihre eigenen Vorstellungen und Methoden an denen der Mutter und tut in allem das Gegenteil. Die Tochter ist auch in diesem Fall von ihrer Mutter abhängig, aber in anderer und – wenn es auch nicht so aussieht – vielleicht erwachsenerer Weise, wenngleich ich einsehe, daß es außerordentlich irritierend sein muß. Sie kann sehr überzeugt und selbstsicher wirken, muß das aber nicht unbedingt sein, und ebenso wie die andere Tochter – die sich übermäßig anklammert – braucht auch sie Lob und Anerkennung von ihrer Mutter, selbst wenn sie eine Situation schafft, in der es für die Großmutter schwierig ist, sie zu äußern. Eine Frau braucht ihre Mutter wirklich, wenn sie schwanger ist und ihr erstes Baby bekommt, aber nicht, um von ihr über die richtigen Methoden belehrt zu werden und über das, was sie zu tun hat, und auch nicht dazu, das Baby zu übernehmen, wenn es da ist, damit die Tochter sich gemütlich ausruhen kann, sondern damit sie der Tochter ihre Anerkennung für die neue Rolle der Mutter zu erkennen gibt. Grundsätzlich besteht die Aufgabe der Großmutter darin, wahrzunehmen, was sie loben kann, und ihrer Tochter die Bestätigung zu geben, die ihr helfen kann, ihr eigenes Bild von sich selbst als Mutter aufzubauen.

Viele Großmütter schaffen es nicht sonderlich gut, diese Haltung einzunehmen, teilweise weil die Methoden der Säuglingspflege und der Haushaltsführung und unsere Zielsetzungen bei diesen Tätigkeiten – und vielleicht auch die Partnerschaft zwischen Ehemann und Ehefrau – ganz anders geworden sind, als sie es vor zwanzig oder dreißig Jahren waren. Ihr Leben war als Ganzes – jedenfalls im Mittelstand – viel geordneter und festgelegter. Unsere Haushalte müssen für sie ganz schön chaotisch aussehen. Manche Großmütter regen sich auf, wenn zum Beispiel ihre Tochter das Baby dann füttert, wenn es schreit, und befürchten, daß sie sich selbst in den Rücken fällt und das später wird ausbaden müssen, oder wenn sie den Kleinen hochnimmt, um mit ihm zu schmusen, weil er so hinreißend aussieht; und sie denken an ihre jungen Jahre, als sie sich nicht zu rühren wagten, bis die Stunde des Fütterns schlug.

Aber das Problem reicht weiter. Oft hat die Großmutter mütterlicherseits das Verlangen, das Kind selbst zu nehmen und ihrer Tochter zu zeigen, wie alles gemacht wird, um sie zu beschützen und zu beaufsichtigen (so sieht sie es wahrscheinlich). Und gerade wenn die Tochter die Bestätigung braucht, daß ihr Baby völlig in Ordnung ist (und wie viele Mütter befürchten in der Schwangerschaft, wenn sie das Kind nicht sehen können, und selbst später, wenn es geboren ist, daß es in irgendeiner Hinsicht nicht in Ordnung sein könnte) – wenn also die junge Mutter diese Gefühle der Angst um das Kind durchmacht und befürchtet, daß sie irgendwie nicht imstande sei, aus ihrem Körper etwas ganz Vollkommenes hervorzubringen, gerade dann fragt die Großmutter besorgt: »Glaubst du nicht, daß deine Milch ziemlich blau und wäßrig aussieht?« oder: »Er ist doch nicht zu dick, was meinst du?« oder »Sollte sie nicht endlich einen Zahn bekommen?« All das wird mit der freundlichsten Absicht gesagt, aber es betont den großmütterlichen Mangel an Vertrauen in ihre Tochter als Mutter gerade dann, wenn diese ihre nachdrückliche Unterstützung und ihr Lob benötigt.

Das kann in der Schwangerschaft noch schwerwiegender sein, wenn die Großmutter vielleicht Vermutungen anstellt, daß das Verhalten ihrer Tochter das Leben des Babys in Gefahr bringen oder es irgendwie beeinträchtigen könne. Sie darf zum Beispiel nicht die Arme über den Kopf heben, sonst könnte sich die Nabelschnur um den Hals des Babys legen – ein bekanntes Märchen alter Frauen – und das hat dann die Wirkung, daß die Tochter noch mehr Schuldgefühle anhäuft.

Warum sollte sich eine schwangere Frau überhaupt schuldig fühlen? Warum geht sie auf die Schwangerschaft und Mutterschaft nicht frei und natürlich ein? Viele Frauen haben, vor allem, wenn sie zum erstenmal schwanger sind, ein Gefühl der Schuld, und zwar auch in bezug auf ihre eigene Mutter. In gewissem Sinne nehmen sie den Platz ihrer Mutter ein (in sexueller Hinsicht, da die Schwangerschaft das äußere und sichtbare Zeichen dafür ist, daß sie Geschlechtsverkehr hatten) und mehr noch: sie sind die Generation, die ihre Mütter dem Muttersein enthebt. Oftmals fassen sie dies nicht in Worte oder denken auch nur darüber nach, aber sie haben das Gefühl, daß sie irgendwie, in irgendeiner unerklärlichen Weise, ihren Müttern etwas Wertvolles stehlen. Es kann sich in der Form einer direkten Auseinandersetzung über den Besitzanspruch auf das Kind äußern, indem die Großmutter das Kind durch Süßigkeiten und Geschenke für sich einnimmt und, wie die Tochter sagt, »ihn verwöhnt«.

Denn es sind nicht nur die Töchter, denen es an Vertrauen mangelt. Manchmal haben auch die Großmütter zu wenig Vertrauen. Und sie wollen wissen, daß sie geliebt werden. Sie wollen, daß dieses Kind zu verstehen gibt, daß es sie liebt, und wenn die Ehe der Großmutter nicht besonders glücklich ist und sie nicht um ihrer selbst willen geschätzt wird, kann es sein, daß sie versucht, diese Liebe, die sie braucht, von den Kindern ihrer Tochter zu bekommen.

Die zukünftige Großmutter, die sich ungeliebt und unerwünscht fühlt, kann die Schwangerschaft für ihre Tochter zu einer außerordentlich beschwerlichen Zeit machen.

Eine erstmalige Schwangerschaft kann überhaupt eine Zeit großer Belastung sein. Wir wissen alle, daß eine werdende Mutter emotional leicht zu erschüttern ist und schnell dazu neigt, zu weinen und über Kleinigkeiten aus dem Häuschen zu geraten, und die Gesellschaft als Ganzes toleriert dies mit einem gewissen Grad von Humor. Das alles wird im allgemeinen physiologisch begründet und den Hormonen und anderen Veränderungen in ihrem Körper zugeschrieben. Aber das ist keineswegs die ganze Wahrheit. Es muß auch eine gewaltige emotionale Anpassung geleistet werden, das heißt, sie muß sich weit genug entwickeln, um nicht nur Braut, sondern auch eine Mutter für ihre Kinder sein zu können, und sie muß diese Beziehungsebenen in einer Weise miteinander verbinden, daß sie nicht in Konflikt miteinander geraten.

Um diese manchmal sehr schwierige Veränderung zu ermöglichen, muß die Frau fähig sein, sich selbst als Mutter zu sehen und das, was sie sieht, zu mögen. Das kann für die Frau, von der wir zuvor sprachen – der Frau im Stadium pubertärer Rebellion – fast unmöglich sein, es sei denn, Mädchen würden schon lange vorher lernen, was es heißt, eine Mutter zu sein; dann brauchte sich die zukünftige Großmutter darüber keine Sorgen zu machen. Sie braucht ihre Tochter nicht mit Säuglingspflege-büchern zu traktieren und tausend Ratschläge zu geben. Mädchen erwerben diese Inhalte ganz leicht und natürlich in der Kindheit, wenn sie zusehen, wie ihre Mütter mit den Babys umgehen, ob es ihre eigenen Brüder und Schwestern oder Verwandte sind. Weil sie die Mutter bewundern und lieben, empfinden sie diese Art des Verhaltens als etwas Bewunderns-wertes und gehen dann mit ihren Puppen oder Tieren oder kleinen Geschwistern genau so um und legen so den Grund-stein für ihr eigenes Verhalten. Das ist nicht eigentlich der Mutterinstinkt. Es ist *gelerntes* Verhalten, aber zumeist unbe-wußt gelernt, in früher Jugend, wenn das kleine Mädchen zwanglos und natürlich, als Teil seines Spiels seine Mutter nachahmt.

In Fällen, in denen die Mutter tot oder abwesend ist und keine Ersatzmutter da war – wenn die Mutter wegen Krankheit, Trennung oder Scheidung weg war und niemand in befriedigen-der Weise an ihre Stelle trat – gab es das nicht, und eine Frau hat in diesem Fall eine dementsprechend schwierigere Aufgabe zu bewältigen. Doch kann eine werdende Mutter, die die Möglichkeit hat, zu lesen und Kurse zu besuchen, alle die praktischen Details lernen, die sie als Vorbereitung auf ein Baby in Erfahrung bringen muß, ebenso wie sie ihren Verstand gebrauchte, um irgendwelche Dinge zu lernen, die sie für ihren Beruf wissen mußte. Es geht lediglich darum, Informationen aufzunehmen und die Intelligenz anzuwenden.

Aber das, was sich wahrscheinlich nicht so leicht einstellt, wenn es in der Kindheit keine Mutter oder einen befriedigenden Mutterersatz gegeben hat, ist die unmittelbare Verbindung einer Mutter zu ihrem Kind, etwas, über das sie niemals nachdenkt und das sie auch nicht genau untersucht (und wahrscheinlich ist es auch besser für sie, dieses Verhältnis nicht zu analysieren). Sie verändert sich, wenn das Kind älter wird und fähig ist, ihr ein wenig zu entwachsen und unabhängiger zu werden. Diese Verbindung einer Mutter zu ihrem Neugebore-nen ist anders als die einer Mutter zu ihrem neun Monate alten oder zwei Jahre alten Kind. Und die Mutter muß nicht darüber nachdenken. Sie fühlt, was das Kind jeweils braucht und reagiert dementsprechend. Das ist eine der Grundlagen für das, was eine gute Mutter ausmacht. Alles andere – das Baby baden und anziehen und die Wattestäbchen nicht ins Ohr bohren – alle diese Fähigkeiten sind im Vergleich dazu nebensächlich. Dies ist ein Bereich, in dem Selbstvertrauen unumgänglich notwendig ist, und wenn eine Frau es bis dahin nicht erworben hat, wird sie zögern, wird nachdenken, wie sie es machen soll, und dann kann sie auf das Baby nicht mehr wirklich ganz eingehen. So vieles, von dem wir meinen, daß es eine Hilfe für junge Mütter sei, gefährdet diese Beziehung und macht es für die junge Mutter schwieriger, fast ebensosehr in ihrem Baby zu leben wie in sich selbst. Die fast uneingeschränkte Inanspruchnahme durch ihr Baby, die viele junge Mütter empfinden, ist tatsächlich fast so, wie in einem anderen Wesen zu leben, und das ist für das Baby in diesem Stadium seines Lebens etwas sehr Wertvolles.

Der wichtigste, der eigentliche Beistand und die echte Hilfe, die eine Großmutter ihrer Tochter geben kann, besteht darin, dieses Selbstvertrauen aufzubauen, ihr ein Gefühl zu geben, daß es eine gute Entscheidung war, Mutter zu werden, sie in ihrer Art, wie sie mit dem Baby umgeht, zu bestätigen und ihr zu helfen, eine Beziehung zu dem Baby herzustellen. Wenn die Tochter nicht erwachsen wirkt und nicht den Eindruck macht, als sei sie fähig, eine geschickte Mutter zu sein, besteht noch mehr Grund, ihr Selbstvertrauen aufzubauen und ihr diese Lebenshilfe zu geben und ihr damit zu helfen, erwachsen zu werden.

Wenn eine Großmutter das lernt, hat sie einen Weg für beide, Mutter und Tochter, gefunden, sich einander als erwachsene Freundinnen anzunähern – in einer neuen Beziehung, in der beide einander als erwachsen anerkennen. Nur dann kann die neue Großmutter eine echte Hilfe sein und zum Wohlergehen ihrer Tochter, ihres Schwiegersohnes und des Enkelkindes beitragen.

Was ist der Sinn des Lebens? – Das Problem der Exrevolutionärin

Eine Frau, die bei der linken Protestwelle aktiv beteiligt war, kann sich besonderen Problemen gegenübersehen, wenn sie versucht, sich an den Gedanken zu gewöhnen, daß sie ein Baby haben und »solide« werden wird. Es kann für sie – und vielleicht auch für ihren Mann – so aussehen, als würde sie vor der Herausforderung durch die Welt »kneifen« und sich irgendwie »anpassen«. Es kann sein, daß sie anfängt, sich selbst und das, was sie ihrer Meinung nach geworden ist, zu hassen und zu verachten, in ganz ähnlicher Weise, wie die Frau, die zuvor einen anspruchsvollen Beruf ausgeübt hat, ihr Leben jetzt als leer und nichtssagend empfinden kann.

Sie ist sich vielleicht bewußt, daß sie die Schwangerschaft gewählt hat, weil sie zu dieser Zeit einen Ausweg suchte, und die zeitweilige depressive Stimmung, in der sie sich auf diesen Fluchtweg einließ, hat sie nun mit einem Baby hereingelegt. Die Depression kann sich wie eine Gallerte um sie schließen, aus der sie sich nicht befreien kann, und die Frau, die zuvor so energisch war, erlebt sich jetzt als träge, lethargisch und in sich gekehrt – in einem vegetativen Zustand ihrer Existenz, der nicht allein mit den veränderten hormonalen Abläufen in der Schwangerschaft erklärt werden kann. Ich sage »wie eine Gallerte«, weil es tatsächlich so erlebt wird, als sei da keine Front, gegen die man kämpfen könnte, nur eine polypenhafte Umklammerung, die Handlungsfreiheit und Willen lähmt.

Eine Frau hat es in dieser Situation besonders nötig, mit anderen Frauen zusammenzutreffen, die eine ähnliche Erfahrung durchmachen. Sie hat sich oft darauf gestützt, Mitglied einer Gruppe zu sein, die sich zu seinem gemeinsamen Zweck zusammengeschlossen hat, und ihre plötzliche Isolation läßt sie den befriedigenden menschlichen Kontakt sehr vermissen. Kurse zur Vorbereitung auf die Geburt und die Elternschaft können eine große Hilfe sein, da sie dort mit anderen werdenden Müttern zusammenkommt.

Auch das Paar braucht Hilfe – denn solch eine emotionale Belastung muß sich auch hemmend auf die Beziehung auswirken, ob es sich um unverheiratete Liebende oder um Eheleute handelt. Sie brauchen jemanden, mit dem sie reden können, und der zukünftige Vater braucht vielleicht eine besondere Hilfestellung, um seine Rolle ganz überblicken zu können und zu sehen, wie er seine Liebe zu seiner Frau in dieser schwierigen Situation zum Ausdruck bringen kann.

Was ist mit meinem Beruf?

In England kann eine Frau im Angestelltenverhältnis, die mindestens sechzehn Stunden pro Woche arbeitet und länger als sechs Monate vor einem Zeitpunkt, den man elf Wochen vor dem erwarteten Entbindungstermin ansetzt, bei einem Arbeitgeber beschäftigt ist, nicht wegen Schwangerschaft gekündigt werden. Wenn ihre Arbeit für die Schwangerschaft nicht geeignet ist, muß ihr eine entsprechende andere Arbeit, falls sie erhältlich ist, angeboten werden, für die ihr Gehalt nicht geringer sein darf.

Damit ihre Arbeitsstelle für sie freigehalten wird, wenn sie nach der Geburt wieder arbeiten möchte, muß sie bis elf Wochen vor dem fälligen Entbindungstermin gearbeitet haben und vor diesem Zeitpunkt seit vollen zwei Jahren bei ihrem Arbeitgeber beschäftigt gewesen sein. Dann kann sie irgendwann, aber spätestens neunundzwanzig Wochen nach der Geburt wieder ihren Arbeitsplatz einnehmen.* (Das gibt ihr die Zeit, ihr Baby sechs Monate lang voll zu stillen, und nach dieser Zeit kann sie wahrscheinlich ihren Tag so organisieren, daß das Baby eine oder zwei Flaschen voll abgepumpter

---

* In der Bundesrepublik beträgt die Schutzfrist vor der Geburt sechs Wochen, nach der Geburt sechs Monate, wovon in den ersten acht Wochen Beschäftigungsverbot besteht. In den folgenden vier Monaten Mutterschaftsurlaub erhält die Frau maximal DM 750,– Mutterschaftsgeld pro Monat.

Brustmilch oder Fertignahrung bekommt, während sie außer Haus ist, und daß sie ihm zu den anderen Zeiten die Brust geben kann.

Die Frau erhält im Rahmen dieser Bedingungen sechs Wochen lang ein Mutterschaftsgehalt. Andere Mutterschaftshilfen sind für alle Mütter, ob sie angestellt sind oder nicht, bei der National Insurance erhältlich. Sie erhalten ein Mutterschaftsgeld und zusätzlich achtzehn Wochen lang einen gehaltsabhängigen Zuschuß. Manche Frauen propagieren, daß der größere Teil davon in der Zeit *nach* der Geburt anstatt vor dem geschätzten Termin ausbezahlt werden solle, denn sie fühlen sehr deutlich, daß Babys gestillt werden sollten und daß das gegenwärtige System die Frauen dazu verleitet, so schnell wie möglich wieder arbeiten zu gehen, während wir viel eher die Frauen unterstützen sollten, die stillen wollen.

Es ist sehr schwierig, eine Entscheidung über die weitere Berufstätigkeit zu treffen, wenn man nicht weiß, wie man sich nach der Ankunft des Babys fühlen wird und ob man fähig sein wird, es zuzulassen, daß jemand anderes für das Baby sorgt. Manche Arbeitgeber gestehen einen gewissen Spielraum zu, so daß man abwarten kann, wie sich die Dinge entwickeln. Manchmal lassen sich auch Arbeitsmöglichkeiten zu Hause organisieren, aber dazu bedarf es einer großen Selbstdisziplin, wobei die Fähigkeit, frühmorgens nach dem ersten Füttern zu arbeiten, zweifellos von Vorteil ist.

Eine Frau in einer Männerwelt

Eine Frau, die Freude an ihrem Beruf hat und beabsichtigt, ihn nach der Geburt des Babys wieder auszuüben, wird feststellen, daß sie ein Hindernisrennen auf sich nehmen muß. Jedermann setzt voraus, daß sie ausschließlich Mutter sein wird, und sowohl die Männer als auch die anderen Frauen üben möglicherweise harte Kritik an ihr, wenn sie nicht bereit ist, ihre Zeit ganz ihrem Baby zu widmen. Die Männer unterstellen ihr, daß sie ehrgeizig sei und auf herausfordernde Weise mit ihnen konkurrieren wolle, und andere Frauen finden es ungerecht, daß sie das Beste von beiden Welten haben solle.

Ich glaube, daß jede Mutter für sich selbst den Lebensstil herausfinden sollte, der ihr richtig erscheint, und die Antworten können für verschiedene Menschen nicht genau dieselben sein. Eine frustrierte, verärgerte Frau wird kaum eine liebende Mutter sein, die fähig ist, an ihrem Baby Freude zu haben. Wenn einer Frau ihr Beruf viel bedeutet, so sollte sie nach Möglichkeit mit anderen Frauen, die in einer ähnlichen Lage sind, zusammenkommen und mit ihnen über dieses Problem sprechen, um vielleicht gemeinsame Lösungen zu finden. Das kann mit Hilfe einer Frauengruppe oder auch durch Zeitungsannoncen geschehen.

Für eine Frau, die befürchtet, durch die Mutterschaft »angebunden« zu sein, bestehen die wichtigsten Voraussetzungen einer glücklichen Mutter-Kind-Beziehung in einer flexiblen Arbeitszeit und äußerer Mobilität. Planen Sie so, daß Sie eine festgelegte Arbeitszeit möglichst umgehen. Manche Frauen haben die Möglichkeit zu freiberuflicher oder zu Halbtags-Arbeit in den ersten paar Jahren und können so mit einem Fuß in ihrem Beruf bleiben, ohne auf die Erfahrung der Mutterschaft verzichten zu müssen. Aber selbst wenn das keine praktikable Lösung für Sie sein sollte, lohnt es sich, zu versuchen, ob Sie nicht, wenn möglich, eine Arbeit für zu Hause finden, anstatt in ein Büro zu gehen. Wenn Sie mit Angestellten arbeiten oder eine Sekretärin haben, so überlegen Sie, ob es für sie möglich ist, zu Ihnen nach Hause zu kommen, statt daß Sie sich in den organisatorischen Rahmen einpassen müssen, innerhalb dessen Sie normalerweise arbeiten. Erledigen Sie so viel wie möglich am Telefon; sehen Sie zu, daß Sie Hilfe im Haushalt beim Putzen, Waschen, Einkaufen und Kochen haben, damit Sie mehr Zeit mit dem Baby verbringen können; rationalisieren Sie die Hausarbeit und machen Sie ausfindig, wo Maschinen helfen können, Zeit und Energie zu sparen; überlegen Sie mit Ihrem Partner zusammen, wie auch er Zeit für das Baby aufbringen und seinen Teil an den notwendigen häuslichen Arbeiten übernehmen kann. Äußere Mobilität bedeutet, daß Sie einigermaßen frei beweglich und nicht von anderer Leute Zeitplan abhängig sind und daß Sie die entsprechende Ausrüstung haben, die es Ihnen erlaubt, das Baby mitzunehmen, wann immer es möglich ist. Versuchen Sie, ohne Verlegenheit andere Leute um Hilfe zu bitten und sich nicht zurückgestoßen zu fühlen, wenn sie abgelehnt wird. Unsere Gesellschaft ist nicht auf Mütter und Babys eingestellt, und schon gar nicht auf solche Mütter, die aus dem Haus gehen und in der Außenwelt aktiv sein wollen; durch alles, was Sie unternehmen, ebnen Sie den Weg für andere Frauen.

Vor allem in den ersten drei Lebensjahren Ihres Kindes ist eine liebende Zweierbeziehung zwischen Ihnen beiden für seine oder Ihre emotionale Entwicklung wichtig. Das heißt nicht, daß die Mutter der einzige Mensch ist, der diese Rolle ausfüllen kann, obwohl es eine biologische Unumgänglichkeit ist, daß ein Elternteil sich spontan am stärksten für das Wohlergehen des Kindes eingesetzt hat. Eine Reihe von Leuten, die kommen und gehen, oder große Gruppen, in denen das kleine Kind einfach nur ein weiteres Mitglied ist, sind für das Kind, mag es auch äußerlich noch so gut versorgt sein, verwirrend und hemmen seine Fähigkeit, als Erwachsener nahe, innige Beziehungen einzugehen. So ist eine Kinderkrippe wahrscheinlich weniger befriedigend als eine einzelne Ersatzmutter. Manche Paare stellen fest, daß eine mögliche Lösung für sie darin besteht, daß jeder von beiden Teilzeit-Mutter oder -Vater ist und halbtags außer Haus arbeiten geht und sie ihre Arbeitszeit aufeinander abstimmen, so daß sie die Verpflichtungen und auch die Möglichkeiten miteinander teilen. Dies ist eine neue Lebensform, die wohl in der Zukunft noch weit mehr Anhänger finden wird.

Wenn Sie die Versorgung des Babys organisieren, so denken Sie dabei auch daran, daß Sie Ihre Meinung vielleicht wieder ändern. Nachdem das Baby da ist, stellen Sie vielleicht fest, daß

Sie Ihr Baby ungern längere Zeit anderen Leuten überlassen, und dann nützt auch alle Planung nichts. Seien Sie also auch auf emotionale Veränderungen in sich selbst eingestellt.

Vorbereitungswehen

Die »Vorwehen« sind die »Übungs«-Wehen der Gebärmutter, mit denen sie ihre Rolle bei der Geburt »einübt«. Sie treten während der Schwangerschaft auf. Nicht alle Frauen erleben sie bewußt. Es scheint keinen physischen Grund zu geben, weshalb sie plötzlich nicht nur deutlicher spürbar, sondern wirklich schmerzhaft werden können. Trotzdem berichtet ein guter Teil aller werdenden Mutter von Vorwehen, die in den letzten paar Wochen der Schwangerschaft auftreten. Bei manchen Frauen werden sie so stark und treten mit so rhythmischer Regelmäßigkeit auf, daß sie sicher sind, die Geburt beginne schon. Tatsächlich ist der Muttermund häufig bereits teilweise geöffnet, bevor die Frau erkennt, daß die Geburtswehen begonnen haben. In solchen Fällen kann man diese Wehen mit zur Geburt rechnen; aber die Erklärung für die anderen Wehen, die den größeren Teil ausmachen, muß man eher im psychologischen Zustand der schwangeren Frau suchen, die sich dem erwarteten Geburtstermin nähert – in ihrer Aufregung und inneren Beteiligung an dem Ereignis, ihrer Sehnsucht, daß »es endlich passieren« möge, in ihrem Überdruß und ihrer Gereiztheit über den langwierigen Zustand der Schwangerschaft, in dem Wissen, daß Freundinnen, die zur gleichen Zeit schwanger waren, bereits entbunden haben, und in manchen Fällen in dem Gefühl, daß das Baby jeden Tag riesiger und riesiger wird und ihr deshalb die Geburt erschweren kann, je länger sie hinausgezögert wird. Aus diesem Grund wäre es unklug von der Hebamme oder dem Geburtshelfer, der Frau zu sagen, daß es nun »jeden Tag kommen kann« oder daß es »jetzt so weit ist«, und vor allem, daß sie »ein großes Baby« bekommen wird, da solche Informationen die latente Angst nur noch vergrößern. Und im Hintergrund des Bewußtseins vieler Frauen besteht die Hoffnung auf ein kleines Baby – vielleicht sogar nach einem etwas zu früh geborenen – in der Annahme, daß dann die Geburt leichter sei.[7]

Eine Frau braucht in den letzten Monaten ihrer Schwangerschaft Heiterkeit, die Gewißheit, geliebt zu werden, das zärtliche Verständnis ihres Mannes für ihre Sorgen und Abwechselung und Zerstreuung durch soziale Kontakte und erholsame Freizeitbetätigung.

Die Geburt als Erfüllung

Trotz der Anpassungsprobleme für Frau und Mann kann eine Frau in der Schwangerschaft glücklicher sein als zu irgendeiner anderen Zeit in ihrem Leben. Es würde ein sehr einseitiges Bild von der Schwangerschaft entstehen, wenn man sich ausschließlich nur auf die Anpassungsprobleme und auf den inneren Konflikt konzentrieren würde, die damit verbunden sind. Die Frau strahlt oft von dem neuen Leben in ihr, nach dem sie sich heimlich gesehnt hat, selbst wenn sie vielleicht empfängnisverhütende Mittel benützt hat. Ich vermute sogar, daß Antikonzeptiva, vor allem wenn sie am Beginn einer Ehe eingesetzt werden, gelegentlich eine hemmende Wirkung auf das Verlangen einer Frau ausüben können, nicht nur, weil dahinter ein bewußtes Planen und Vorausdenken stehen, sondern weil ein Teil des dem Liebesakt innewohnenden Wunders verlorengeht, wenn die Frau weiß, daß er nicht zu einem Kind führen kann. (Eine ähnlich hemmende Wirkung entsteht natürlich auch,

---

[7] Ein kleines Baby bedeutet nicht notwendigerweise eine rasche, leichte Geburt, und ebensowenig ein großes Baby eine schmerzhafte und langwierige Geburt. Viel wichtigere Faktoren sind die Vorbereitung und die emotionale Einstellung einer Frau.

wenn ein Paar versäumt, ein wirkungsvolles Verhütungsmittel zu benützen und Angst hat, daß es zu einer Schwangerschaft kommen könnte).

Für einen Mann ist es kein natürlicher Bestandteil seiner Sexualität, Kinder zu bekommen. Das Baby wächst nicht neun Monate lang in seinem Körper, und die Spaltung zwischen dem Geschlechtsakt und dem Ereignis der Geburt ist allen gemeinsam, mit Ausnahme der ganz besonders sensiblen Männer, die sich mit ihrer Vorstellungskraft in die Empfindungen ihrer Frau in der Schwangerschaft und bei der Geburt einfühlen können.

Für eine Frau kann das Verlangen nach einem Kind ebenso beunruhigend und quälend sein wie für einen Mann das sexuelle Verlangen. Manche Frauen können nicht mehr zum Orgasmus kommen, nachdem sie erfahren haben, daß sie keine Kinder haben können.

Wenige Männer rufen sich mit Freude die Nächte ins Gedächtnis zurück, in denen sich die Zeugung ihrer Kinder vollzog, oder erinnern sich überhaupt daran. Aber Frauen sind oft in der Lage, an diesen bestimmten Liebesakt als an eine besondere Begebenheit zurückzudenken, die ihnen wegen der Intensität ihrer Leidenschaft und der Tiefe der Zärtlichkeit in Erinnerung bleibt. Manchmal, wenn sie nicht sicher sind, wann das Kind empfangen wurde, malen sie sich die Begebenheit wieder in ihrer Phantasie aus. Denn in diesem außerordentlichen Augenblick machte sich die suchende Samenzelle auf den Weg, um tief in der Frau die Eizelle aufzuspüren, im Dunkel und in der Wärme ihres Körpers. Über die Wartezeit zwischen Empfängnis und Geburt führt für sie nicht nur die physische Brücke des wachsenden Kindes in ihrem Körper, sondern auch die emotionale Brücke, die von dieser kreativen Phantasie gespannt wird.

Wenn auch diese und jene Beschwerden die Schwangerschaft begleiten, so wird sie doch von vielen Frauen als eine sehr glückliche Zeit empfunden, eine Zeit, in der eine Frau fühlt, daß sie voll und ganz gefordert ist, daß sie die Hoffnung in ihrem Körper trägt, trotz aller Grausamkeit und allen Unheils der Welt, und sie hat teil am Wunder neuen Lebens. In den ersten vier Monaten ist das Baby noch keine Realität, und die Frau kann kaum glauben, daß sie schwanger ist, aber sobald sie die Bewegungen spürt, beginnt sie ihr Kind zu erkennen und eine Beziehung zu ihm aufzubauen, auch wenn die Situation sich nach der Geburt als ganz anders erweist, als sie erwartet hat. In den späteren Monaten der Schwangerschaft orientiert sie sich nach zwei Seiten, zum einen wendet sie sich der äußeren Welt zu und zum anderen führt sie ein Zwiegespräch mit ihrem Baby, das in ihr wächst. Sie unterhält Kommunikation in zwei verschiedenen Richtungen. Die Tatsache, daß sich diese Beziehung zu ihrem Baby *in utero* aufbaut, bedeutet nicht, daß sie ichbezogen ist. Das Baby ist so offensichtlich jemand anderes als sie selbst, und sie und ihr Mann nennen es vielleicht sogar spaßhalber beim Namen. In dem Maße, in dem ihr Körper reift und die Zeit der Geburt näherrückt, wird manchmal ihre Gelassenheit von der Realität der Erfahrung, mit der sie konfrontiert ist, ihrer Unausweichlichkeit und Unentrinnbarkeit bedroht, und sie braucht moralische Unterstützung von denjenigen, die die Geburt als etwas in sich Wunderbares beschreiben können, und nicht als etwas, das man um des Glückes willen, ein Baby zu haben, eben durchstehen muß. Aber selbst die tapfersten Frauen begegnen der Geburt mit einem Anflug von Zaghaftigkeit, wenn es auch eine Zaghaftigkeit ist, die eher der Ehrfurcht entspringt als der Angst; denn sie befinden sich an der Schwelle zum Unbekannten.

4 Harmonie bei der Geburt:
Entspannen lernen

Derselbe Strom von Leben, der bei Tag und bei Nacht
durch meine Adern fließt, strömt durch die Welt und tanzt
in rhythmischem Takt.
Es ist dasselbe Leben, das voller Freude in zahllosen Wellen
von Gras durch den Staub der Erde sprießt und sich in stürmischen Wogen von Blättern und Blüten und Blumen ergießt.
Es ist dasselbe Leben, das in der ozeanischen Wiege von
Geburt und Tod, von Ebbe und Flut geschaukelt wird. Ich fühle,
wie meine Glieder erglühen in der Berührung dieser Welt von
Leben.
Und mein Stolz erwächst aus dem Pulsschlag von Äonen, die in
diesem Augenblick in meinem Blute tanzen.

Rabindranath Tagore, *Gitanjali*, lxix

Es ist das Ziel der in den folgenden Kapiteln beschriebenen
Übungen, einer Frau zu helfen, daß sie sich selbst und ihren
Körper besser verstehen lernt. Keine der Techniken ist zum
Beispiel dazu da, eine Frau von der Geburt abzulenken. Es ist
kein Training, das darauf abzielt, ihren Geist mit unsachgemä-
ßen physischen Tätigkeiten zu beschäftigen, nur um die
Aufmerksamkeit von den Empfindungen abzulenken, die sie
im Muttermund wahrnimmt. Jede Technik, die sie lernt, ist
grundsätzlich anwendbar und dient dazu, ihr zu helfen, eine
bessere Beziehung zu ihrem Körper zu bekommen. Zum
Beispiel konzentriert sie sich nicht auf einen Ton, um dadurch
die Intensität der Wehen nicht zu »bemerken«, und ebensowenig denkt sie an irgend etwas, das weit von der Realität, die sie
erlebt, entfernt ist, sei es an eine sonnige Meeresküste oder an
eine schematische Darstellung der Geburtswehen (die wirklich
weit entfernt ist von dem, was Wehen als Erfahrung tatsächlich
sind). Es gibt nichts, wovor man fliehen müßte, nichts, was man
abwehren müßte, nichts, dem man sich nicht stellen könnte.

Das Ziel ist auch nicht einfach ein mechanischer Drill, bei dem die Frau zu sich selber sagt: »Eins, zwei, drei, anspannen. Eins, zwei, drei, entspannen.« Das Üben auf dieser Ebene ist vermutlich keine große Hilfe beim Gebären. Es geht vielmehr um das, was sie denkt und fühlt, wenn sie ihren Körper mit seinen augenblicklichen Spannungen – und der darauf folgenden Befreiung von Spannung – wahrnimmt, die sie in zunehmendem Maße beobachten lernt; es geht um die Art, wie sie ihren Körper »sieht«. Ein französischer Psychologe hat gesagt, daß »Entspannung nicht einfach ein Lernen auf der Ebene des Muskeltonus ist, sondern daß sie ein Reiferwerden des inneren Körperbildes miteinschließt. Mit anderen Worten, wir dürfen uns Entspannung nicht einfach als eine mehr oder minder spezialisierte Form von Gymnastik vorstellen, sondern müssen sie als eine emotionale Erfahrung betrachten, in die das menschliche Wesen als eine existentielle Ganzheit (die Vergangenheit, Gegenwart und Zukunft umfaßt) miteinbezogen ist.«[1] Stanislawski, der große Schauspieler und Regisseur, hat das verstanden. Und in der Schauspiel-Methode, die er entwickelt hat, ging es ihm darum, daß sich das äußere Agieren aus dem entwickelt, was er die »innere Wahrheit« nannte, daß die Identität einer jeden Rolle, die ein Schauspieler zu verstehen und darzustellen versucht, aus dem innersten Kern der Persönlichkeit hervortritt. Zum Beispiel sagte er einmal:

»Um Seide und Samt voneinander zu unterscheiden, bedarf es einer anderen Geschwindigkeit und einer anderen Rhythmik als beim Unterscheiden der Borsten einer Kleiderbürste. Um Ammoniak zu riechen, bedarf es einer anderen Geschwindigkeit und einer anderen Rhythmik als beim Riechen von Maiglöckchen. Wenn man an Ammoniak so riecht wie an Maiglöckchen, mit schnellen, in Dauer und Rhythmus unterschiedlichen Atemzügen, läuft man Gefahr, die Nasenschleimhäute zu verbrennen. In einer Reihe von variierten Übungen habe ich versucht, bei meinen Schülern nicht den äußeren Rhythmus der Bewegung und des Agierens zu entwickeln, sondern den inneren Rhythmus dieser unsichtbaren Energie, durch die

[1] B. This, *Revue de medicine psychosomatique,* Bd. 3, Nr. 2, 1961.

Bewegung und Aktion nach außen gebracht werden. Auf diese Weise gelang es mir, in meinen Schülern das Empfinden für die Bewegung und die Geste, für das Gehen und für das gesamte innere Pulsieren des Lebens zu entwickeln.«[2]

In diesem Kapitel wird die Leserin einer neuen Methode der Entspannung begegnen, die, wenn sie auch auf Jacobsons Lehre begründet ist, über diese hinausgeht und Techniken aus der *Method school of acting* und Experimente mit der »Körper-Sprache« und der Berührung verwendet. All dies kann nützlich sein, um der Frau zu helfen, sich mit ihrem Körper anzufreunden und ihn besser zu verstehen, wenn die gewaltigen körperlichen und emotionalen Veränderungen der Schwangerschaft, der Geburt und der Mutterschaft auf sie einstürmen. Dies Training ist von den Realitäten der Geburt nicht so weit entfernt, wie es auf den ersten Blick vielleicht erscheinen mag. Wenn sich eine Frau ihrer Beziehung zu ihrem Körper in seinen ganz bestimmten Funktionen bewußter wird, erwirbt sie Fähigkeiten, die es ihr ermöglichen, ihre Geburtsarbeit unter Kontrolle zu halten, und die ihr zudem erlauben, *mit den Wehen mitzugehen*, sich ihnen zu überlassen und auf die Reize des Muttermundes mit entsprechendem Körperverhalten und angepaßtem Atemrhythmus zu reagieren. Bei einer »trainierten« Frau, die darauf festgelegt ist, alles gut zu machen, alles, was sie gelernt hat, in die Praxis umzusetzen und kein noch so kleines Detail ihres Drills zu vergessen, besteht wohl nur in geringem Maße die Wahrscheinlichkeit eines einfachen, reibungslosen Geburtsablaufs. Die Fähigkeit zur Entspannung ist nicht, wie manchmal angenommen wird, nur eine angeborene Eigenschaft, die einige Leute haben und andere nicht. Sie kann durch Übung und Konzentration erworben werden, und es ist überraschend, wie manche von denen, die sich für völlig unfähig zur Entspannung halten und von sich behaupten, daß ihnen das niemals gelingen würde, sich leichter entspannen als diejenigen, die dem Leben grundsätz-

[2] Constantin Stanislawski, *My Life in Art,* Bles, 1924.

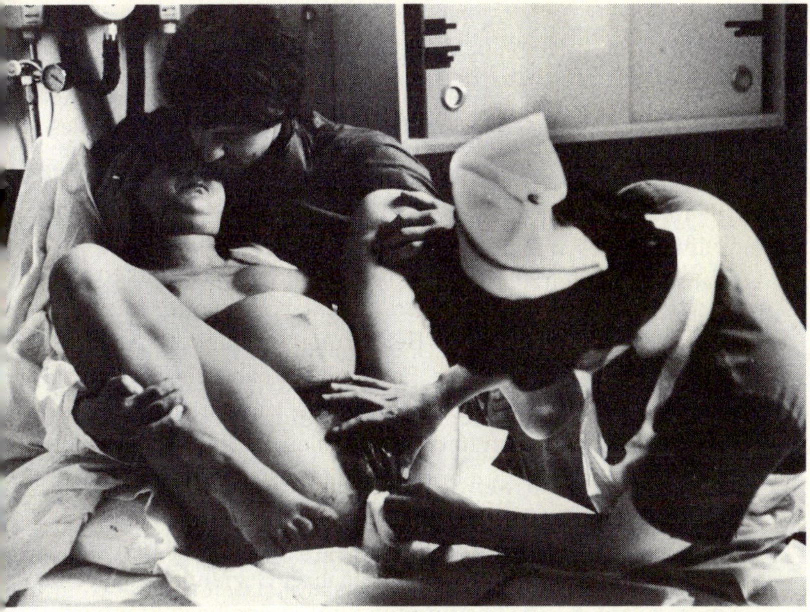

Bei einer Krankenhaus-Geburt: Die Mutter wird von ihrem Mann gehalten und gestützt. Die Hebamme beobachtet den Damm.

Zwischen den Wehen entspannt die Mutter sich vollständig.

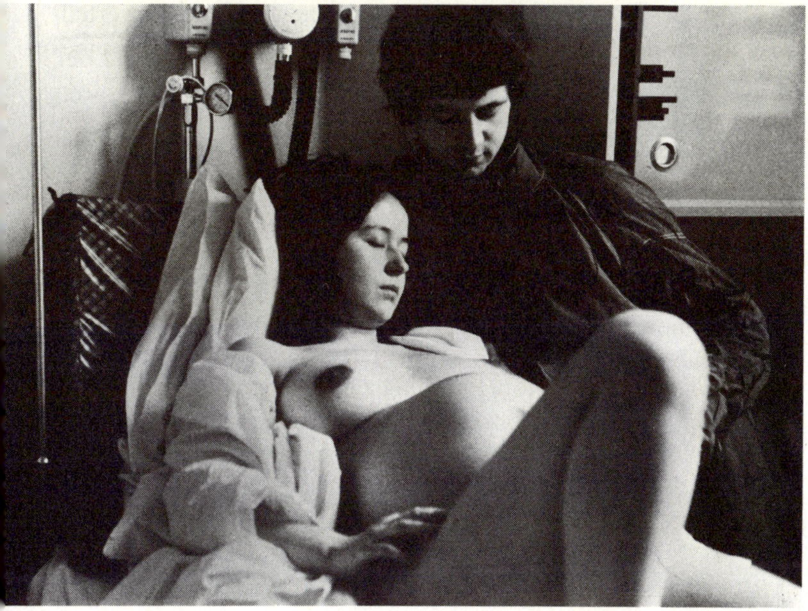

lich mit weniger sichtbarer Spannung begegnen und scheinbar eine schläfrigere Wesensart haben. Immer wieder habe ich emotional zurückhaltende, strenge, intelligente, selbstkritische und eigenwillige Frauen erlebt, die ihrem Körper beibrachten, sich zu entspannen, indem sie ihn bewußt kontrollierten und jene innere Geschicklichkeit entwickelten, die nicht nur beim Gebären für sie nützlich ist, sondern immer dann, wenn sie sich in ihrem täglichen Leben unter Spannungsdruck fühlen.

Wie oft werden bei den Routineaufgaben im Haushalt und im Büro Muskeln unnötig angespannt, und die wirkungsvolle Ausführung einer Handlung wird auf diese Weise behindert und Energie verschwendet. Wenn eine Frau sich selbst sorgfältig beobachtet, etwa wenn sie Eier aufschlägt, Schuhe putzt, einen Brief schreibt oder an der Schreibmaschine sitzt, wird sie wahrscheinlich entdecken, daß sie ihre Schultern anspannt, ihren Bauch festhält, die Zähne zusammenbeißt, den Atem anhält oder irgendetwas tut, was einen deutlichen Hinweis darauf gibt, daß sie ihrer Energie nicht erlaubt, natürlich und frei in die Aufgabe zu fließen, mit der sie beschäftigt ist, und sich so den reibungslosen Ablauf ihres Tuns erschwert. Es erfordert nur ein bißchen Selbstbeobachtung, um sich bei diesen unnötigen Muskelanspannungen zu ertappen, und der erste Schritt zum Erlernen von Entspannung ist das Kultivieren der Fähigkeit, sich ihrer bewußter zu werden.

Manche Frauen wenden auch ein, daß sie sich nicht »richtig« entspannen können – daß sie nicht zulassen können, daß ihr Geist davontreibt und leer wird und ihr Körper in eine Art von Halbschlaf sinkt. Frauen, die dieses Gefühl haben, sollten nicht denken, daß sie zu den Ausnahmen gehören. Die meisten von uns führen ein Leben, das für diese Form der tranceartigen Entspannung allzu aktiv ist.

Wenn eine Frau sich wie eine Uhrfeder aufgezogen fühlt und sich zu entspannen versucht, sollte sie die Aktivität ihres Geistes bewußt einsetzen, um sich geistig auf ein bestimmtes Ziel auszurichten und sich auf die Kontrolle bestimmter Muskelgruppen zu konzentrieren. Sie überläßt sich also nicht passiv einem Zustand der Entspannung, sondern versucht, sich aktiv von Spannungen zu befreien.

Übung 1:

Legen Sie sich bequem hin, mit lockeren Gliedern und einer Menge Kissen überall dort, wo Sie sie haben wollen, in einem gelüfteten, aber warmen Raum (bei Kälte spannen sich die Muskeln an), und schließen Sie die Augen. Fühlen Sie die Schwere der Lider. Fühlen Sie, wie das ganze Auge schwer wird. Hören Sie auf das Geräusch Ihres eigenen Atems, und konzentrieren Sie sich bei jedem Ausatmen auf das Lösen der Muskelspannung, wo immer sie eine solche wahrnehmen. Stellen Sie sich vor, daß die Schulterblätter sich nach außen öffnen, wie ein Kleidungsstück, das zu beiden Seiten eines Kleiderbügels herabgleitet. Spannen Sie die Bauchmuskeln an und fühlen Sie dann die mühelose Entspannung, wenn Sie sie loslassen. Spüren Sie, wie die Brust rundum fest ist, und lockern Sie dann bewußt diese Muskeln, so daß sie sich bei jedem Ausatmen locker weitet. Atmen Sie eine Weile auf diese Weise ein und aus, bis Sie ganz sicher sind, daß der Atem mühelos und voll geworden ist.

Lassen Sie sich jetzt beim Ausatmen ein wenig mehr Zeit – so lange, wie es Ihnen angenehm ist. Atmen Sie durch die Nase ein und durch den Mund aus, betonen Sie dabei das Ausatmen und *entspannen Sie sich bei jedem Ausatmen ein bißchen mehr;* lassen Sie das Einatmen von selbst passieren. Stellen Sie sich vor, daß Sie ganz in Ihren Rücken hinunter atmen. Wenn Sie im Rücken gut abgestützt sind, von der Basis der Wirbelsäule bis zur Spitze des Kopfes hinauf, vor allem im Kreuz und im Nacken, werden Sie, wenn Sie atmen, eine leise, fast unspürbare Bewegung entlang der Wirbelsäule spüren. Die Wirbelsäule ist übrigens mehr wie eine Kette von Würsten konstruiert als wie ein Laternenpfahl... Atmen Sie gleichmäßig und rhythmisch und beachten Sie diese schwache Bewegung der Wirbel beim Ein- und Ausatmen. *Benützen* Sie Ihren Atem, um sich noch mehr zu entspannen.

Gibt es noch irgendwelche Punkte, wo Sie angespannt sind? Sie können sich selbst helfen, wenn Sie sich diese Punkte als warm vorstellen, als hätte eben noch eine Wärmflasche an dieser Stelle gelegen. Genügt das nicht, so wird Ihnen eine Wärmflasche, die nicht zu heiß sein darf, unter den Schultern oder zwischen den Beinen oder wo immer Sie noch Spannung spüren, gewiß helfen. Sobald sich die Vorstellung gefestigt hat, daß die Muskeln warm sind, werden Sie fähig sein, sie tatsächlich als warm zu empfinden und sie so bewußt zu lockern. Fühlen Sie die Wärme Ihrer Kopfhaut, als ob Sie eben noch unter der Trockenhaube gesessen hätten – warm und prickelnd.

Fühlen Sie, wie jedes Glied, jeder Knochen schwer wird; Ihr Körper wird von der Anziehungskraft der Erde zum Boden hin gezogen. Lassen Sie Ihre Knie auseinandergleiten. Überlassen Sie sich dem Gefühl, als würde Ihr ganzer Körper schmelzen.

All das ist viel einfacher, wenn Sie jemanden haben – Ihren Mann oder eine Freundin – bei dem Sie nicht befangen sind, jemanden, der Ihnen dies laut vorliest, nachdem Sie es zuerst allein versucht haben, und der Ihre Entspannung prüft, wenn Sie ein wenig geübt haben. Es gibt Ihnen Sicherheit, wenn Sie wissen, daß Sie tatsächlich etwas erreicht haben; es ist nur zu einfach, zu *denken,* man sei entspannt, wenn man in Wirklichkeit noch weit davon entfernt ist. Ihr Mann kann Ihre Hand hochheben und sie fallen lassen und feststellen, ob noch Widerstand da ist. Er sollte Ihre Hand sanft und langsam aus dem Handgelenk heraus kreisen lassen, dann den Arm aus dem Ellbogen heraus und schließlich, während er Ihre Hand festhält, den ganzen Arm aus der Schulter heraus, ohne daß er das Gefühl hat, daß irgendwo »geölt« werden müßte. Wenn er dazu neigt, Sie zu kritisieren oder ungeduldig zu werden, so versuchen Sie, ihn zum Entspannen zu bringen. Das ist nicht so einfach. Seine Kritik sollte immer konstruktiv und positiv sein.

Nach den Händen und Armen testet er Ihre Beine. Zuerst hebt er Ihr Bein mit der Hand unter der Kniekehle hoch und läßt es wieder fallen. Wenn kein Widerstand spürbar ist, biegt er Ihr Bein ab, bis das Knie zum Bauch erhoben ist, und bewegt es dann im Kreis. Vergewissern Sie sich, daß der Muskel an der Innenseite des Oberschenkels, der Adduktor ober Beugemuskel, gut gelockert ist, sonst kann diese Haltung unbequem sein.

Wenn Ihr Kopf ganz flach liegt und Sie wirklich gut entspannt sind, kann Ihr Mann Ihre Zehen nehmen und sie fest, aber nicht unsanft schütteln, und Sie werden spüren, wie sich das Schütteln bis in Ihren Kopf fortsetzt, der mitwackelt wie bei einer japanischen Holzpuppe. (Natürlich ist das alles ein bißchen komisch, und ich hoffe, daß Sie selbst darüber lachen können. Das Üben sollte man nicht todernst nehmen. Lachen hilft Ihnen, sich zu entspannen).

Er legt jetzt seine Hände auf beide Seiten Ihres Beckens, das heißt, unten an die Hüften, und schaukelt Sie fest von einer Seite zur anderen. Er nimmt Ihren Kopf in seine Hände und dreht ihn hin und her, bewegt das Kinn auf und ab und biegt den Kopf bis zur Brust vor und wieder zurück. Ihr Kopf ist warm und so schwer wie eine große Glaskugel.

Wenn Sie hinterher aufstehen, sollten Sie sich zuerst gut dehnen und strecken und versuchen, ob Sie gähnen können. Stehen Sie langsam auf, indem Sie sich nach und nach erheben, wie Kleopatra sich aus ihrer Barke erhebt – falls Sie in Ihrer Schwangerschaft dieses Bild heraufbeschwören können! Wenn Sie schnell aufspringen, können sich Schwindelgefühle einstellen.

Übung 2:

Wir wollen jetzt stufenweise eine noch vollständigere Entspannung erreichen. Bevor Sie beim Erlernen der neuromuskulären Entspannung zur zweiten Phase weitergehen, müssen Sie zum Anfang zurückkehren und Übung 1 noch einmal sorgfältig in allen Einzelheiten wiederholen.

Wenn Sie gut entspannt sind, konzentrieren Sie sich auf Ihre Gesichtsmuskeln. Unsere Spannungen und Gedanken werden augenblicklich in unserem Gesicht widergespiegelt. Jeder Muskel kann auf Emotionen wie Freude, Kummer, Zärtlichkeit, Liebe oder Haß reagieren.

Konzentrieren Sie sich zuerst auf Ihre Wangen. Denken und fühlen Sie, daß sie warm und rosig sind. Wenn Sie einatmen, blähen sich Ihre Nasenflügel, und die Atembewegung setzt sich über Ihre Wangen fort. Lassen Sie Ihre Lippen sich leicht öffnen, sanft und weich, als hätten Sie eben einen neuen und teueren Lippenstift aufgetragen! Die Zungenspitze liegt an der Innenseite der unteren Vorderzähne an. Die Zunge ist breit und weich.

Der Kiefer ist entspannt; lassen Sie ihn los bis zu dem Punkt, wo er den Schädelknochen vor den Ohren berührt. Denken Sie, daß Ihre Augenlider schwer sind; stellen Sie sich vor, daß Sie schwere, künstliche, aus Pelzhaaren gearbeitete Augenwimpern tragen. Fühlen Sie, wie der Raum zwischen Ihren Augen sich immer mehr weitet. Ihre Brauen sind breit und weich. Ihr Gesicht ist jetzt entspannt.

Übung 3:

Wiederholen Sie Übung 1 und 2 und gehen Sie dann zu den Übungen über, die Ihnen helfen, Spannungen um und hinter den Augen wahrzunehmen.

Lassen Sie Ihre Augen geschlossen. Stellen Sie sich vor, daß Sie ein Schiff sehen, das von Ihnen wegsegelt, und schauen Sie ihm bis zum Horizont nach. Verfolgen Sie achtsam seinen Weg; sehen Sie zu, wie es dahinsegelt und dann am Horizont verschwindet. Entspannen Sie Ihre Augen ganz und gar.

Stellen Sie sich vor, daß Sie eine Zeitung mit einem Photo der englischen Königin vor sich haben. Richten Sie Ihren Blick darauf. Dann entspannen Sie sich.

Öffnen Sie jetzt die imaginäre Zeitung und lesen Sie darin, und Sie werden die Bewegung der Augenmuskeln von links nach rechts und zurück spüren können. Entspannen Sie sich.

Sie sehen jetzt ein großes sechsstöckiges Gebäude vor sich und schauen einem Feuerwehrmann zu, der eine Leiter hochwindet und langsam zum obersten Stock hinaufsteigt. Sie werden eine andere Muskelbewegung spüren, da Ihre Augen in eine andere Richtung wandern. Schauen Sie ihm jetzt zu, wie er langsam wieder herunterkommt. Er ist unten. Lassen Sie Ihre Augen ausruhen.

Sie sehen jetzt einem Tennisturnier zu. Ohne daß Sie Ihren Kopf bewegen, halten Sie Ihren Blick auf den Ball gerichtet. Beobachten Sie die Muskelspannung. Lassen Sie dann Ihre Augen ausruhen, und Sie werden eine Befreiung von Spannung fühlen, die sehr angenehm ist. Jetzt sind Ihre Augen entspannt.

Sie sehen im Geist eine lebhaft rot-grün-weiße Waschmittelreklame vor sich. Sie fühlen vielleicht, wie Ihre Augen fast davor zurückschrecken, weil sie einen visuellen Schock verursacht. Schauen Sie dann in die Weite, auf Berge im blauen Dunst eines stillen Morgens. Sie werden sich erlöst fühlen, wenn die Augen entlastet sind.

Sie können dieselben Übungen mit offenen Augen machen und dabei lernen, wie Sie unnötige Spannungen selbst mit geöffneten Augen lösen können. All das ist wichtig bei der Geburt. Auch wenn Sie dann vielleicht feststellen werden, daß es vor allem hilft, wenn Sie sich auf Vorstellungen konzentrieren, die mehr der Situation entsprechen –, auf den sich weitenden Muttermund oder auf das Baby, wie es der Außenwelt zustrebt –, sollten Ihre Augen jedenfalls entspannt sein.

Übung 4:

Wiederholen Sie zuerst Übung 1 und 2. Gehen Sie dann zum Anspannen und Entspannen des Bauches über. Ziehen Sie die Bauchdecke heftig zur Wirbelsäule zurück und pressen Sie die Gesäßbacken zusammen. Halten Sie die Muskeln so etwa fünfzehn Sekunden lang fest und entspannen Sie sich dann. Lassen Sie sich ganz auseinanderfallen. Entspannen Sie rundum alles, nicht nur die Vorderseite des Bauches, sondern auch die Seiten – sozusagen den ganzen Umfang.

Stellen Sie sich jetzt vor, daß Sie eine sehr feste Jeanshose anziehen, die noch feucht vom Waschen ist. Machen Sie die dazu nötigen Bewegungen und fühlen Sie wirklich die Anstrengung, sie über Ihre Schenkel, über das Gesäß, über die vordere Wölbung und bis zur Hüfte hinaufzuziehen. Jetzt ziehen Sie den Reißverschluß hoch. Ziehen Sie fest. Beachten Sie, was mit Ihrem Atem geschieht. Sie wissen, wie schmerzhaft es ist, wenn nackte Haut in einen Reißverschluß gerät, also gehen Sie vorsichtig vor. Das ist die Anspannung der Bauchmuskeln. Und jetzt: entspannen Sie! *Das* ist Entspannung des Bauches!

Beachten Sie die Empfindung, sobald Sie entspannt sind. Genau so werden die Bauchmuskeln bei der Geburt sein, solange Sie sie nicht brauchen.

Übung 5:

Wiederholen Sie die Übungen 1, 2 und 4. Entspannen Sie sich etwa eine Minute lang und überlassen Sie sich diesem reinen Hochgenuß. Gehen Sie dann weiter zum Anspannen und Entspannen der Muskeln um die Brust und die Schultern herum. Bei der Geburt werden alle diese Muskeln gelockert sein; denn es ist sehr schwierig, die verschiedenen Ebenen und Geschwindigkeiten des richtigen Atmens einzuhalten, wenn Sie nicht völlig entspannt sind. Jede Spannung bringt größere Schwierigkeiten beim Atmen mit sich, vor allem beim flachen, schnellen Atmen. Stellen Sie sich vor, daß Sie einen Büstenhalter anziehen, der drei Nummern zu klein ist. Sie haben gerade gebadet, und Ihre Haut ist noch ziemlich feucht. Schlüpfen Sie hinein und ziehen Sie dann fest nach hinten; ziehen Sie weiter; die Haken sind schon ganz nah beieinander. Versuchen Sie es noch fester. Beobachten Sie, was mit Ihrem Atem und mit Ihren Gesichtsmuskeln geschieht. Ruhen Sie sich gut aus und erleben Sie den Genuß der Entspannung nach der Anstrengung.

Übung 6:

Wiederholen Sie die Übungen 1, 2, 3 und 5. Entfernen Sie dann die Unterlage unter Ihren Knien. Liegen Sie mit angewinkelten, hochgestellten Beinen, die Fußsohlen nahe dem Gesäß flach auf dem Bett oder auf dem Boden. Legen Sie je eine Hand an die Innenseite eines Knies. Drücken Sie jetzt Ihre Knie gegen den Widerstand Ihrer Hände zusammen, indem Sie die Muskeln an den Innenseiten der Beine anspannen. Drücken Sie fest, bis die Knie unbeweglich aufgerichtet sind. Strecken Sie die Beine dann wieder aus und entspannen Sie sich. Spannen Sie die Muskeln an der Vorderseite des linken Beins an, wobei Sie das Knie einziehen und wieder loslassen, und entspannen Sie sich. Dann das rechte Bein, und ebenfalls entspannen.
Drücken Sie jetzt die Knie gegen den Widerstand Ihrer Hände, die außen an den Oberschenkeln liegen, auseinander. Fühlen Sie die Spannung und ziehen Sie an den Beugemuskeln. Entspannen Sie sich völlig.

Übung 7:

Wiederholen Sie die Übungen 1, 2, 4, 5 und 6. Prüfen Sie nun, ob Sie in der Lage sind, einige Muskeln anzuspannen, während der übrige Körper entspannt bleibt. Das ist *differential relaxation,* die abgestufte,

»differenzierende« Entspannung. Sie ist die Basis für jegliche wirkungsvolle, harmonische Tätigkeit, bei der keine Energie verschwendet und nur das Minimum der für die Aufgabe benötigten Spannung eingesetzt wird.

Legen Sie sich mit dem Rücken auf den Boden und machen Sie es sich mit Kissen bequem; auch Ihre abgewinkelten Knie liegen auf Kissen auf. Sie spannen den Wadenmuskel eines Beines an, ohne daß in irgendeinem anderen Bereich Ihres Körpers Spannung entsteht. Heben Sie das Bein nicht hoch, sonst werden die Bauchmuskeln miteinbezogen. Üben Sie dies, bis Sie ganz sicher sind, daß Sie nirgendwo sonst unnötig verspannt sind. Entspannen Sie sich dann völlig. Wiederholen Sie dasselbe mit dem anderen Bein, lassen Sie los, und dann dasselbe mit beiden Beinen. Entspannen.

Heben Sie jetzt einen Arm ein wenig vom Boden, wie eine Holzpuppe, die Faust geballt, aber lassen Sie die Beine entspannt und vergewissern Sie sich, daß Sie nicht andere Muskeln mit anspannen oder den Atem anhalten. Bleiben Sie ein paar Sekunden lang in dieser Stellung und lassen Sie dann den Arm los, so daß er auf den Boden oder auf das Bett zurückfällt. Machen Sie dasselbe mit dem anderen Arm und entspannen Sie sich danach. Dann versuchen Sie dasselbe mit beiden Armen zugleich. Entspannen.

Diesmal spannen Sie den Wadenmuskel eines Beines und des Armes auf derselben Seite an und lassen dabei das andere Bein und den anderen Arm vollkommen entspannt. Achten Sie darauf, daß sich Ihr Gesicht nicht vor Konzentration verspannt. Halten Sie die Spannung ein wenig aufrecht, entspannen Sie sich, und machen Sie dann dasselbe mit dem anderen Arm und Bein. Entspannen.

Versuchen Sie es jetzt mit einem Arm und dem Bein auf der gegenüberliegenden Seite. Vergewissern Sie sich, daß sich die Spannung nicht auf weitere Bereiche des Körpers ausdehnt und daß Sie nicht die Bauchmuskeln anspannen. Spannen Sie lediglich den Arm und das Bein an. Jetzt entspannen Sie sich und machen dann dasselbe mit dem anderen Arm und Bein.

Die differenzierende Entspannung ist eine große Hilfe, wenn man die Glieder, die entspannt werden sollen, überprüfen will. Wenn Sie jedoch einen Krampf in den Beinen bekommen, müssen Sie diese Übung entsprechend abwandeln, indem Sie in Ihren Beinen keine Muskeln anspannen, und auf jeden Fall sollten Ihre Zehen dabei nach oben gerichtet, also die Füße nicht gestreckt sein.

Eigene Übungen erfinden

Sobald Sie dieses Stadium beim Erlernen der Entspannung erreicht haben – und Sie haben dabei nicht nur Entspannung gelernt, sondern auch eine viel feinere und genauere Wahrnehmung Ihres Körpers – sind Sie so weit, daß Sie eigene Übungen entwickeln können, die auf den Spannungen beruhen, zu denen Sie persönlich neigen. Dazu benützen Sie Ihre Fähigkeit, sich an Spannungsarten in verschiedenen täglichen Streßsituationen zu erinnern. Sie beginnen mit einfachen Tätigkeiten, etwa wenn Sie eine schwere Schublade aufziehen, die sich verklemmt hat, oder eine Tür zuschieben, die sich im Teppich verfangen hat, oder die Küchentür mit einer Hand öffnen, während Sie auf der anderen ein Tablett balancieren. Wenn Sie diese bestimmten Spannungen beobachtet und die Körperstellen, an denen sie auftreten, festgestellt haben, besteht die nächste Aufgabe darin, sie zu wiederholen, wenn Sie auf dem Boden liegen und Ihre Entspannungsübungen machen. Diese speziellen Übungen können Sie sogar im Bad ausführen. Entspannen Sie sich grundsätzlich *zwischen* den einzelnen Übungen, sonst werden Sie bald bemerken, daß Sie übriggebliebene Spannungen von der vorangegangenen Übung in die neue Übung mit übernehmen.

Hier ein paar Vorschläge, denen viele weitere hinzugefügt werden können:

● Sie haben den Mund voll mit unverdünntem Zitronensaft. Entspannen.

● Sie atmen die Dünste einer offenen Ammoniakflasche ein. Entspannen. Die Spannung ist weg.

● Sie gehen barfuß einen Strand entlang und spüren scharfkantige Kieselsteine unter Ihren Fußsohlen. Suchen Sie sich sorgfältig Ihren Weg über den Strand. Dann entspannen.

● Sie tragen eine große, schwere, kostbare Kristallschale. Sie ist feucht und gehört Ihnen nicht. Sie tragen sie auf hohen Stöckelschuhen über einen rutschigen Küchenboden. Spüren Sie die Spannung in Ihren Händen und auch in den Armen und

Schultern, während Sie die Schale umfassen, und die Spannung in den Augen, denn Sie müssen ja gut aufpassen. Stellen Sie sie vorsichtig ab; dann entspannen Sie sich.

● Sie gehen auf einer dünnen weißen Linie, indem Sie einen Fuß vorsichtig vor den anderen setzen. Sie spüren Spannung im Spann, in den Zehen, in den Schenkeln, im Gesäß, im Kreuz und auch in den Armen, Händen und Schultern, und Sie bemühen sich, die Balance zu behalten. Entspannen Sie sich vollständig.

● Sie gehen in einer eiskalten Meeresbucht baden, mit den Zehen zuerst. Lassen Sie das kalte Wasser an Ihren Beinen und bis über den Bauch hochsteigen; lassen Sie sich nach und nach ins Wasser gleiten und spüren Sie, wie es Ihren Rücken entlang hochsteigt. Gehen Sie wieder heraus und legen Sie sich auf den warmen Strand in die Sonne. Spüren Sie den Sand heiß unter Ihrem Körper; die Sonne strömt in Ihre Haut hinein, überall auf Ihrer Körperoberfläche fühlen Sie die warme Luft. Stellen Sie sich vor, daß Sie so in einen tiefen, erfrischenden Schlaf fallen. Dann stellen Sie sich sozusagen neben sich selbst und schauen sich Ihren Körper an, wie er in der Sonne liegt, friedlich atmend und vollkommen entspannt.

● Wenn Sie Autofahrerin sind, so malen Sie sich eine Situation aus, in der Sie gerade beim Überholen sind und bemerken, daß ein anderer überholender Wagen Ihnen entgegenkommt. Beachten Sie die Spannungen, die in den Augen, Armen, Schultern und in dem Bein entstehen, mit dem Sie auf die Bremse treten. Fühlen Sie jetzt, wie sich diese Spannung »entrollt«, und entspannen Sie sich völlig.

● Stellen Sie sich vor, daß Sie sich niederbeugen, um einen schweren Bratentopf aus dem heißen Ofen zu nehmen. Er ist zu voll, und der Bratensaft läuft über. Fühlen Sie die Anspannung der Muskeln, wenn Sie in die Hocke gehen; öffnen Sie die Backofenklappe; weichen Sie zurück, wenn Ihnen die Hitze ins Gesicht schlägt, und dann beugen Sie sich vorsichtig vor und nehmen mit Topflappen den großen Bratentopf heraus. Sie werden bei diesen Bewegungen eine ganze Reihe von Spannungen wahrnehmen, an denen die Muskeln im Rücken und in den Füßen und Beinen, in den Händen, im Nacken, im Gesicht und in den Armen beteiligt sind. Und nun lassen Sie alle diese Muskeln los.

Um die Spannungen der beim Sprechen benützten Muskeln zu beobachten, legen Sie sich völlig entspannt hin und sagen laut den Namen Ihres Mannes. Beachten Sie die Anspannung der Kiefermuskeln und anderer Muskeln in Ihrem Gesicht, vor allem um den Mund herum. Wenn Sie gerade Schwierigkeiten mit ihm haben, sind vielleicht noch andere Muskeln beteiligt (und bringen die Spannung zum Ausdruck, die Sie ihm gegenüber empfinden). Entspannen Sie sich vollständig. Sagen Sie jetzt seinen Namen noch einmal flüsternd. Beobachten Sie, daß Sie dabei dieselben Muskeln anspannen, nur weniger stark. Entspannen Sie sich. Jetzt stellen Sie sich vor, daß Sie seinen Namen sagen. Wenn Sie gut achtgeben, können Sie eine leichte Anspannung derselben Muskeln bemerken. So wird sogar eine in der Vorstellung ausgeführte minimale physische Aktivität in muskuläre Spannung umgesetzt. (Vielleicht ist das einer der Gründe, weshalb es so ermüdend ist, im Bett zu liegen und an das Aufstehen am Morgen zu *denken!*) Sie können sich eine Reihe von Phantasiehandlungen in dieser Weise ausdenken und die spezifischen Spannungen beobachten, die sich bei jeder dieser Handlungen ergeben. So erfahren Sie, was für ein Gefühl es ist, wenn die Spannungen in diesen bestimmten Muskeln sich auflösen.

Versuchen Sie, aus dieser Wahrnehmungsfähigkeit Nutzen für Ihr tägliches Leben zu ziehen, indem Sie nur die Muskeln einsetzen, die benötigt werden und damit Belastungen vermeiden, die von verschwendeter Muskelenergie herrühren.

Emotionale Konfliktsituationen
Von da aus gehen Sie weiter zu weniger üblichen Streß-Situationen und zu solchen, die mit einem emotionalen Konflikt verbunden sind. Hier beginnen Sie Ihre persönliche Lebenserfahrung heranzuziehen – Sie befassen sich mit Spannungen, die

vielleicht niemand sonst bemerkt. Versuchen Sie, ehrlich zu sich selbst zu sein und sich sorgfältig zu beobachten, um diese Spannungen bewußt werden zu lassen. Keiner von uns geht ständig kühl, ruhig und gesammelt durchs Leben. In einem Buch kann ich lediglich ein paar Hinweise und Anregungen geben, die auf Spannungen bezogen sind, wie viele Frauen sie erleben.

Versuchen Sie nicht, eine Spannung noch einmal zu durchleben, ohne sich die *entsprechenden Begleitumstände* ebenfalls ins Gedächtnis zurückzurufen, die zu dieser Emotion geführt haben – sonst wird diese Übung gezwungen und künstlich. »Denken Sie nicht über das Gefühl selbst nach, sondern bringen Sie Ihren Geist dazu, sich mit dem zu befassen, was es wachsen ließ, mit den Bedingungen, welche die Erfahrung hervorgebracht haben ... *Beginnen Sie niemals mit den Ergebnissen. Sie werden zur rechten Zeit als logische Folgerung dessen auftreten, was zuvor geschehen ist.*«[3]

- Sie sind in Eile und schlagen Sahne, während Ihre Schwiegermutter soeben zur Küchentür hereinkommt.

- Sie warten am Schalter auf Ihre Fahrkarte, und der Zug fährt jede Minute ab.

- Sie gehen nachts eine einsame Landstraße entlang (es ist stockfinster), und Sie glauben, daß Sie jemanden hinter sich gehen hören. Er scheint im Schatten der Hecke entlangzuschleichen. Haben Sie ein Geräusch gehört? Beachten Sie Ihre Reaktionen. Wie wurde Ihr Atem beeinflußt?

- Sie liegen nachts verzweifelt im Bett und Ihnen ist zum Heulen zumute. Sie wollen aber vermeiden, daß Ihr Mann bemerkt, wie unglücklich Sie sind. (Das mag vielleicht eine ungewöhnliche Situation für Sie sein. Aber versuchen Sie es dennoch. Die meisten Frauen müssen ihre Männer erst wachrütteln, bevor diese bemerken, daß irgendetwas nicht in Ordnung ist!) Beachten Sie die Angespanntheit Ihres Gesichts – es ist wie eine Maske; spüren Sie die festgehaltenen

---

[3] Constantin Stanislavski, *An Actor Prepares,* Bles, 1937.

Bauchmuskeln, das trockene Gefühl im Hals und die Wirkung auf Ihren Atem; welche anderen Muskeln sind noch angespannt?

● Konzentrieren Sie sich jetzt auf Situationen und Dinge, die Sie tatsächlich beunruhigen oder ängstigen. Manchmal sind diese Ängste irrational, gelegentlich auch ganz vernünftig. Machen Sie sich eine Liste (Sie können sie hinterher verbrennen) von den Dingen, die eine große Belastung für Sie bedeuten, die Sie tief beunruhigen, vor denen Sie Angst haben. Nehmen Sie alles mit hinein, was mit Ihrem Baby, mit Ihrer Schwangerschaft, dem Krankenhaus, Ihrer Ehe oder den Vorgängen in Ihrem Körper zu tun hat. Wahrscheinlich ist die Liste kurz – schaffen Sie sich nicht künstlich Ängste –, aber sie wird doch genügend Material zum Üben liefern.

● Wählen Sie ein Thema und lassen Sie Ihrer Phantasie freien Lauf, so daß es lebendig und realistisch für Sie wird und Sie damit arbeiten können. Sie rufen die Spannungen wieder hervor, die damit verbunden sind, ob es eine Maus ist, die über den Boden läuft, oder jemand im Haus, der Ihnen Ärger und Sorgen macht, Ihr Kind, das beinahe von einem Auto angefahren wurde, oder eine knarrende Tür, während Sie nachts allein im Haus sind, oder etwas anderes, wie zum Beispiel Menstruationsschmerzen oder eine Fehlgeburt, Verstopfung, ein Asthmaanfall oder Migräne, ein schmerzhafter Liebesakt, oder auch eine Behandlung beim Zahnarzt (aber bei dieser Vorstellung beginnen Sie mit der Untersuchung Ihrer Spannung im Wartezimmer).

Stellen Sie sich vor, wie Sie vom äußersten Rand eines hohen Gebäudes nach unten schauen, oder wie Sie in der Abstellkammer unter der Treppe eingeschlossen sind; denken Sie an eine Situation, in der Sie sich so aufgeregt haben, daß Sie das Gefühl hatten, vor Wut zu platzen – erinnern Sie sich an die Sekunden, bevor Sie losschlugen oder schrien oder davonliefen; denken Sie vielleicht an einen besonders unangenehmen Traum, der Sie verfolgte – die Messerspitze, der verschlossene Verschlag oder ein enger Durchgang, sich windende Schlangen oder krabbelnde Insekten, oder daran, an einen Operationstisch festgebunden zu sein, am Rand einer Klippe zu stehen, am Ertrinken zu sein oder ein Ungeheuer zu gebären. (Die meisten Frauen scheinen in der Schwangerschaft sehr intensive und oft unangenehme Träume zu haben). Gehen Sie wirklich in die Situation hinein, und wenn Sie sich in Ihre Rolle tatsächlich hineingelebt haben, dann stellen Sie sich außerhalb Ihrer selbst und schauen Sie sich dabei zu. Welche Muskeln verspannen sich? Wie atmen Sie? Wo setzen sich Spannungen fest?

● Schicken Sie jetzt bewußt und aufmerksam eine Botschaft vom Gehirn zu den beteiligten Muskeln – etwa wie eine telefonische Durchsage – um die Spannungen abzuschalten. Entspannen Sie sich ganz.

● Rufen Sie sich jetzt das Bild wieder ins Gedächtnis zurück und wiederholen Sie die Übung. Schalten Sie die Spannungen unverzüglich ab, wenn Sie sich entspannen wollen.

Rufen Sie wieder dasselbe Bild hervor, und diesmal *begegnen Sie ihm mit Entspannung anstatt mit Spannung.* Das kann zuerst schwierig sein. Aber mit der Zeit bekommen Sie Übung, und es fällt Ihnen leichter.

Nach und nach werden Sie eine neue neuromuskuläre Wahrnehmungsfähigkeit entwickeln – die ganz anders ist als eine intellektuelle Kenntnis Ihres Körpers. Sie wird für Sie nicht nur bei der Geburt nützlich sein, sondern in jeder Situation, auf die Sie mit Spannung reagieren, und sie ist eine feste Grundlage für spezifisch auf die Geburtsarbeit abgestimmte Entspannungsübungen. Kontrollierte Entspannung, die sich daraus entwickelt hat, daß Sie selbst sich verstehen und Ihre persönlichen Reaktionen kennen, ist der Ausgangspunkt. Wenn Ihnen das gelungen ist, haben Sie Ihr Ziel schon halb erreicht.

Entspannung durch Berührung

Ein anderer Weg zur Entspannung führt über die Berührung, und am besten kann sich eine Frau bei der Berührung durch den Mann entspannen, den sie liebt. Die folgenden Übungen dienen zu einer besseren Wahrnehmung der Körperspannungen und ihrer Auflösung; sie sollen aber auch ein Vergnügen sein. Man kann im Bett üben, und am besten ist man nur wenig oder gar nicht bekleidet. Diese Art der Entspannung kann für jene Frauen zweckmäßig sein, die mit den Phantasieübungen, die wir gerade machten, Schwierigkeiten haben, weil es ihnen schwerfällt, sich die Situationen bildlich vorzustellen. Aber am besten wäre es natürlich, wenn Sie auf verschiedenen Wegen zur Entspannung gelangten und sich bemühten, alle zu beherrschen.

Das Ziel der Entspannung durch Berührung ist es, die Worte zu umgehen und andere Formen der Stimulation zu verwenden. Zu diesem Zweck wollen wir eine nicht-verbale Kommunikation aufbauen, die auf Berührung beruht.

Nicht jeder entspannt sich auf dieselben Reize hin, und die Methoden zur Entspannung sollten so vielfältig sein wie die Frauen, denen sie vermittelt werden sollen. Bei meiner eigenen Arbeit, Entspannung zu lehren, habe ich festgestellt, daß es sinnvoll ist, mit einem breiten Angebot von verbalen Phantasiebildern zu experimentieren und immer zu versuchen, die Lehrmethode dem anzupassen, was mir am meisten den Bedürfnissen der jeweiligen Frau zu entsprechen schien. Selbst das beste Bild kann bei einer Frau danebengehen, bei der aufgrund ihrer persönlichen Erfahrungen und Erinnerungen die Worte eine Situation heraufbeschwören, die ihr entweder unbekannt ist, die sie als absurd empfindet oder die sie nicht leiden kann. Ich erinnere mich daran, daß ich empfohlen habe, die Kopfmuskeln dadurch zu lösen, daß man den Kopf als warm empfindet – als hätte man eben noch unter der Trockenhaube gesessen. Eine der Frauen aus meinen Kursen schreckte bei diesem Gedanken zurück und protestierte: »Aber ich kann das nicht ausstehen! Ich *hasse* dieses Gefühl!« Deshalb muß sich eine Kursleiterin in jedem einzelnen Fall der möglichen Reaktionen bewußt sein und zugleich mit Hilfe der Paare neue Bilder entwickeln und einen Vorrat von sinnvollen Entsprechungen bereithalten.

Wir brauchen uns also nicht nur auf verbale Reize allein zu stützen. Unsere Kultur ist – oder war bis jetzt – hauptsächlich verbal orientiert, und wir neigen dazu, uns auch dann durch Worte und Überbegriffe mitzuteilen, wenn wir durchaus ebensogut andere Kommunikationsmittel einsetzen könnten, und zwar solche, die man nicht einer günstigen Gelegenheit oder einem spontanen Impuls zu überlassen braucht – wie das der Fall ist, wenn wir lächeln oder uns verbeugen oder eine Hand ausstrecken.[4] Nicht-verbale Methoden der Kommunikation, die jederzeit neben den rein verbalen Methoden eingesetzt werden und hinter denen die Botschaft der verbalen Kommunikation vielleicht zurücktritt und durch die sie sogar verändert wird, können als solche untersucht, analysiert und strukturiert werden, so daß wir sie gezielt und mit Überlegung und Geschick anwenden können.

Ich habe vor kurzem versuchsweise damit begonnen, nicht-verbale Kommunikationsmittel als eine systematische Methode zur Vermittlung neuromuskulärer Entspannung einzusetzen. Dabei habe ich festgestellt, daß es am einfachsten ist, auf die ganz spontane Art und Weise zurückzugreifen, in der Mann und Frau einander berühren, weil sie das gern tun und weil es ihnen Vergnügen, Wohlgefühl, Sicherheit, erotische Lust und ein Gefühl der Gemeinsamkeit bringt. Ich habe eine tiefe Abneigung gegen solche Übungen zur Geburtsvorbereitung, bei denen man ein Trikot anzieht und herumhüpft und sich einem Drill für den »Ernstfall« unterzieht. Obwohl mir klar ist, daß manche Frauen das für sehr aufmunternd und anregend halten, kann ich nicht einsehen, in welcher Weise das,

---

[4] Siehe zum Beispiel Michael Argyle, *The Psychology of Interpersonal Behaviour* (Penguin) und die Arbeiten von R. D. Laing.

abgesehen von einer Anregung des Kreislaufs, irgendeine positive Auswirkung auf die Reaktionen haben soll, mit denen sie sich während der Geburtsarbeit den Wehen anpaßt.

Aber die Geburtsarbeit ist nicht alleiniger Sinn und Inhalt des Lebens, nur im Hinblick auf die wenigen Stunden der Geburtsarbeit zu üben hieße, unsere Fähigkeit zur Entspannung unnötig zu begrenzen. Und nach der Geburt... was ist dann? Die Frau hält ihr Baby in den Armen. Und wie hält sie es? Wenn sie das Baby stillt und ihm die Windeln wechselt und es badet, und wenn sie ihr größeres Kind in den Armen hält oder ihre Schwiegermutter empfängt, wenn sie in der Küche wirtschaftet und die Hausarbeit erledigt, eine Dissertation schreibt oder ein krankes Familienmitglied pflegt, wenn sie am Steuer sitzt oder einkaufen geht, wenn sie jemandem in Not ihre Hilfe anbietet oder mit den chaotischen, nervtötenden, ohrenbetäubenden Krisen einer Familie fertigwerden muß... wie verhält sie sich dann? Natürlich lautet die Antwort, daß wir schreien und weinen und unsere Kinder schütteln, bis ihnen die Zähne klappern, und wir bekommen Kopfweh und alle möglichen psychosomatischen Krankheiten, und wir sagen Dinge, die wir um alles in der Welt nicht sagen wollten, und dann fühlen wir uns schuldig, weil wir all das getan haben; wir unternehmen tapfere Anstrengungen, um uns zu bessern, vielleicht durch Gebete oder Meditationen über dem Abwasch, indem wir einige Kapitel in Spocks Erziehungsratgeber, der irgendwo in der Kleiderschrankschublade liegen müßte, nachschlagen oder durch ernsthafte Gespräche mit anderen, gleichermaßen schuldbewußten Müttern. So bin ich jedenfalls, und weil ich meine eigenen Sünden, die mich verfolgen, kenne, finde ich, daß wir uns mit Entspannung auf der Ebene des gewöhnlichen, täglichen Lebens befassen sollten, sie als etwas betrachten, das wir mit in unser Leben hineinnehmen können, und nicht nur als irgendeine »Übung«.

Die grundlegende Grammatik dieser nicht-verbalen Sprache der Berührung ist ganz einfach – entspanne dich *hin zu der berührenden Hand*. Das ist es, was Sie unwillkürlich tun, wenn

Sie von jemandem berührt werden, den Sie lieben. Zugleich ist es wichtig, daß der Mann lernt, Sie mit entspannter Hand zu berühren – indem er seine Hand langsam der Form des jeweiligen Körperteils anpaßt, mit dem gerade gearbeitet wird. So ergibt sich ein wechselseitiges Üben der Entspannung, und es besteht gar keine Möglichkeit, daß die Frau zur kritisierten, dem Ehemann untergeordneten Schülerin wird; statt dessen haben beide teil an etwas, das in Wirklichkeit nicht so sehr eine Geschicklichkeitsübung ist als vielmehr ein »sensitives Reagieren«.

Die Frau spannt eine Reihe von Muskeln an, und wenn sie bereit ist (nicht vorher), legt er seine Hand auf die angespannten Muskeln. In der Sekunde, in der er das tut, läßt sie die Muskeln zu seiner Hand hin los. Es gibt verschiedene Möglichkeiten, wie sie das machen kann, und es ist gut, wenn sich die Frau auf die Körperbereiche konzentriert, wo sie am meisten Schwierigkeiten mit dem Entspannen hat. Sie liegt auf dem Rücken, gegen Kissen gelehnt, in einem warmen Bett, die Wirbelsäule einschließlich Kreuz, Nacken und Kniekehlen sind gut abgestützt und befinden sich in einer bequemen Lage. Sie atmet aus und entspannt sich vollständig. Durch folgende Methode kann die Mühelosigkeit der Entspannung in verschiedenen Bereichen des Körpers erkundet werden:

1. Sie runzelt die Stirn. Er legt seine Hand auf ihre Augenbrauen. Sie entspannt sich.

2. Sie knirscht mit den Zähnen und preßt die Kiefer aufeinander. Er legt seine Hände auf beide Seiten ihres Kiefers. Sie entspannt sich.

3. Sie spannt die Kopfmuskeln an und hebt die Augenbrauen dabei. Er legt seine Hände auf beide Seiten ihres Kopfes. Sie entspannt sich.

4. Sie drückt ihre Schulterblätter zurück, als wären es Engelsflügel, die einander berühren. Er legt seine Hände auf die Vorderseite einer jeden Schulter. Sie entspannt sich.

5. Sie zieht ihre Bauchdecke ein. Er legt seine Hand auf die untere Rundung ihres Bauches. Sie entspannt sich.

6. Sie preßt ihre Oberschenkel zusammen, als hielte sie ein Blatt Papier dazwischen. Er berührt jedes Bein an der Außenseite. Sie entspannt sich, und ihre Beine gleiten auseinander.

7. Sie drückt ihre Beine, die noch angewinkelt sind, nach außen, und die Schenkel streben auseinander. Er legt seine Hände auf die Innenseite ihrer Schenkel, und sie entspannt sich.

8. Sie spannt die Muskeln des rechten Armes an. Er legt seine Hand erst auf die geballte Faust, und ihre Hand entspannt sich vom Gelenk her. Dann gleitet er mit beiden Händen am Arm zum Ellenbogen aufwärts, und sie entspannt dabei den Unterarm. Dann geht er weiter zu den Schultern und drückt fest darauf, und jetzt ist der ganze Arm entspannt.

9. Sie wiederholt dasselbe mit dem anderen Arm.

10. Sie spannt die Muskeln eines Beines an, wobei die Zehen nach oben gerichtet sind und das Bein gerade ist (wenn es Krämpfe verursacht, sollte man das nicht tun). Er nimmt ihren nackten Fuß fest um den Spann (wenn er nicht fest anfaßt, kann sie es als Kitzeln empfinden). Sie entspannt den Fuß von der Kniebeuge aus. Dann gleitet er mit seinen Händen langsam und achtsam an beiden Seiten des Beines aufwärts bis zum Knie, und dabei entspannt sie das ganze Bein. Er endet damit, daß seine Hände langsam und fest das Bein abwärts streichen.

11. Sie wiederholt dasselbe mit dem anderen Bein.

Die Frau dreht sich dann zur Seite oder in die seitliche Bauchlage, je nachdem, wie es am bequemsten für sie ist, und nimmt folgende Haltung ein:

12. Sie hebt ihr Kinn und spannt die Muskeln im Genick an. Er legt seine Hand auf ihren Nacken, und sie entspannt sich.

13. Sie macht ein Hohlkreuz. Er legt seine Hände auf beide Seiten der Lendenwirbelsäule, und sie entspannt sich.

14. Sie preßt ihr Gesäß zusammen, als hätte sie einen Hundertmarkschein dazwischen, und jemand würde versuchen, ihn wegzuziehen! Er legt eine Hand auf jede Gesäßhälfte, und sie entspannt sich.

Jede dieser Spannungshaltungen entspricht üblichen Streß-Situationen, in denen diese Muskelreaktionen aufzutreten pflegen, sowohl im täglichen Leben als auch in den verschiedenen Wehenphasen.

Wir spannen oft die Kopf- und Nackenmuskeln an, wie in Übung 3, zum Beispiel wenn wir Kopfschmerzen haben, und manchmal scheint das Anspannen dieser Muskeln in Streß-Situationen einem Anfall von Spannungs-Kopfschmerz vorauszugehen, und es sieht so aus, als sei dies die Ursache für den Schmerz. In Übung 4 geht es um Spannung im Bereich der Schultern und des oberen Rückens, so wie es sein wird, wenn gegen Ende der Eröffnungsphase der Geburt Spannungen aufgebaut werden. Spannungen in diesen Muskeln wirken sich sehr leicht in Form von übermäßigem Atmen und daraus entstehender Hyperventilation des mütterlichen Blutes aus, was wir noch ausführlicher im Zusammenhang mit dem Atmen bei der Geburtsarbeit behandeln werden. Es fängt damit an, daß das Atmen schwieriger wird; die Atmung wird forciert und immer hektischer, das leichte, mühelose Atmen wird von schwerem Keuchen abgelöst. Der Grund liegt nicht so sehr darin, daß falsch geatmet wird, sondern darin, daß die Frau sich verspannt hat und nicht mehr in der Lage ist, sanft zu atmen.

Die Übungen 6 und 7 vermitteln einen Eindruck von den beiden Spannungsarten, die in der Übergangsphase auftreten können, und von der Schwierigkeit, der sich die Mutter beim Entspannen gegenübersieht, denn am Anfang der Austreibungsphase, bevor sie zu pressen beginnt, können ihre Beine ganz kalt werden und zu zittern beginnen. In diesen Übungen lernt sie auch eine Möglichkeit kennen, wie sie ihre Beine bewußt und vorsichtig entspannen kann.

In Übung 8 bekommt man eine Vorstellung von der Hilfe, die der Ehemann, ganz einfach durch Berührung, bei der Geburt leisten kann. Mit seiner Hand kann er seine Frau beim Entspannen unterstützen, und auf diese Weise kann er ihr besser beistehen, als wenn er sie auffordern würde, sich an seine Hand zu klammern. Aus diesem Grund ist es gut, wenn er sie gerade während der Wehen nur am Handgelenk hält, statt ihre Hand in die seine zu nehmen; und er streicht fest von der Schulter abwärts über die Muskeln des Armes, um sie an die Notwendigkeit der völligen Entspannung zu erinnern. Manchmal wünscht die Frau keinerlei Berührung und möchte allein gelassen werden, weil der Kontakt sie irritiert, und natürlich muß jedes Paar klären, wie es am besten geht und wie sie persönlich vorgehen wollen.

Übung 12 veranschaulicht die Haltung einer Frau in der Austreibungsphase der Geburt, die preßt, indem sie ihre Halsmuskeln anspannt und sich in einer fürchterlichen Anstrengung, das Baby herauszupressen, aufreibt. Dies kann so korrigiert werden, wie es im zweiten Teil der Übung beschrieben ist, nämlich, indem der Mann seine Hand fest auf ihren Nacken legt und sie damit daran erinnert, die Halsmuskeln zu entspannen und das Kinn nach vorn auf die Brust fallen zu lassen.

Während der Austreibungsphase fühlen viele Frauen Verzweiflung in sich aufsteigen und sind nicht in der Lage, vorwärts zu kommen. Sie spannen die Rückenmuskeln an und biegen das Kreuz zum Hohlkreuz durch. Auch dies kann mit einem festen Druck der Hand des Mannes gegen den Kreuzbereich berichtigt werden.

In Übung 14 haben wir das Bild einer Frau, die sich gegen die ungewöhnlichen Empfindungen der Preßwehen wehrt. Das kann ihr das Gefühl geben, als würde das Baby zum »falschen Loch« herauskommen und als würde sie gleich platzen müssen. Der Kopf des Kindes schiebt sich durch den Geburtskanal und verursacht ein Gefühl, als würde er Damm und After ausfüllen, und dann beginnt er die Vagina auszudehnen. Beide Adduktoren in den Oberschenkeln und die Gesäßmuskeln können in Spannung geraten, wenn die Mutter gegen diese Empfindungen ankämpft.

So können die Techniken der Entspannung durch Berührung auch unmittelbar während der Geburt zur Anwendung kommen, und sie bieten dem Ehemann wertvolle Möglichkeiten, praktische Geburtshilfe zu leisten, bei der jedes Nörgeln ausgeschlossen ist und die Frau nicht in die Lage versetzt wird, sich zu fragen: »Wer bekommt eigentlich das Baby – du oder ich?«

Der Ehemann, der aufmerksam und sensibel genug ist, um das Entstehen von Spannungen, auch wenn sie nur leicht sind, zu sehen, kann seine Hand auf die beteiligten Muskeln legen, sei es zwischen den Wehen oder auch, wenn die Frau das wünscht, zu Beginn der Wehen. Hier muß die Fähigkeit zu müheloser Kommunikation bestehen, da die Berührung auch eine unwillkommene Einmischung sein kann, und sie sollte bei der Geburt nur dann eingesetzt werden, wenn die Frau sie tatsächlich als Hilfe empfindet. Massage ist eine logische Fortsetzung der Entspannung durch Berührung (darüber mehr S. 139).

Es muß betont werden, daß eine Frau, die eine gewisse Fertigkeit erlangt hat, (a) ihre Entspannung auch durch eigene Berührung unterstützen kann und (b) auch die Berührung des Arztes oder der Hebamme als Signal zur Entspannung akzeptieren kann, obwohl deren Berührung vor allem dem Untersuchen dient und nicht den Zweck hat, einen Entspannungsimpuls zu geben. Wenn eine Frau bei der gynäkologischen Untersuchung durch ihren Arzt entdeckt, was für eine Wirkung die Entspannung hat, und wenn sie sich völlig loslassen kann statt »die Fühler einzuziehen wie eine Schnecke«, so kann die Tatsache, daß ihr eine solche Untersuchung, auch zur Überraschung ihres Arztes, auf einmal nicht mehr so unangenehm ist, ihre Fähigkeit zur Entspannung für die Geburt zu vervollkommnen.

Entspannung während der Wehen

Eine Muskelanspannung in irgendeinem Teil des Körpers ist ganz ähnlich wie die Kontraktion der Gebärmutter bei der Geburtsarbeit. In jedem Fall handelt es sich um ein Verkürzen und Zusammenziehen der Muskelfasern und um den gleichen

Einsatz von Energie. Natürlich muß die Gebärmutter kontrahieren, sonst gäbe es keine Wehen. Aber in allen übrigen Teilen des Körpers ist keine Muskelspannung nötig. Unnötige Muskelspannungen machen die Geburt nur ermüdender und unangenehmer und können sie sogar in die Länge ziehen.

Wenn Sie Ihre Faust ballen und Ihren Arm ein paar Minuten lang hochhalten, werden Sie einen Schmerz spüren, der die beteiligten Muskeln erfaßt, da sie diese Spannung nicht gewöhnt sind. Ebenso verspürt man in der Gebärmutter, vor allem im Bereich des Muttermundes, oft Schmerzen, wenn die Längsmuskelfasern angespannt werden und der Muttermund sich nach und nach öffnet.

Dennoch gibt es einen grundlegenden Unterschied zwischen dem Schmerz, den Sie im Bizeps erzeugen, und der Kontraktion der Gebärmutter. Der Bizeps untersteht der willkürlichen Kontrolle Ihres Verstands. Die Gebärmutter dagegen arbeitet wie das Herz unabhängig von Denken und Wollen, und sie verrichtet ihre Arbeit, ohne daß Sie irgendetwas dazu tun müssen.[5] Die Gebärmutter übt ja tatsächlich während der ganzen Schwangerschaft Kontraktionen aus, obwohl die Frau sie im allgemeinen nicht wahrnimmt. Mit fortschreitender Schwangerschaft nehmen sie an Stärke und Häufigkeit zu, so daß jemand anderer sie sogar mit der Hand auf Ihrem Bauch spüren kann. Während des größten Teils der Geburtsarbeit ist der tatsächliche Druck der Kontraktionen nicht viel größer als in den letzten Wochen der Schwangerschaft, obwohl Sie sie wesentlich stärker spüren werden.

[5] Hier sind wir auf einem Gebiet, das noch ausführlicher untersucht werden muß. In *Clinical Measurements of Uterine Forces in Pregnancy and Labour* von S. R. M. Reynolds, Jerome Harris und Irwin H. Kaiser, Charles C. Thomas, Illinois, 1954, ist ein Experiment beschrieben, bei dem Pillen – irgendwelche Pillen, vorausgesetzt, daß sie keine wehenanregenden Substanzen enthielten – schwangeren Frauen gegeben wurden, von denen es hieß, daß »sie sich der Gebärmutteraktivität keineswegs bewußt waren«, und man erklärte den Patientinnen, dies würde sie »beruhigen«. Das Ergebnis war, daß die Gebärmutteraktivität bis zu mehr als 50 % verringert wurde. Wir können noch nicht den vollen Einfluß ermessen, den die geistige Einstellung auf die Gebärmutter hat.

Während der Eröffnungsphase der Geburt, wenn der Muttermund langsam verstreicht und sich dann öffnet, sollten alle Muskeln, die man vom Gehirn her beeinflussen kann, entspannt werden, so daß die Muskeln der Gebärmutter, die durch ihre ziehende Funktion das Öffnen bewirken, ungestört arbeiten können. Wenn eine Frau wirklich entspannt ist, nimmt sie nicht nur keinerlei Anspannung mehr wahr – und sorgfältiges Üben der progressiven Entspannung in der oben beschriebenen Weise wird ihr helfen, jede Spannung ohne Schwierigkeiten aufzuspüren – sondern sie hat auch das Gefühl, als würde ihr Körper nach allen Seiten hin auseinanderfallen und aus seinen Grenzen fließen wie ein sehr reifer Camenbert. Sie kann diesen Zustand nicht erreichen, indem sie ihn willentlich anstrebt, sondern er stellt sich von selbst auf Grund ihrer Fähigkeit ein, die voneinander getrennten Muskulaturen ihres Körpers zu entspannen, und wenn sie dieses oben beschriebene Gefühl hat, weiß sie, daß sie erfolgreich war.

Diese Entspannung kann ein- oder zweimal am Tag je etwa zehn Minuten lang geübt werden, und immer beim Zubettgehen am Abend, weil sie ihr dann zu einem gesunden, erholsamen Schlaf verhilft. Eine Frau, die sich dem Geburtstermin nähert, kann diese Zeit gleichzeitig dazu benützen, sich vorzustellen, daß sie Wehen hat. Wenn sie sich die physiologischen Prozesse vor Augen führt, die – wie sie gelernt hat – in der Eröffnungs- und Austreibungsphase der Geburt stattfinden, und wenn sie sich dann in diesem Zustand der neuromuskulären Entspannung auf diese Erfahrung einstellt, dann bietet ihr diese kontrollierte Autosuggestion zusätzliche Hilfe.

Nach jeder Übungsfolge sollte sie sich ein- oder zweimal ausführlich dehnen und strecken, wie eine Katze am Feuer, und Energie durch alle ihre Muskeln strömen lassen, ausgiebig gähnen, indem sie tief atmet und beim Ausatmen einen langen Seufzer von sich gibt, dann langsam aufstehen. So vermeidet sie nicht nur Schwindelgefühle, die durch zu schnelle Bewegungen ausgelöst werden können, sondern sie wird sich auch großartig erfrischt und gestärkt fühlen.

Entspannung sollte in verschiedenen Positionen geübt werden. Obwohl eine Frau lernen kann, sich in der seitlichen Bauchlage und auf dem Rücken liegend mit hochgezogenen Knien zu entspannen, ist es wichtig, daß sie sich in jeder anderen Haltung, die sie vielleicht bei der Geburt einnehmen wird, ebenfalls entspannen kann.

Wenn sie zum Krankenhaus gefahren werden muß, sollte sie Entspannung im Auto üben. Ich kenne eine Frau, die auf dem Sozius eines Motorrads ins Krankenhaus fuhr und sich prächtig entspannte, während sie genügend Muskelanspannung einsetzte, um fest auf dem Motorrad zu sitzen und nicht herunterzufallen. Eine Mutter, die an einem meiner Kurse teilnahm, war Pilotin, und sie flog bis zum Tag der Geburt; sie übte Entspannung in dem kleinen Raum, den das Cockpit bot, für den Fall, daß die Geburt in der Luft beginnen würde. Eine andere Frau litt gegen Ende der Schwangerschaft an schwerem Sodbrennen; ihr fiel es wesentlich leichter, im Sitzen Entspannung zu üben, was für sie sehr nützlich war, als ihr Sodbrennen während der ersten Phase der Geburt anhielt und es ihr unmöglich war, sich hinzulegen.

Wenn die Geburt schnell vorangeht, kann es sein, daß eine Frau zu einem Zeitpunkt noch schnell alles vorbereiten will, in dem sie sich auch schon auf die Wehen konzentrieren muß und deshalb bei jeder Wehe ihre Tätigkeit unterbricht, um sich auf sie einzustellen. In diesem Fall ist es eine Hilfe, wenn sie in der Lage ist, die nötigen Muskeln im Stehen zu entspannen. Manche Frauen finden es angenehm, sich leicht vorzubeugen, die Beine auseinanderzustellen und die Ellenbogen auf ein Bord oder einen Tisch zu stützen, weil dabei der untere Teil des Körpers ganz schlaff werden kann. Andere lehnen sich gern nach vorn und stützen sich mit den Fingerspitzen an einem Möbelstück ab. Manche Frauen schwingen während der Wehen in dieser Haltung mit einer schaukelnden Bewegung des Beckens vor und zurück. Einige ziehen die Hockstellung vor, bei der sich das Becken weitet. Es gibt letztlich keine feste Regel, welche Haltung eine Frau einnehmen soll. Die

Haltung, die sie als die bequemste empfindet, ist die richtige für sie.

Bei der Geburtsarbeit ist dieselbe Entspannung notwendig wie bei irgendeiner Sportart, beim Tanzen, beim Klavierspielen, beim Autofahren oder beim Radfahren. Das bedeutet, daß jede überflüssige Anspannung beseitigt ist, daß nur die für die Aufgabe erforderliche Spannung eingesetzt wird. Es ist natürlich keineswegs so, daß man einfach umkippt oder das Bewußtsein für die Umgebung verliert, indem man in eine Art von Trance fällt, und daß man keinen Kontakt mehr zu den Helfern um sich herum hat. Die Mutter kann vielmehr alles genau wahrnehmen, was vor sich geht, sie ist geistig wach und hat die Situation unter Kontrolle, und sie kann augenblicklich auf den Rat und die Führung der Geburtshelfer reagieren. Vor allem sollte sie ihren Atem regulieren können. Wenn eine Wehe kommt, beginnt sie mit dem kontrollierten Atmen, das sie befähigt, mit ihrer Entbindung Schritt zu halten und die Erregung und die Energie, die in ihrem Körper frei werden, zu genießen.

Massage

Die Massage ist am wirkungsvollsten, wenn das Paar sie zuvor eingeübt hat. Als erstes sollte der Ehemann daran denken, daß jegliche Massage bei der Geburt mit entspannter Hand ausgeführt werden muß (es ist nicht gut für ihn, wenn er wegen der Geburt allzu sehr in Spannung gerät), und die Frau sollte sich immer daran erinnern, daß sie sich zu den massierenden Händen *hin* entspannen soll; so wird diese Art von Hilfe zu einem gemeinsamen Tun und ist nicht etwas, dem sie sich passiv überläßt. Man kann Körperlotion, Creme oder Talkum verwenden, wenn man will. Wenn der Mann einen Ehering trägt, sollte er ihn abnehmen, sonst bekommt die Frau das Gefühl, als sei er mit Schlagringen bewaffnet.

Es ist zweckmäßig, die folgenden Arten der Massage zu üben:

1. Massage der Steiß- und Kreuzbeingegend. Die Frau liegt auf dem Bauch oder auf der Seite. Eine feste Hand, der Form des Rückens angeglichen, und Druck von den Handballen her sind erforderlich. Am besten ist es, wenn das Fleisch über die Knochen geschoben wird, und am wenigsten wirkungsvoll ist es, wenn die Hand lediglich mit einer streichenden Bewegung über einen weiten Bereich hingleitet. Immer wieder nimmt seine Hand den Weg über die Seiten des Beckens hinunter und über das Gesäß hinweg. Die Frau drückt den Steiß- und Kreuzbeinbereich leicht seiner Hand entgegen.

2. Massage des ganzen Rückens. Die Frau kniet oder nimmt eine Haltung ein, in der ihr Mann ihren Rücken erreichen kann. Er benützt beide Hände und fährt mit langen, festen Strichen von den Schultern abwärts über den Rücken und um die Rundung des Gesäßes. Die Hände befinden sich dabei zu beiden Seiten der Wirbelsäule und führen ununterbrochene, aber *langsame* Bewegungen aus. Eine Hand ist am unteren Teil des Rückens angekommen, während die andere von den Schultern abwärts zu streichen beginnt.

3. Das Gesäß kneten. Jeder, der einmal Brot gebacken hat, weiß, wie man bei dieser Massage vorgeht! Sie besteht aus einer festen Massage mit langsamen, gemächlichen Bewegungen entlang den Gesäßmuskeln, und sie ist hilfreich, wenn das Baby gegen den Enddarm hinunterdrückt, um für ein völliges Entspannen jener Muskeln des Beckenbodens zu sorgen, die sich um den After herum befinden. Die Frau wird angeregt, sich zur Berührung hin zu entspannen.

4. Massage des oberen Rückens. Obwohl das Baby zum anderen Ende hinausdrängt, ist es oft erstaunlich, wie sehr ein festes Reiben des Schulterbereichs der Frau helfen kann, sich zu entspannen und ihren Atem rhythmisch und ungezwungen fließen zu lassen. Auch hier lockert sie sich wieder der massierenden Hand entgegen.

5. Massage der Adduktoren. Die Frau sitzt oder liegt auf dem Rücken, und ihr Mann sitzt vor ihr und massiert die Muskeln der inneren Oberschenkel vom Knie zum Damm fest und rhythmisch, und immer wieder gleiten seine Hände über die Außenseiten der Schenkel. Sie hat ihre Beine auseinanderfallen lassen, die Knie nach außen gekehrt, und entspannt ihre Muskeln bewußt zu ihrem Mann *hin, einschließlich der Muskeln des Beckenbodens.*

Wenn bei der Geburt eine Wehe beginnt, massiert der Mann mit festen, gleichmäßigen Bewegungen die Adduktoren. Das ist eine außerordentlich wirkungsvolle Methode, um die Kontrolle wiederzuerlangen, auch wenn sie ein paar Wehen lang verlorengegangen ist, und es kann gegen Ende der Eröffnungsphase und während des Übergangs (der Brücke zwischen Eröffnungs- und Austreibungsphase) eine besonders große Hilfe sein.

6. Leichte Bauchmassage. Manche Frauen empfinden es als angenehm, wenn der Bereich über dem sich öffnenden Muttermund während der Wehen massiert wird, und dies kann ebenfalls der Ehemann tun, vorausgesetzt, daß er sehr sanft vorgeht. Am besten ist es, wenn er weich von einer Seite her über den Kopf des Babys hinunter zur Scham streicht und dann auf der anderen Seite wieder ein wenig hoch, wobei eine Hand der anderen in einer ununterbrochenen streichenden Bewegung folgt.

7. Den Fuß halten. Manche Frauen mögen es, wenn die Fußballen fest mit beiden Händen gehalten werden, wobei die Daumen an der Stelle auf die Fußsohle drücken, wo sich die obere Mitte der Rundung des Spanns befindet. Es lohnt sich, ein wenig herumzuprobieren, was als angenehm empfunden wird. Da sich dort Akupunkturpunkte befinden, die mit dem Solarplexus verbunden sind, kann diese Massage bei schwierigen Wehen, die einem »den Atem zu nehmen« drohen, rhythmisches Atmen sehr unterstützen.

5 Harmonie bei der Geburt: Atmen lernen

Warum auf besondere Weise atmen?

Der Gedanke wäre naheliegend, daß man den Atem ruhig sich selbst überlassen könnte und daß die meisten Frauen bei der Geburt sowieso richtig atmen. Aus Studien, die in England durchgeführt wurden, geht jedoch hervor, daß unvorbereitete Frauen bei der Geburt häufig zuviel Kohlendioxyd aus dem Blutkreislauf abgeben[1], was eine Verminderung des dem Baby zugeführten Blutstroms zur Folge hat. Auch durch Geburtsvorbereitung kann dieses Problem nicht beseitigt werden, wenn Frauen bei der Geburt die Anweisung erhalten, heftig zu hecheln oder tiefe schnelle Atemzüge zu machen, oder wenn sie gelernt haben, schnell und flach zu atmen, bei der Entbindung jedoch nach Luft ringen und keuchen. Darum ist es wichtig, nicht nur zu lernen, wie man leicht, entspannt und rhythmisch atmet, sondern auch einen Spielraum für Fehler zu berücksichtigen, wenn man im Streß der Geburt und besonders zum Zeitpunkt der völligen Öffnung des Muttermundes von der Wucht der Empfindungen überrollt zu werden droht.

Die Art, wie eine Frau atmet, hängt eng mit dem Rhythmus zusammen, den ihr Körper von sich aus beim Geburtsprozeß annimmt. Wenn sie ihren Atem in Harmonie mit den Uterusaktionen zu bringen weiß, die einen eigenen spezifischen Rhythmus haben und mit Wellen vergleichbar sind, die ansetzen, sich zu einem Kamm auftürmen und dann ausrollen, wird sie fähig sein, bei der Geburtsarbeit die Kontrolle zu behalten; und statt einem Chaos von schmerzhaften Empfindungen ausgeliefert zu sein, erfährt sie Anregung und Aufmunterung.

---

[1] Siehe »The Aims of Breathing Exercises in Childbirth« in *Physiotherapy,* Bd. 56, Nr. 12, Dez. 1970.

Bevor Frauen ein Kind bekommen haben, meinen sie oft, daß mit dem Gebären viel Pressen und Kraftaufwand verbunden sei, und daß deshalb der wirklich wichtige Zweck der geburtsvorbereitenden Übungen darin zu sehen sei, daß man gewaltig starke Bauchmuskeln entwickeln müsse. Ich habe sogar von Hebammen gehört, die das glaubten. Aber nachdem sie ein Baby bekommen hatten, wußten sie, daß es mehr eine Sache des Atmens und des Zusammenspiels als des Kraftaufwandes und enormer Muskelanstrengungen ist, wenn es darum geht, das Baby »auszutreiben«.

Viele Frauen haben das Gefühl, daß die Harmonie, die sie zwischen den Wehen und ihrem Atem herstellen, ihnen echte Freude bringt. Selbst wenn die Wehen sehr heftig sind – gegen Ende der Eröffnungsphase der Geburt, wenn der Muttermund fast völlig geöffnet ist –, ist es möglich, daß durch ein Abstimmen des Atems mit dem Rhythmus der Wehen die Geburtsarbeit lustvoll sein kann – wie Schwimmen im stürmischen Meer.

Wenn eine Frau versucht, den Wehen Widerstand entgegenzusetzen oder sie einfach nur zu erdulden, wird sie starke Schmerzen haben; statt dessen muß sie beim Gebären ihres Babys *mit* ihnen mitgehen und mit ihnen zusammenarbeiten. Darum sollte sie jeder Wehe, sobald sie ansetzt, *mit ihrem Atem begegnen.*

Die Erkenntnisse von Lamaze und Vellay in Frankreich weisen darauf hin, daß die Fähigkeit, richtig und kontrolliert zu atmen, einer Frau auch insofern helfen kann, als sie sich auf diese Weise mit genügend Sauerstoff versorgt.

Aber wir wissen, daß die Frauen in Wirklichkeit sowohl in der Schwangerschaft als auch bei der Geburt recht selten an Sauerstoffmangel leiden – aufgrund eines vergrößerten Atemvolumens und vollständigerer Ausatmung, einer verstärkten Bewegung des Zwerchfells und eines angewachsenen Blutstroms, der die Lungen langsamer durchquert, so daß mehr Zeit für die Aufnahme des Sauerstoffs vorhanden ist. All das bedeutet, daß die gebärende Frau sich keine Sorgen darüber machen muß, ob sie genügend Sauerstoff bekommt, und mit Sicherheit braucht sie normalerweise keinen zusätzlichen Sauerstoff aus der Maske.

Wenn die Geburtswehen gegen Ende der Eröffnungsphase sehr heftig werden, empfinden es die meisten Frauen als einfacher, flacher und schneller zu atmen als zuvor, und dies geschieht oft ganz spontan, ohne vorherige Anweisung. Sie müssen sowohl flach als auch *rhythmisch* atmen lernen, wobei Einatmung und Ausatmung ständig kontrolliert bleiben.

Rhythmisches Atmen kann auch insofern helfen, als es der Frau die Möglichkeit gibt, sich selbst zur Ruhe zu bringen. Es ist fast unmöglich, in Panik zu geraten, wenn man ruhig atmet und sich gut darauf konzentriert. Das Atmen ist so eng mit den Emotionen verbunden, daß die ersten Anzeichen von Angst, Frustration oder Ärger in einem veränderten Atemrhythmus sichtbar werden. Wie die Emotionen den Atem beeinflussen, so kann auch umgekehrt durch gleichmäßiges und bedächtiges Atmen eine ruhige und ausgeglichene Gemütsverfassung aufrechterhalten werden. Selbst beim normalen Atmen ist der psychische Einfluß offenkundig. Sie können die Rhythmusveränderung und den tieferen, langsameren Atem feststellen, zu dem Sie neigen, wenn Sie sich fest auf etwas konzentrieren, und den schnelleren, flacheren Atem, wenn Sie erregt sind oder mit etwas sehr Aufregendem rechnen, ebenso Ihren unregelmäßigen, unrhythmischen Atem, wenn sie überrascht sind. Es gibt Studien über diese verschiedenen Emotionen und ihre Auswirkung auf die Atmung[2]. Sofern die Anpassung an die Wehen mit dem Atem eng verbunden ist, steht dies offensichtlich in Beziehung zum Ablauf der Geburt und zur Vorbereitung darauf während der Schwangerschaft.

Die Konzentration auf den Atemrhythmus bewirkt auch, daß die Aufmerksamkeit der Frau auf etwas gelenkt wird, das sie selbst aktiv tun kann, um sich selbst zu helfen, so daß sie nicht

---

[2] Siehe Flanders Dunbar, *Emotions and Bodily Changes,* Columbia University Press, 1946

passiv die Geburt erleiden muß, sondern sich aktiv auf das einstellen kann, was in ihrem Körper geschieht. Dieser Aspekt des Atemtrainings als Beitrag zum Gebären mit Freude ist nicht weniger wichtig, nur weil er weitgehend psychologischer Art ist. Auch der Verstand – nicht nur die Gebärmutter – ist ein wichtiger Faktor beim Entbinden.

Richtiges Atmen hilft wahrscheinlich auch, Beschwerden und Schmerzen zu verringern, weil dadurch unnötiger Druck auf den Bauch und die darin liegenden Organe einschließlich der Gebärmutter vermieden wird. Dies ist ein Thema, das eingehenderer Behandlung bedarf und mit dem wir uns auf den nächsten Seiten noch näher befassen wollen.

Das Zwerchfell

Das Zwerchfell ist an der Innenseite der unteren Rippen befestigt; man kann es sich etwa wie einen umgekehrten Regenschirm vorstellen. Unmittelbar darüber und innerhalb des Brustkorbes liegen die flaschenförmigen Lungen. Wenn man einatmet, senkt sich das Zwerchfell, flacht ab und breitet sich aus, wobei es sich zugleich an den Rändern leicht anhebt, und die Rippen werden durch die Zwischenrippenmuskeln gehoben und geweitet. Es ist ein wenig so, als würde der Regenschirm geöffnet, und da die äußeren Streben an den Rippen befestigt sind, veranlaßt dies den Brustkorb dazu, sich auszudehnen. Auf diese Weise entsteht im Brustraum zusätzlicher Platz, und man kann die Lungen mit frischer Luft füllen. Wenn man wieder ausatmet, entspannt sich das Zwerchfell, und die verbrauchte Luft wird entlassen, aber es bleibt immer ein wenig restliche Luft in den Lungen zurück. Wenn man ganz natürlich und ohne Anstrengung ausgeatmet hat, kann man noch weitere Luft ausatmen, indem man die Bauchmuskeln benützt, die ebenfalls mit den unteren Rippen verbunden sind. Wenn man die Bauchmuskeln heftig nach innen zieht, werden die Lungen zusammengedrückt, so daß das Kohlendioxyd herausgepreßt wird. Die Bauchmuskeln beenden so die Atemaktivität, die vom Zwerchfell begonnen wurde.

Vom sechsten bis siebten Monat der Schwangerschaft ist der obere Teil der Gebärmutter (der Fundus) dem Zwerchfell viel näher, und jedesmal, wenn die Frau einatmet, wird das Zwerchfell zur Gebärmutter heruntergedrückt. Dies kann das Atmen erschweren – bis zu dem Zeitpunkt, wenn das Baby sich senkt und im mittleren Bereich mehr Raum entsteht. Dieses Senken findet bei einer Frau, die ihr erstes Baby bekommt, irgendwann innerhalb der letzten sechs Wochen der Schwangerschaft statt; bei einer Frau dagegen, die schon eine oder mehrere Geburten gehabt hat, senkt sich das Kind jedoch erst kurze Zeit vor dem Geburtstermin.

Die Bauchmuskulatur

Die Bauchmuskeln werden beim normalen entspannten Atmen nicht bewußt benützt. Dies geschieht nur bei kraftvollem, tiefem Atmen, wie etwa bei besonderem Gebrauch der Stimme – beim Rezitieren von Versen, im Schauspiel und beim Singen. Bei der Geburt brauchen sie nicht bewußt eingesetzt zu werden, und wenn es trotzdem geschieht, so kann dies meiner Meinung nach eine Frau in den Wehen eher behindern. Der Druck der Bauchmuskeln auf die sich zusammenziehende Gebärmutter während des Höhepunkts der Eröffnungsphase kann sehr unangenehm sein, da sie dann überaus druckempfindlich ist.

Auf den ersten Blick mag es merkwürdig scheinen, daß das Straffen der Bauchmuskulatur Schmerzen verursachen kann, und tatsächlich sind einige Fachleute der Meinung, das sei unwahrscheinlich. Die Bewegung der Bauchdecke beim Atmen wirkt sich so offensichtlich sehr viel weniger aus als die großen Wellen der Wehen, denen die Gebärmutter ausgesetzt ist. Man kann aber die außerordentliche Druckempfindlichkeit der Gebärmutter und der sie umgebenden Schichten der Bauchmuskeln während der Geburt überprüfen, indem man während einer sonst schmerzlosen Wehe einfach die Bauchmuskeln beim Höhepunkt der Gebärmutterkontraktion fest anspannt. Jede Frau, die an solch einem Experiment interessiert ist, kann das versuchen. Frauen empfinden im allgemeinen die sogenannte *Palpation* der Gebärmutter, das heißt das Abtasten der Stellung, in der das Kind liegt, durch die Bauchwand, wenn es während einer Wehe vorgenommen wird, als sehr schmerzhaft, und die Hebammen sollten versuchen, dies zu vermeiden. Einige der ersten Vertreter der Methoden der »natürlichen« oder vorbereiteten Geburt in England, vor allem Kathleen Vaughan[3] und Minnie Randall[4], stellten die Behauptung auf, ein stetiger Druck der Bauchmuskeln während einer Wehe würde die Geburtsarbeit verkürzen und die Wehenschmerzen verringern, weil dadurch der Kopf des Babys in das Becken und in den Geburtskanal gelenkt würde. Die Mütter, die das versuchten, haben wohl recht unnötige Schmerzen erleiden müssen.

Der Erfolg, den man dem »Dekompressions-Anzug« zuspricht, den Heyns in Südafrika erfunden hat, scheint ebenfalls darauf hinzuweisen, daß die sich zusammenziehende Gebärmutter hochempfindlich für jede Art von Druck ist, und daß die Lockerung der Bauchmuskulatur die Geburt erleichtert. Die Mutter liegt in einem Plastikanzug, der über dem Bauch eine Fiberglaskuppel hat. Mit dem Anzug sind eine Vakuumpumpe, mit der die Luft wie bei einem Staubsauger abgesaugt wird, und ein Druckmesser verbunden. Man sagt von dem Dekompressionsanzug, er bedeute einen großen Schritt in die Richtung der Schmerzbefreiung in der Eröffnungsphase der Geburt, indem die kontrahierende Gebärmutter einem Unterdruck außerhalb des Bauches ausgesetzt wird, so daß die Bauchdecke künstlich

---

[3] Kathleen Vaughan, *Safe Childbirth*, Baillière, 1937.
[4] Minnie Randall, *Training for Childbirth*, Churchill, 1949.

nach vorn gezogen wird und die Gebärmutter auf diese Weise die Möglichkeit hat, sich auf dem Höhepunkt der Wehen zur Kugelform auszudehnen.[5]

Es wurde von manchen Experten, vor allem von den geburtshelferischen Physiotherapeuten, die Helen Heardmans Lehren befolgten, schon lange Zeit angenommen, daß eine angespannte Bauchdecke durch Druck auf die Gebärmutter Schmerz verursache, und man lehrte deshalb Entspannung und auch die spezielle Bauchatmung, die üblicherweise so aussah, daß die Patientinnen langsam 15 Sekunden lang einatmeten, wobei die Bauchdecke sich ausdehnen konnte, und beim Ausatmen sank sie wieder zurück. Diese Atmung hatte unterschiedlichen Erfolg – und der war weitgehend davon abhängig, inwieweit eine Frau bei der Geburt tatsächlich in der Lage war, ihre Bauchdecke überhaupt zu bewegen, sobald die Eröffnungsphase erst richtig im Gange war, denn viele Frauen halten dies für unmöglich (ich selbst habe es ebenfalls als nicht durchführbar erlebt). Wenn außerdem die Atembewegungen krampfhaft und nicht in harmonischer Übereinstimmung mit den Wehen verlaufen, nützen sie überhaupt nichts und können Schmerzen zur Folge haben. Ein zusätzliches Problem ergibt sich bei dieser Atemmethode dadurch, daß die Frau naturgemäß während der Wehen gegen Ende der Eröffnungsphase schneller atmen möchte. Wenn sie dann meint, sich zugleich um eine sehr langsame Atmung bemühen zu müssen, entsteht ein Konflikt in ihr, der eine starke Belastung darstellt.

Die Lösung besteht meiner Meinung nach in der Möglichkeit, die Bauchmuskeln von Anspannung zu befreien und damit die Wehenschmerzen zu verringern oder sogar zu beseitigen, indem man die Bauchwand *vollkommen locker läßt*. Das bedeutet, daß sie völlig in Ruhe gelassen wird und man weder versucht, sie absichtlich ruhig zu halten (wie einige Fachleute empfehlen), noch sie heftig bewegt, wenn man ein- oder

---

[5] D. B. Scott und J. D. O. Loudon, »A Method of Abdominal Decompression in Labour«. *Lancet,* 28. Mai 1960.

ausatmet (was andere Fachleute empfehlen) – da meiner Erfahrung nach beides zu überaus heftigen Schmerzen führen kann.

Die Frau auf dem Höhepunkt der Eröffnungsphase der Geburt sollte schnell und flach atmen, wobei das Zwerchfell angehoben ist und die Bauchmuskeln völlig entspannt sind. Wenn der Muttermund zu zwei Dritteln geöffnet ist – im allgemeinen, wenn die Wehen mit drei oder zwei oder weniger Minuten Abstand kommen oder wenn sie als sehr schmerzhaft und schwer kontrollierbar empfunden werden – kann es für eine Frau, die keine Angst vor einem Experiment hat, interessant sein, von der schnellen flachen Atmung zur langsamen tiefen Bauchatmung überzugehen und beim Einatmen die Bauchwand nach außen zu drücken.

Entspannung der Bauchmuskeln

Manche Frauen finden es schwierig, die Bauchmuskeln zu entspannen, vor allem dann, wenn sie irgendwelche Schmerzen haben. Man hat ihnen beigebracht, »ihr Bäuchlein einzuziehen«, und manchmal bringen sie es einfach nicht fertig, diese Muskeln zu entspannen. Wenn eine Frau feststellt, daß es nicht ohne weiteres geht, muß sie sich zuerst deutlicher bewußt machen, was für ein Gefühl ihr die Anspannung dieser Muskeln gibt; es wird ihr nur durch die Erfahrung des Gegenteils von Entspannung und durch das Beobachten der Bewegungen, die mit dem Anspannen dieser Muskeln verbunden sind, möglich sein, das Loslassen zu lernen.

Das haben Sie bereits gelernt, als Sie die Entspannungsübungen machten. Bevor Sie mit den Atemübungen anfangen, ist es gut, noch einmal die Übung mit den »feuchten Jeans« zu machen (Übung 4, Seite 130) und die Aufmerksamkeit auf die Bauchmuskeln zu konzentrieren. Legen Sie sich mit dem Rücken auf den Boden oder auf ein hartes Bett, ein niedriges Kissen unter dem Kopf und eines unter den Knien, und entspannen Sie sich dann vollständig, bis Sie das Gefühl haben, als ob die Spannung von allen Muskeln »abgeschält« worden wäre. Legen Sie in derselben Stellung die Finger auf Ihren Bauch und heben Sie den Kopf, um zu Ihren Zehen hinunter zu schauen. Sofort werden Sie das Ziehen der Bauchmuskeln spüren. Liegen Sie wieder flach und dehnen Sie eine Körperseite; Sie werden das Ziehen der unteren Bauchmuskeln und aller Muskeln seitlich des Bauches fühlen können. Machen Sie jetzt dasselbe mit der anderen Seite. Winkeln Sie dann die Knie ein wenig ab, entspannen Sie sich und lassen Sie die Bauchdecke los.

Stellen Sie sich jetzt vor, daß Sie eine Kerzenflamme anblasen wollen, die etwa dreißig Zentimeter von ihren angespitzten Lippen entfernt ist. Sie sollen sie nur in Bewegung setzen und mit gleichmäßigem Druck anblasen, ohne sie auszulöschen. Sie werden feststellen können, daß Sie automatisch den Druck der Bauchmuskeln einsetzen, um nicht zu stark zu blasen. Sie spüren, wie er sich über die Taille bis unter die Rippen ausbreitet.

Wenn Sie die Wirkung der Bauchmuskeln durch diese Übungen genau kennengelernt haben, können Sie damit beginnen, das weniger deutlich spürbare Verhalten des Zwerchfells zu beobachten. Eine Möglichkeit, um die Bewegung des Zwerchfells wahrzunehmen, besteht darin, tief einzuatmen und dann in kurzen, schnellen Atemstößen auszuatmen, als würden Sie nach einem schnellen Lauf hecheln. Sie werden dabei die Bewegung des Zwerchfells spüren. Schließen Sie dann den Mund und bewegen Sie das Zwerchfell in der gleichen Weise, ohne stoßweise zu atmen. Wenn Sie die Übung mit der Kerzenflamme machen und einatmen, um in die Flamme zu blasen, senkt sich das Zwerchfell ein wenig. Es wird dünner und drückt auf den Bauchinhalt und – wenn Ihr Baby hoch genug liegt – auch auf den Bereich, wo sich das Gesäß Ihres Babys befindet. Sie können den Druck nach innen und leicht zum Rücken hin spüren; wenn Sie noch weiter einatmen, verteilt sich die Empfindung seitwärts zu den Rippen hin.

Wenn Sie wieder einen tiefen Atemzug nehmen und fühlen, wie dabei das Zwerchfell dünner wird und nach hinten drückt, und dann plötzlich ein »Oh!« ausstoßen, werden Sie spüren, wie es ganz rasch in seine Ausgangslage zurückspringt.

Die verschiedenen Atmungstypen

1. *Langsames Atmen »den Rücken hinunter«.* Das haben Sie bereits gelernt, als Sie die Entspannungsübungen machten. Kehren Sie zu Übung 1 (Seite 127) zurück und üben Sie das. Es hilft Ihnen, wenn Sie zu Beginn der Geburt übermäßig aufgeregt sind, und auch zwischen den Wehen, um zu einer ruhigen Selbstkontrolle zu kommen und sicher zu sein, daß Sie sich entspannt haben, bevor die nächste Wehe beginnt.

2. *Langsame, volle Brustatmung.* Sie wird gebraucht, sobald die Wehen die Bauchwand hart werden lassen und Sie das Gefühl haben, daß Sie etwas tun müssen, um dem zu begegnen. Bei dieser Übung legen Sie Ihre Hände auf beide Seiten der Rippen und spreizen die Finger, so daß Sie so viel wie möglich vom knöchernen Brustkorb fühlen können. Füllen Sie die Lungen bis tief zum Grund mit Luft, und Sie werden spüren, wie die Rippen sich bei jedem Einatmen nach außen und oben dehnen und bei jedem Ausatmen wieder zurückgehen. Diese Wehen dauern zwischen 30 und 50 Sekunden, und der Muttermund ist im allgemeinen einen oder zwei Finger breit geöffnet. Der Abstand zwischen den Wehen beträgt zwischen sieben und zehn Minuten. Sobald Sie diese Art von Atmen beherrschen, brauchen Sie die Hände nicht mehr an die Rippen zu legen. Lassen Sie sie entspannt an den Seiten liegen.

3. *Schnelles, flaches Atmen.* Bei dieser Atmung – durch Nase *oder* Mund – ist primär die obere Brust beteiligt. Eingeübt wird sie mit einem Partner, der seine Hände fest auf Ihre Schulterblätter legt. Wenn Sie atmen, ist unter den Händen eine leichte, schnelle Bewegung zu spüren. Wenn Sie Ihre eigene Hand auf Ihre obere Brust legen, spüren Sie, wie sie sich sanft auf und ab

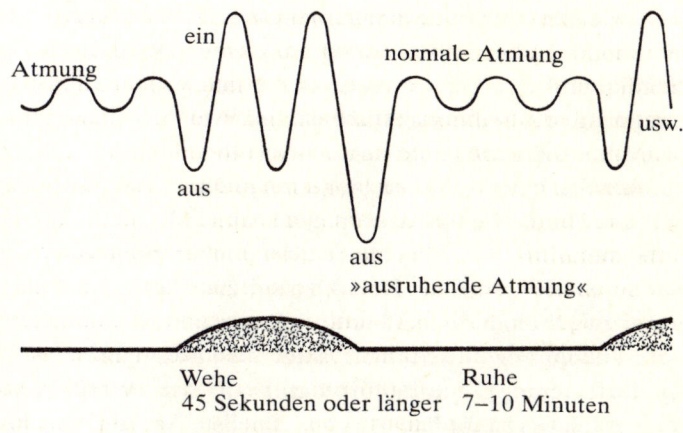

Atmung ein normale Atmung usw.

aus

aus
»ausruhende Atmung«

Wehe   Ruhe
45 Sekunden oder länger   7–10 Minuten

Tiefe Brustatmung: frühe Eröffnungsphase

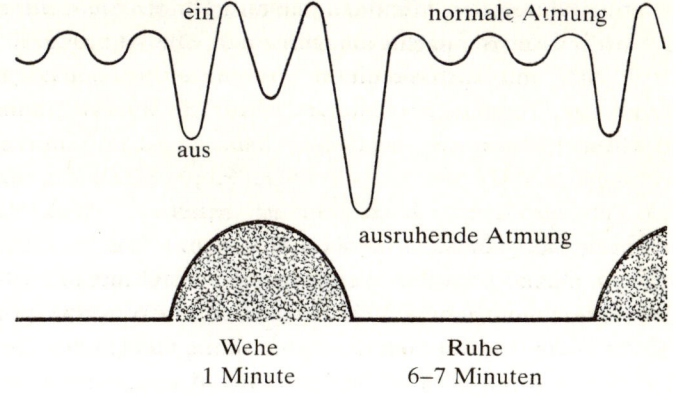

ein   normale Atmung

aus

ausruhende Atmung

Wehe   Ruhe
1 Minute   6–7 Minuten

Flache Brustatmung: mittlere Eröffnungsphase

Atmungsarten beim Entbinden. Die Anzahl der Atemzüge zu jeder Wehe ist unwichtig; jede Frau wird wissen, was für sie am besten ist.

bewegt. Wenn die Wehen heftig werden, empfinden Sie diese Atmung wahrscheinlich als angenehmer, weil dabei der untere Teil des Körpers unbehindert seiner Arbeit bei der Eröffnung des Muttermundes überlassen wird. In der Praxis braucht man nicht vor jeder Wehe unvermittelt zum flachen Atmen überzu-

163

gehen. Beginnen Sie mit einigen langsamen Atemzügen, und wenn die Wehe sich ihrem Höhepunkt nähert, wird der Atem schneller und flacher. Er verlangsamt sich wieder und wird tiefer, sowie die Wehe im Abklingen ist. Auf dem Höhepunkt der Wehe sollte man am schnellsten und flachsten atmen. Beenden Sie jede Wehe mit langem Ausatmen und ruhen Sie sich aus. Diese Wehen dauern etwa eine Minute, und der Muttermund ist im allgemeinen drei Finger breit oder ein bißchen weiter geöffnet. Der Abstand zwischen den Wehen beträgt zwischen dreieinhalb und sieben Minuten.

4. *Backenatmung* – *»Schmetterlings«-Atmung* (flache, sehr schnelle Atmung). Sie ist für das Ende der ersten Phase geeignet, und es ist die flachste und schnellste Art von Atmung, die überhaupt erforderlich ist. Beim Üben entspannen Sie die Schultern- und Nackenmuskulatur, lassen den Kiefer fallen und atmen durch den Mund ein und aus. Fangen Sie langsam an, sonst müssen Sie nach Luft schnappen. Die Atmung sollte jedoch leicht und rhythmisch sein. Konzentrieren Sie sich mehr auf die Empfindungen im Mund als auf die im Hals, sonst entsteht möglicherweise das Gefühl, daß sich die Luft im Hals »verfängt«, und Sie müssen husten. Der Kopf sollte leicht nach vorn gebeugt sein; der Körper ist entspannt. Vielleicht bemerken Sie, daß Sie von oben bis unten leicht zu zittern scheinen. Das ist ganz natürlich, wenn Sie entspannt sind.

Wenn Ihnen diese Übung Schwierigkeiten macht – und es ist eine der schwierigen Arten des Atmens, die nicht so leicht zu erlernen ist – so denken Sie an einen Zug in der Ferne; beginnen Sie ganz langsam und werden Sie schneller, sobald Sie den Kniff herausgefunden haben. Es ist wichtig, daß dieses Atmen locker und mühelos bleibt. In Kursen üben wir manchmal mit einem aufgeblasenen Luftballon an einer Schnur. Die Frau hängt den Luftballon vor Ihre Lippen und atmet so, daß sie ihn ganz leicht mit ihrem Atem »anstößt«.

Die Wehen gegen Ende der Eröffnungsphase dauern etwa eine Minute, gelegentlich auch zwei Minuten, und der Abstand dazwischen ist gewöhnlich eine bis drei Minuten lang; manch-

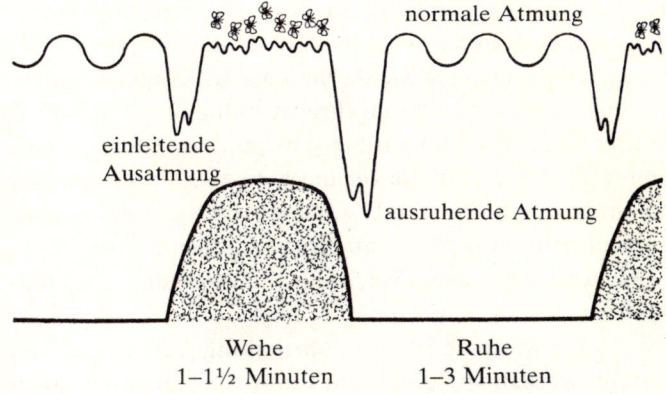

einleitende Ausatmung

normale Atmung

ausruhende Atmung

Wehe	Ruhe
1–1½ Minuten	1–3 Minuten

Backen- oder Schmetterlingsatmung: gegen Ende der Eröffnungsphase

In der *Übergangsphase* gibt es hierzu noch eine Technik des Ausblasens. Wenn der Preßdrang heftig ist (auf dem Höhepunkt der Wehe), wird der Atem scharf ausgeblasen, und dann fährt man ohne Pause mit dem schnellen flachen Atmen fort.

mal können auch zwei Wehen unmittelbar aufeinander folgen. Zu Beginn der Wehe atmen Sie langsam aus und dann tief den ganzen Rücken hinunter ein; lassen Sie den Kiefer fallen und beginnen Sie mit der flachen Brustatmung, so, wie es Ihrem Gefühl nach dem Rhythmus der Wehe entspricht. Wenn Sie sich ihrem Höhepunkt nähert, konzentrieren Sie sich auf die Atmung in Ihrem Mund und werden Sie schneller, bis Sie den Kamm der Wehe erreicht haben. Dann beginnt der Atem wieder langsamer und sanfter zu werden, bis er zum Ende der Wehe hin abklingt. Atmen Sie durch den Mund aus und lassen Sie dabei die verbrauchte Luft ausströmen, so lange es Ihnen möglich ist. Vergessen Sie das nicht, sonst werden Sie das Gefühl der Atemlosigkeit haben, wenn Sie diese flache Atmung anwenden.

Es ist gut, dies oft zu üben, da das flache, beschleunigte Atmen in der schwierigsten Phase der Geburt eine große Hilfe ist, wenn die Wehen sehr heftig werden und die Abstände

165

dazwischen sehr kurz sind, und Sie brauchen viel Selbstkontrolle und Aufmerksamkeit für das, was Sie zu tun haben, um sich selbst zu helfen. Denken Sie daran, daß Ihr Körper entspannt und ruhig sein muß. Wenn Ihre Atmung in dieser Phase ungleichmäßig wird, können Sie sehr müde werden, und dies bedeutet nicht nur, daß Sie für die aktive Austreibungsphase nicht in bester Form sind, sondern daß es viel leichter geschehen kann, daß Sie Schmerzen ertragen müssen. Diese Art des Atmens brauchen Sie, bis der Muttermund vier Finger breit eröffnet ist.

Ein Wort der Warnung ist hier jedoch nötig. Tempo und Tiefe des Atems werden von einer sehr sensitiven Anpassung an die Stärke und Dauer der Wehen bestimmt. Nur die Frau in den Wehen selbst kann die genaue Geschwindigkeit des Atmens beurteilen, die ihr zu diesem Zeitpunkt hilft. Wir haben gesehen, daß manche Frauen zu übertriebenem Atmen neigen – wobei sie den ganzen Prozeß so energisch und enthusiastisch in Angriff nehmen, daß sie zu tief und zugleich zu schnell atmen, und das kann zu einem extremen Mangel an Kohlendioxyd in der Lunge führen. Am ehesten geschieht das, wenn die Frau in Panik gerät. Dieses übertriebene Atmen ist also weitgehend ein *emotionales* Problem. Jeder, der eine Frau in den Wehen unterstützt, sollte sie daran erinnern, daß sie locker atmen soll, und während schwieriger Wehen kann er mit ihr gemeinsam atmen. Eine gewisse Menge von Kohlendioxyd bleibt im allgemeinen in den Lungen zurück und wirkt als der normale Atemreiz. Wenn dieser Rest nicht mehr da ist, sind Schwindelgefühle, »Nadelstiche« in den Fingern und sogar Krämpfe die Folge.

Sind diese Anzeichen feststellbar, sollte die Atmung darauf mit einer entspannten Aktivität antworten; man kann sich mit einer flacheren, weniger angestrengten Art des Atmens anzupassen versuchen, und der Atem kann gelegentlich *zwischen* den Wehen angehalten werden. Es gibt Frauen, die auf ihre Entbindung mit solcher Heftigkeit und Entschlossenheit losgehen, daß sie auf diese Weise ihre Rolle übertreiben. Aber es ist

166

wichtig, daß die Frauen sowohl in der Schwangerschaft als auch während der Geburt experimentieren, um die *für sie* richtige Atmung herauszufinden. Aus diesem Grund spreche ich niemals von der »Hechel«-Atmung. Sie ist *nicht* so wie das heftige Hecheln eines Hundes an einem heißen Sommertag, oder wenn, dann zumindest mehr wie das eines Pekinesen als das eines Schäferhundes! Als ich Frauen auf Jamaica diese Atmung lehrte, zeigte sich, daß sie es sehr schnell lernten, wenn ich vom »Kolibri«-Atem sprach und ihnen sagte, daß er so schnell und leicht sei wie die schwirrenden Flügel eines Kolibris; Leserinnen, die jemals einen Kolibri gesehen haben, werden sich diese Atemhilfe vorstellen können.

Wenn Sie irgendwann feststellen, daß Sie aus dem Rhythmus kommen, oder das Gefühl haben, als würde sich der Atem in Ihrem Hals zum Husten zusammenballen, sollten Sie den Atem schnell ausblasen und einfach weitermachen. Das kann man mit dem Luftballon, den ich zuvor erwähnte, üben. Atmen Sie locker und blasen Sie bei jedem fünften oder sechsten Atemzug den Atem aus, um den Ballon wegzupusten.

Das Simulieren von Wehen

Wenn Sie und Ihr Mann hin und wieder beim Üben zusammenarbeiten können, ist es möglich, die Geburt mehr oder weniger zu »proben«, und das kann besonders nützlich sein, wenn Sie lernen, wie Sie die verschiedenen Ebenen und Rhythmen der Atmung den Wehen der Eröffnungsphase anpassen können.

Es ist wichtig, daß Sie lernen, sich mehr auf taktile als auf verbale Reize einzustellen. Wenn Sie mehr Wahrnehmungsfähigkeit für die Muskelspannungen entwickelt haben, unterstützt Sie das auf natürliche Weise in dieser Richtung. Oft ist es jedoch schwierig oder gar unmöglich, die verschiedenen Arten des Atmens, die Sie gelernt haben, dann anzuwenden, wenn Sie absichtlich Muskelspannungen in verschiedenen Teilen Ihres Körpers erzeugen – eine bewußte und willkürliche Aktivität,

167

die in wenig oder gar keiner Beziehung zu der unwillkürlichen Aktivität der Gebärmutter steht – oder wenn Sie krampfartige kurze Vorwehen haben. Wir brauchen so etwas wie eine wirkliche »Probegeburt«.

Eine Methode, die sich als sehr erfolgreich erwiesen hat, ist die, den Ehemann zu bitten, daß er eine Kontraktion für Sie erzeugt. Er legt seine Hand auf Ihr Bein, drückt immer fester und gibt es dann frei. Er stimmt diesen Vorgang so ab, daß er mit leichten Spannungen, die etwa eine halbe Minute anhalten, beginnt und sie dann verlängert und den Druck der Hand verstärkt, bis sie bei großem Druck etwa eine Minute dauern. Er intensiviert den Druck jeweils bis zu einem Höhepunkt, der etwa nach der Hälfte oder zwei Dritteln der Gesamtdauer der Kontraktion stattfindet. Ich bevorzuge den Druck auf den inneren Oberschenkel, weil die Nervenbahn zu den Adduktoren mit dem Damm verbunden ist, und die Frau auf diese Weise mit der aktiven Lockerung jener Muskeln befaßt ist, die beim Gebären unmittelbar beteiligt sind. Die Arbeit, die ein Ehemann und seine Frau auf die Weise miteinander vollbringen können, und das Verständnis, das er somit für die Geburtswehen bekommt, sind von unschätzbarem Wert für Ihre Beziehung zueinander und geben ihm die Möglichkeit, bei der Geburt sehr sensibel ihre Bedürfnisse wahrnehmen zu können. Hin und wieder läßt er zwei Kontraktionen schnell aufeinander folgen, oder er steigert eine Kontraktion in einem steil ansteigenden Crescendo, so daß er Ihre Fähigkeit, sich schnell zu entspannen, testen kann.

Frauen, die vorher mit dem flachen, schnellen Atmen Schwierigkeiten hatten, sind oft überrascht, wie leicht sie sich einer »echten« Kontraktion dieser Art anpassen.

5. *Übergangsatmung.* Die Übergangsphase ist die Brücke zwischen der Eröffnungs- und der Austreibungsphase, und wenn Sie an diesem Punkt angelangt sind, ist die Geburt schon sehr weit fortgeschritten. Der Drang, nach unten auf das Baby Druck auszuüben, um es hinauszupressen, kann sich bemerkbar machen, und Sie empfinden ihn zunächst wie einen *Kloß im*

Hals. Die Backen- oder Schmetterlingsatmung wird auch in der Übergangsphase eingesetzt, die vielleicht nur ein paar Wehen lang andauert oder überhaupt nicht in Erscheinung tritt (manche Frauen gehen direkt von der Eröffnungs- zur Austreibungsphase über); jedoch mit dem Unterschied, daß es oft nötig wird, sie zu unterbrechen, indem man energisch den Atem durch die gespitzten Lippen ausbläst – um einiges stärker als bei der Ballon-Übung; so können Sie verhindern, daß Sie mitpressen, wenn die Wehe ihren Höhepunkt erreicht und der Preßdrang am größten ist. Der Rhythmus der Wehen wechselt zu diesem Zeitpunkt häufig, und der Höhepunkt der Wehe kann ganz am Ende kommen statt irgendwann in der Mitte, und mit diesem Höhepunkt kommt der Drang zum Pressen. In diesem Augenblick blasen Sie den Atem scharf und heftig aus, ähnlich wie wenn Sie einen Fruchtsaft mit einem Strohhalm trinken und dabei ein bißchen Fruchtfleisch darin hängen bleibt. Üben Sie so, daß Sie drei bis vier Schmetterlingsatemzüge machen, lassen Sie darauf ein einmaliges schnelles Ausblasen folgen und fahren Sie dann gleich mit der Schmetterlingsatmung fort; blasen Sie wieder, und so weiter, und bauen Sie einen gleichmäßigen Rhythmus auf. Das ist eine wirkungsvolle Methode, um sich selbst am Mitschieben zu hindern, bevor der Muttermund vollständig geöffnet und der Weg für das Baby frei ist. Die Wehen werden in ihrer Art und Dauer oft sehr unregelmäßig, und die Abstände dazwischen sind in dieser Übergangsphase sehr unterschiedlich lang.

6. Die Austreibungsatmung. Sie wird zum Hinausschieben des Babys in der Austreibungsphase verwendet. Um sie zu üben, atmen Sie ein und blasen aus; dann nehmen Sie einen vollen Atemzug durch den Mund und schalten dabei die Rippen und das Zwerchfell aus; *halten Sie den Atem an,* wobei das Kinn gegen die Brust gedrückt ist und die Arme entspannt und in den Ellenbogen leicht angewinkelt an Ihren Seiten liegen; mit dem »Druckpolster« im Bauchinneren, das Sie nahe dem Zwerchfell spüren können, drücken Sie fest nach unten und leicht nach außen; Sie spüren dabei die Muskeln, die Ihnen helfen, Ihr

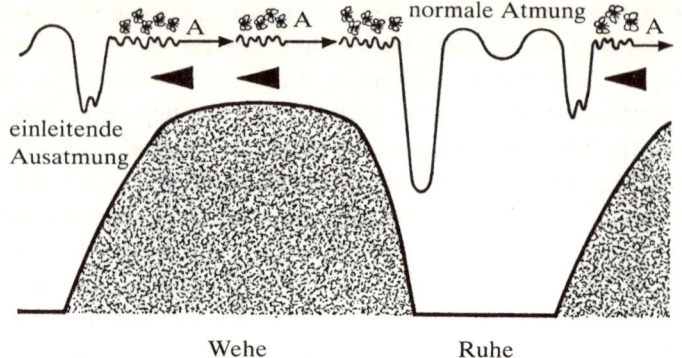

◄ = Preßdrang
A = Atem anhalten

Die Atmung in der Austreibungsphase
Diese Wehen sind oft unregelmäßig und von unterschiedlicher Stärke.

Baby sanft und gleichmäßig in den Geburtskanal hinunterzuschieben, und gleichzeitig *entspannen Sie bewußt die Muskeln
des Beckenbodens.* Es kann Ihnen vielleicht helfen, wenn Sie an
eine Tube mit Zahnpasta denken, die Sie vom Ende her mit
stetigem Druck aufrollen. Vermeiden Sie jeglichen ziellosen
Kraftaufwand und geben Sie acht, daß Sie nur jene Muskeln
benützen, die für den Vorgang tatsächlich nötig sind. Bei dieser
Art des Atmens kommt jeglicher Druck von *oben,* und die
Zwerchfellmuskeln helfen der sich zusammenziehenden Gebärmutter, das Baby hinunterzuschieben. Es besteht keine
Notwendigkeit, sich mit den Händen irgendwo festzuhalten
oder zu ziehen, es sei denn, daß Sie flach liegen müssen, ohne
Kissen oder andere Stützen im Rücken; dies wäre eine
Verschwendung von Muskelkräften und würde nur zur Ver-
spannung führen. Ebensowenig ist es nötig, zu diesem Zweck
die Bauchmuskeln einzusetzen; sie sollten entspannt bleiben.
Sie können beobachten, wie der Druck durch den Bauch
hindurchgeht, bis Sie ihn auf dem Beckenboden spüren und
fühlen, wie die Vulva sich weit öffnet.

Wenn eine Wehe noch sehr stark ist und Sie schon mit Pressen aufgehört haben, so atmen Sie schnell, halten den Atem an und pressen noch einmal nach unten. Sie spüren vielleicht, wie der Kopf des Babys am Ende der Wehe zurückgleitet, aber es rückt jedesmal etwas vor. Austreibungswehen dauern zwischen dreißig und vierzig Sekunden, und der Abstand zwischen ihnen beträgt eine bis zwei Minuten. In der Austreibungsphase können die Wehen sehr unterschiedlich sein, und es kann vorkommen, daß eine Reihe von schwachen Wehen auf einige sehr starke Wehen folgt. Wichtig ist es, daß Sie sich dem anpassen und nur so fest mitschieben, wie es der Stärke der Wehen entspricht. Vielleicht können Sie auch feststellen, daß hin und wieder eine längere Pause zum Ausruhen zwischen den Wehen eintritt, und Sie sollten die Gelegenheit nutzen, um sich völlig zu entspannen und tief zu atmen.

Manchmal kommt das Baby sehr schnell, und es fühlt sich an, als würde es herausgeschwemmt; das ist häufig bei Frauen der Fall, die schon eines oder mehrere Kinder geboren haben, aber auch bei Erstgebärenden kommt es vor. In diesem Fall ist es unnötig, stark mitzuschieben, und die Mutter kann die Geburt am besten unterstützen und eine extreme Belastung des Dammes vermeiden, wenn sie nach einigen vollen Atemzügen zu Beginn jeder Wehe gleich zur Schmetterlingsatmung übergeht und den Atem nur anhält, wenn sie unbedingt muß und der Drang dazu allzu zwingend und überwältigend ist. Die Empfindung ist so stark, daß gar kein Zweifel aufkommt, genausowenig wie beim Liebesakt, wenn sie kurz davor ist, zum Höhepunkt des Orgasmus zu kommen. Sobald sie wieder schnell und locker atmen kann, sollte sie das tun, und sie hält den Atem erst dann wieder an, wenn es nicht anders geht, und so weiter. Wenn die Wehe abklingt, geht sie wieder zur langsamen Atmung über, atmet lange aus und entspannt sich vollständig bis zur nächsten Wehe. Als Regel kann gelten: im allgemeinen ist es am besten, in dieser Art zu atmen und den Atem anzuhalten, statt mit der tiefen Atmung fortzufahren, wenn in der Vagina ein tassengroßer Bereich vom Kopf des

Babys sichtbar geworden ist. Der Gebrauch eines Spiegels ist zu diesem Zeitpunkt besonders zweckmäßig, da er es der Mutter ermöglicht, festzustellen, wann dieses Stadium erreicht ist. Aber das ist weitgehend eine Sache der Zusammenarbeit zwischen der Frau und dem Geburtshelfer, und sie sollte sich jederzeit an die Anweisungen ihrer Helferin oder ihres Helfers halten; zwischen den Wehen ergibt sich oft genügend Gelegenheit für Fragen und kurze Gespräche.

Es ist gut, diese Übungen zweimal täglich durchzuführen, wenn man Entspannungsübungen macht. Wenn das aber unmöglich ist, sollten Sie versuchen, ein bißchen früher ins Bett zu gehen und die Übungen vor dem Schlafengehen auszuführen. Die letzte Übung sollte nur einmal in der Woche gemacht werden – es sei denn, Sie üben auf der Toilette. Diese Übung ist nämlich ein wirksames Mittel gegen Verstopfung.

Noch einmal möchte ich betonen, daß nur die Mutter selbst sagen kann, wann es am besten ist, diese oder jene Art der Atmung einzusetzen. Sie sollte alle Atmungen üben. Jedenfalls kann sie feststellen, daß es bei Wehen, die in Abständen von weniger als fünf Minuten kommen und die sehr stark sind, eine Hilfe ist, wenn man sofort zur Schmetterlingsatmung übergeht. Im Falle einer Sturzgeburt, bei der die Wehen weniger als fünf Stunden dauern, sind eine schnelle Anpassung und schnelles Erkennen der spezifischen Art der Wehen und der entsprechenden Atemreaktion wichtig.

Das Erlernen der verschiedenen Atemebenen und -geschwindigkeiten für die Geburt ist jedoch nur eine *Vorübung*, ähnlich, wie man auf dem Klavier Tonleitern lernt, bevor man anfängt, Musikstücke zu spielen. Diese »Fingerübungen« sind nicht diejenigen, die man bei der Entbindung braucht, sondern sie liefern nur die grundlegende technische Ausrüstung, die dann zur »Musik« gestaltet werden muß, mit der die Atmung sich auf die Wehen einstellt. Am besten läßt sich das aufbauen, wenn man nach den ersten paar Übungsstunden nicht mehr so sehr im Sinne von »Übungen« vorgeht, sondern es als »Wellen-Atmen« ansieht.

Wellen-Atmen

Wenn die Welle der Wehe steigt, paßt sich der Atem an, indem er flacher und schneller wird, und die Frau hebt ihren Atem an und über die Wehen hinweg, wie ein Luftkissenfahrzeug über das Wasser gleitet. Wir haben gesehen, daß die Wehen als Druckwellen kommen, in abwechselnden, aber stetig abnehmenden Abständen und in einem wellenförmigen, rhythmischen Muster, und daß der Höhepunkt der Wehe einem Wellenkamm vergleichbar ist. Und wie bei den Wellen des Meeres trägt jede zum Heranwogen der Flut bei – zur Geburt des Babys. Dieses Gefühl eines rhythmischen Fließens oder eines natürlichen Heranwogens der Ereignisse hilft der Frau bei der Geburt, die zunächst isolierten Techniken in ein umfassendes Muster psychosomatischer Anpassung einzufügen, und gerade dieses Gesamtmuster ist von größter Wichtigkeit.

Es ist gut, wenn die Frau immer auf den Laut ihres Atems hört, da die bewußte Beobachtung seiner Rhythmen jede Möglichkeit verhindert, daß »er mit ihr durchgeht«. Wenn sie irgendwann aus dem Rhythmus kommt, ihre Halsmuskeln anspannt oder den Eindruck hat, daß sie außer Atem gerät, bläst sie lediglich kurz und scharf aus, als würde sie den Luftballon wegblasen, und atmet weiter wie zuvor. Versuchen Sie niemals, mit der Schmetterlingsatmung verzweifelt weiterzumachen, wenn Sie ein unangenehmes Gefühl dabei haben, sondern blasen Sie einfach auf diese Weise, und dieses Ausblasen ordnet sich dann in Ihr Atem-Muster ein, wenn Sie vom Ende der ersten Phase zur zweiten Phase übergehen.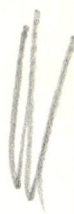

Damit diese Atmung angenehm, locker und mühelos bleiben kann, sollten die Muskeln des Gesichts, des Mundes und des Nackens entspannt sein. Sobald die Frau den Kopf ins Kissen zurückwirft, ihr Gesicht zu einer Maske erstarrt oder sie ihr Kinn in die Luft reckt, kommt es zu Muskelanspannungen, die sich verstärken können, bis sie heftig keucht. Man kann also im Hinblick auf die Geburt das Atmen nicht vom Erlernen der

Entspannung trennen. Die Leichtigkeit des Atems kann durch Vorstellungsbilder unterstützt werden – wie »eine Blase auf dem Kamm einer Woge«, »die Feder eines Sperlings«, »Schmetterlingsflügel«, »ein Kolibri, der sich Nektar aus einer Blüte holt«, »ein Kleenex-Tüchlein in einem Windhauch«, »ein Birkenblatt«, »ein Luftballon, der an einem offenen Fenster hängt und von einem Windstoß bewegt wird« oder irgendein anderes passendes Bild.

Die Übung für das Atmen bei Vorwehen

Gebärmutterkontraktionen treten nicht nur bei der Geburt, sondern auch schon während der ganzen Schwangerschaft auf. Die »Probewehen« vor der Geburt sind die sogenannten Vorwehen, und eine Frau bemerkt sie im allgemeinen nicht vor den letzten Schwangerschaftsmonaten. Zuerst denkt sie vielleicht, daß es ihr Baby ist, das sich bewegt, aber sie kann, wenn sie die Hand auf ihren Bauch legt, feststellen, daß er hart, hervortretend und straff ist, und daß die Bauchdecke wieder verhältnismäßig weich wird, wenn die Bewegung abklingt. Es fühlt sich ein wenig so an, als würde das Baby einen Purzelbaum schlagen, aber nach dem halben Purzelbaum mitten in der Bewegung innehalten und einige Sekunden lang unbeweglich verharren. Das ist der Höhepunkt der Kontraktion, und manchmal ist sie so stark und kommt so überraschend, daß die Frau bemerkt, wie sie den Atem anhält. Wenn eine Frau spürbare Vorwehen hat, ist es gut, wenn sie auftreten, die Atmung fürs Gebären gelegentlich schon zu üben. Auf diese Weise wird sie darauf vorbereitet, den Atem und den Rhythmus der Wehen miteinander in Einklang zu bringen. Diese Wehen sind wie Geburtswehen, nur daß sie beim Beginn der Geburt in regelmäßigeren Abständen wiederkehren.

Wenn sich Ihnen die Gelegenheit bietet, beim Entspannen den Bäumen zuzusehen, wie sie vom Sturm bewegt werden, so haben Sie dabei die Möglichkeit, die Anpassung an einen

Rhythmus zu üben, der in gewisser Hinsicht dem der Geburt gleicht. Sie können dabei liegen oder sitzen. Achten Sie darauf, daß alle Ihre Muskeln völlig gelöst sind. Halten Sie Ihren Blick auf die Äste im Wind gerichtet und fühlen Sie, wie Ihr entspannter Körper sich auf das Brausen des Windes einstellt. Sie werden bemerken, daß Ihr Atemrhythmus sich verändert hat und der Bewegung der größeren Äste folgt, die weitausladend im Wind schwingen. Die Äste brechen nicht, weil sie mit dem Wind mitgehen und ihm keinen Widerstand leisten. Sie biegen sich und überlassen sich dem Sturm in ganz ähnlicher Weise, wie Sie bei der Entbindung zur Harmonie von Atem und Wehen kommen werden.

Die Koordination in der Austreibungsphase

Das Pressen
Üblicherweise wird angenommen, daß in der Austreibungsphase der Geburt die Bauchmuskeln gewaltsam zu einem Kraftakt der Austreibung eingesetzt werden müßten. In Geburtsvorbereitungskursen bringt man den Frauen oft bei, wie sie diese Muskeln benützen und die Bauchdecke an die sich zusammenziehende Gebärmutter heranziehen sollen. Sie werden unterwiesen, wie sie die Bauchdecke in der Eröffnungsphase der Geburt entspannen können, aber es wird von ihnen erwartet, daß sie fähig sind, sie in der Austreibungsphase anzuspannen. Das ist jedoch nicht nur unnötig, sondern überhaupt nicht wünschenswert. Der Vorgang, bei dem das Baby nach unten geschoben wird, sollte wie eine Kolbenbewegung sein, wobei jeglicher Druck von oben her auf die Gebärmutter einwirkt und die Muskeln des Beckenbodens vollkommen entspannt sind. Wenn Sie einen Zylinder aus Karton in der Hand halten und von oben eine Murmel durchdrücken (mit einem Finger der anderen Hand, der die Rolle des Zwerchfells spielt), so wird die Reise um einiges schwieriger, wenn Sie den Zylinder zusammenpressen, statt ihn locker zu halten.

Wenn die Bauchdecke straff gespannt ist und nach innen auf die kontrahierende Gebärmutter drückt, so entsteht unumgänglich auch Druck auf die Seiten der Gebärmutter, und dadurch wird verhindert, daß der Druck von oben seine volle Wirkung entfalten kann. Um das richtige Pressen zu üben, setzen oder legen Sie sich auf ein Bett oder eine Couch und stützen sich gut mit Kissen ab, oder sie nehmen eine hockende oder knieende Haltung ein, wobei Ihr Mann auf Ihrer linken Seite sitzt und den Arm um Sie legt. Wenn Sie mit hochgestütztem Rücken liegen wollen, dann achten Sie darauf, daß der untere Teil der Wirbelsäule – Kreuzbein und Steißbein – flach auf dem Bett aufliegen.

Stellen Sie sich Ihre Gebärmutter als eine riesige Birne oder reife Feige vor, deren Stengel unter dem Zwerchfell in der Bauchmitte liegt und die nach hinten zum Gesäß geneigt ist. Atmen Sie locker, aber voll ein, halten Sie die Rippen und das Zwerchfell ruhig und pressen Sie mit angehaltenem Atem wie vom Stengelende her durch die ganze Birnenform hindurch bis ganz auf ihren Grund. Das Gefühl, als würden Sie sich gegen ein Kissen aus Luft in Ihren Bauch stemmen, kann Ihnen helfen. Wenn Sie Ihre Hände auf den Unterbauch legen, dort, wo er sich wieder nach innen wölbt, können Sie spüren, wie Ihre Muskeln die Hände nach unten und weg von Ihrem Körper drücken[6].

Sie sollten vom Zwerchfell aus geradewegs nach unten pressen, bis Sie die Bewegung des Beckenbodens spüren und die Vagina sich automatisch öffnet.

Machen Sie nun die entgegengesetzte Bewegung: Ziehen Sie die Bauchwand fest nach innen. Sie werden sehen, daß es viel schwieriger ist, gleichzeitig die Muskeln des Geburtsausganges zu entspannen, und daß die Bewegung selbst ziemlich unange-

---

[6] Manche Frauen finden es leichter, an eine Pyramide zu denken, deren Basis von den großen Hüftknochen gebildet wird und deren Spitze in der Mitte des Zwerchfells liegt. Sie pressen von diesem Punkt aus geradeaus nach unten durch den Mittelpunkt der Basis.

nehm ist, da sie Ihnen das Gefühl gibt, als wären Sie in ein Korsett eingezwängt, das viel zu eng ist. Das Baby wird auch geboren, wenn Sie den Bauch anspannen, aber eine Frau, die nichts darüber gelernt hat, jedoch angstfrei und ganz klar bei Bewußtsein ist, wird spontan in der zuerst beschriebenen Weise pressen, und in ihrer instinktiven Reaktion auf die Botschaft, die von der Gebärmutter kommt, macht sie es richtig.

Die nächste Übung wird Ihnen helfen, mit konstruktiven Phantasien eine adäquate körperliche Reaktion zu erzeugen, wenn die Geburt des Kopfes kurz bevorsteht. Wir können sie *die Pfingstrose* nennen.

Sie liegen auf dem Bett oder auf dem Boden auf der Seite, rollen sich zusammen, spannen ihre Hände an, pressen die Lippen zusammen, krümmen Ihre Schultern und ziehen die Knie hoch, bis Sie das Gefühl haben, fest in sich eingekapselt zu sein. Stellen Sie sich jetzt vor, daß Sie eine Blume sind, die von der Sonne beschienen wird, und öffnen Sie sich nach und nach zum Licht, entfalten Blütenblatt um Blütenblatt, bis Sie völlig geöffnet sind.

In der Austreibungsphase fächert der Kopf des Babys das Gewebe der Vagina auf. Stellen Sie sich vor, sie breitet sich wie die Blütenblätter einer großen Pfingstrose aus, und der vorandrängende Kopf des Babys in der Mitte ist das feste, kompakte Herz der Pfingstrosenknospe. Konzentrieren Sie sich einen Augenblick auf dieses Gefühl zwischen Ihren Beinen.

Machen Sie die Übung jetzt noch einmal und lassen Sie dabei Ihre Gedanken mit dem Vorstellungsbild spielen, aber wenn Sie sich diesmal ganz geöffnet haben, *halten Sie den Atem zehn Sekunden lang an,* die Lippen geöffnet und weich, so wie Sie sich das Aufgehen der Blütenblätter vorstellen.

Da das Atemanhalten den Preßdrang spontan begleitet, ist es wichtig, daß Sie fähig sind, Ihren Atem ohne Mühe anzuhalten, während Sie gleichzeitig Vagina und Damm lockern, so daß das Baby hindurchgleiten kann.

Atmen beim Sichtbarwerden des Kopfes

Zu einem bestimmten Zeitpunkt gleitet der Kopf des Babys zwischen den Wehen nicht mehr zurück, sondern beginnt mit seinem Austritt. Nachdem Sie das Pressen geübt haben, wobei Sie sich auf das untere Öffnen konzentrierten, sollte Ihr Mann Ihre Bemühungen ein- oder zweimal plötzlich mit dem Kommando »Nicht pressen!« unterbrechen, und Sie sollten augenblicklich aufhören und locker hecheln, so daß der Kopf des Babys langsamer geboren werden kann, da Sie ihn gewissermaßen »ausatmen«. Er warnt Sie nicht vor, wenn er sein Kommando gibt, und Sie sollten diese Technik üben, bis die Reaktion perfekt ist.

Die Praxis der Entspannung und der Atmung ist recht schwer allein aus einem Buch zu erlernen. Deshalb ist es, falls Sie die Möglichkeit dazu haben, sinnvoll, Kurse zu besuchen, in denen psychosexuelle Methode oder etwas Ähnliches gelehrt wird. Als Hilfe beim eigenen Üben könnten einige Tonbandkassetten von mir mit dem Titel »Journey Through Birth«[7] dienen, vor allem, wenn die werdende Mutter jemanden hat, der mit ihr arbeitet. Die Kassetten dauern zwei Stunden und sind in Abschnitte aufgeteilt, so daß Sie Ihre eigenen Übungsstunden zusammenstellen und sich auf das konzentrieren können, was Ihnen persönlich schwerfällt oder was Ihnen Spaß macht. Zu den Themen gehören Atmen und Entspannen, Entwickeln von Körperbewußtsein, die Beckenbodenmuskulatur und das Pressen. Ich spreche nicht nur über das Atmen, sondern demonstriere es auch selbst, so daß Sie es mit mir zusammen üben können. In der gleichen Weise führe ich die Übende durch verschiedene Arten der Entspannung, wobei ich mit ihr spreche, als wäre ich bei ihr im Zimmer. Wenn Sie keine Möglichkeit haben, an einem Kurs teilzunehmen, können diese Kassettenbänder auch von mehreren werdenden Müttern oder Paaren benützt werden, um gemeinsam zu üben.

---

[7] Julian Aston Publications, 1976, zu beziehen über National Childbirth Trust, 9 Queensborough Terrace, London W 2.

6 Harmonie bei der Geburt: Entspannen des Scheidenausgangs lernen

Wir haben bereits gesehen, daß es wichtig ist zu wissen, wie man mit der Muskulatur des Beckenbodens übt, wie man sie lockert, während das Baby geboren wird, und wie man sie in den Wochen nach der Geburt fest angespannt hält, um die Rückbildung zu unterstützen. Ich werde jetzt beschreiben, wie man lernen kann, diese Muskeln isoliert für sich zu beherrschen, so daß sie willentlich gelockert und entspannt werden können und ihre Elastizität verbessert wird. Dies sind einige der wichtigsten Übungen für eine Frau, *ob sie nun schwanger ist oder nicht*. Sehen Sie sich zuerst noch einmal die Abbildungen auf Seite 54 an.

Übung 1:

Ziehen Sie alle Muskeln zwischen den Beinen nach innen, *ohne die Schenkel oder das Gesäß anzuspannen*. Ziehen Sie sie ganz fest nach innen, so stark Sie können, und halten Sie sie fest. Lassen Sie sie dann wieder los, bis sie ganz locker sind und von Ihnen wegzufallen scheinen, als würden sie wie eine Hängematte zwischen den großen Knochen des Beckens hängen. Wenn Sie ganz entspannt sind, hilft es Ihnen vielleicht, sich einen Aufzug vorzustellen, der bis zum Erdgeschoß eines großen Gebäudes hinunterfährt. Vergewissern Sie sich, daß Sie die Muskeln vollständig loslassen und nicht haltmachen, bevor Sie wirklich unten angekommen sind. Entspannen Sie sich jetzt noch dieses kleine Bißchen mehr. Jetzt ziehen Sie die Muskeln wieder nach innen und lassen den Aufzug nach oben fahren, zum ersten, zweiten, dritten, vierten, fünften, sechsten Stock, und halten dort an. Entspannen Sie sich. Zum Abschluß ziehen Sie die Muskeln nach innen und halten sie fest.

Übung 2:

Ziehen Sie den sehr kräftigen Schließmuskel des Anus (Darmausgang) nach innen, ohne die unmittelbar um die Vagina liegenden Muskeln anzuspannen. Machen Sie das sehr sanft und langsam. Da der

Levatormuskel *(Levator ani)* aus verschiedenen Muskelsegmenten zusammengesetzt ist und sich über den ganzen Damm spannt, ist es unmöglich, jedes für sich zu isolieren. Sie können aber damit experimentieren, um festzustellen, wie differenziert die Muskelkontrolle ist, die Sie erreichen können. Entspannen Sie dann ganz bedächtig alle Muskeln wieder. Beenden Sie die Übung, indem Sie sie wieder nach innen ziehen.

Übung 3:

Stellen Sie sich jetzt vor, daß Sie einen Ring von Muskeln zusammenziehen, der sich auf halber Höhe in der Vagina befindet. Der größte Teil der Spannung sollte vorn sein, aber Sie spüren auch eine gewisse Spannung zum Anus hin. Sie spüren, wie der Ring sich zu einem Oval zusammenzieht und noch enger und fester wird, bis Sie das Gefühl haben, als würden Sie innen eine Haselnuß mit den Muskeln festhalten. Stellen Sie sich eine Acht aus gespannten Muskelsträngen vor; Sie spüren den oberen Kreis, und gleichzeitig werden die querliegenden Muskeln des Damms, die sich über den Kreuzungspunkt der Acht erstrecken, nach vorn zum Schambein hingezogen. Lassen Sie dann die Muskeln wieder los. Abschließend ziehen Sie sie wieder ein.

Den meisten Frauen ist das Gefühl vertraut, da dies der »innere Kuß« beim Liebesakt ist, aber manche fürchten sich davor, diese Muskeln zu benützen, oder gebrauchen sie nur unwillkürlich, weil sie den Gedanken an Geschlechtsverkehr oder an eine vaginale Untersuchung beim Arzt schrecklich finden. Diese Übung kann Ihnen helfen, bewußte Kontrolle über diese Muskeln zu erlangen, so daß Sie mit ihnen genau das tun können, was Sie wollen – sie entspannen und loslassen, wie es Ihnen beliebt. Manchmal kann eine erhöhte Bewußtheit dieser Muskeln eine große Hilfe in der Ehe sein.

Übung 4:

Es gibt eine noch tiefere Muskelschicht, die über der Blase liegt. Ziehen Sie jetzt den Muskelring, mit dem Sie soeben geübt haben, zusammen, und ziehen Sie dann die Muskeln unterhalb des Schambeins, etwa in der Höhe der Haargrenze, nach innen und oben. Wenn Sie Ihre Finger auf diese Stelle legen, können Sie die Bewegung der Muskeln tief innen spüren. Diese Muskeln stützen die Blase. Entspannen. Anziehen.

Übung 5:

Wenn Sie diese Feinkontrolle erreicht haben, üben Sie das Spannen der Gesäßmuskeln (Glutaei), ohne die Beckenbodenmuskeln anzuspannen. Stellen Sie sich vor, daß Sie einen Geldschein zwischen Ihren Pobacken halten, und jemand versucht, ihn wegzuziehen. Entspannen Sie sich. Spannen Sie die Gesäßmuskeln an und ziehen Sie dann den Beckenboden hoch und halten Sie die gesamte Spannung aufrecht. Während Sie die Gesäßmuskeln festhalten, entspannen Sie den Beckenboden. Dann entspannen Sie sich vollständig. Spannen Sie jetzt die Gesäßmuskeln wieder an, und dann den Beckenboden ebenfalls; dann lassen Sie die Gesäßmuskeln langsam und gleichmäßig los – lassen sie auseinandergleiten –, während Sie den Beckenboden gespannt halten. Das ist schwierig, aber mit dem Üben wächst die Geschicklichkeit.

Übung 6:

Drücken Sie jetzt den obersten Bereich der Schenkel zusammen und spannen Sie die Adduktoren an, ohne die Beckenbodenmuskeln miteinzubeziehen. Entspannen Sie sich und lassen Sie die Beine auseinanderfallen. Spannen Sie denselben Bereich wieder an, ziehen Sie den Beckenboden ein, und halten Sie beide Kontraktionen fest. Während Sie die Adduktoren gespannt halten, entspannen Sie alle anderen Muskeln; spannen Sie die Adduktoren wieder an, dann auch den Beckenboden; lassen Sie die Adduktoren los, während der Beckenboden gespannt bleibt. Entspannen Sie sich vollständig.
Sie werden sehen, daß Sie weder die Gesäßmuskeln noch die Muskeln in den Beinen anspannen müssen, um den Beckenboden zu spannen. Deshalb sind Beckenbodenübungen unsichtbar und können überall vorgenommen werden, etwa wenn Sie wartend in einem Laden oder bei einer Cocktailparty stehen, wenn Sie auf den Bus warten oder abwaschen, und wenn Sie es besser können, wird es nicht einmal in Ihrem Gesicht zu sehen sein, daß Sie sich auf diese Übung konzentrieren. Sie tun gut daran, sich diese Übung immer dann vorzunehmen, wenn Sie sich abgespannt fühlen, wenn Sie lange stehen müssen und wenn Sie Treppen hinauf- und hinuntersteigen.

Übung 7:

Es gibt Muskeln, die mehr im rückwärtigen Bereich des Beckenbodens liegen, dort, wo Ihr Schwanz ansetzen würde, wenn Sie einen hätten. Babys haben dort oft ein tiefes Grübchen. Spüren Sie zur Basis Ihrer Wirbelsäule hin, wo die Teilung in die Gesäßhälften beginnt. Versuchen Sie, ob Sie »den Schwanz heben« können. Tasten Sie mit Ihren Fingern, bis Sie den Ort finden, von dem die Bewegung ausgeht. Entspannen Sie sich. Versuchen Sie, den »Schwanz« zu bewegen, auf und nieder; dann von einer Seite zur anderen – was schwieriger ist

– und Sie werden feststellen, daß es leichter geht, wenn Sie gleichzeitig Ihren Kiefer bewegen. Nun entspannen Sie vollständig. Spannen Sie den gesamten Beckenboden wieder an und behalten Sie diese Muskelspannung (Tonus) bei.

Die Muskeln in dieser Gegend kontrahieren manchmal, wenn die gebärende Frau das Gefühl nicht mag, den der nach hinten in den unteren Rücken zur Basis der Wirbelsäule hin drückende Kopf des Babys verursacht, während es sich nach unten schiebt, und oft hebt sie dabei ihr Gesäß vom Bett hoch. Jetzt haben Sie gelernt, wie Sie Ihre Muskeln vorsichtig loslassen und so dem Kopf des Babys den Weg nach unten und vorn freigeben können.

Diese feinfühlige Muskelkoordination stellt sich nicht so leicht ein und braucht sehr viel Übung. Wenn gelegentlich während der Schwangerschaft eine gynäkologische Untersuchung vorgenommen wird, können Sie mit der Hilfe Ihres Arztes feststellen, ob Sie diese Übung richtig ausführen. Sie können es leicht spüren, wenn Sie den untersuchenden Finger »ergreifen« oder ihn herauspressen. Wenn Sie pressen, stellen Sie sich vor, daß Ihr »Aufzug« zum Erdgeschoß hinunterfährt. Wenn Sie hin und wieder üben, den Urinfluß beim Entleeren der Blase zu unterbrechen, können Sie eine zusätzliche Kontrollmöglichkeit über die Beckenbodenmuskeln gewinnen.

Nachdem der Kopf Ihres Babys geboren ist, müssen Sie alle diese Muskeln loslassen, sonst reißen Sie oder brauchen einen Dammschnitt (Episiotomie), und obwohl Sie das in diesem Augenblick kaum spüren werden, kann es danach tage- oder wochenlang recht unangenehm sein. Wenn das Baby gegen den Damm drückt, können Sie mit Ihrem Arzt oder der Hebamme darüber sprechen und fragen, ob der Damm locker und dehnbar genug erscheint; wenn Zweifel geäußert werden, so fragen Sie, ob Sie ein paar Wehen mit Atmen überbrücken können, so daß die Geburt sanfter vor sich geht und das Gewebe Zeit hat, sich zu dehnen. Manchmal ist es allerdings wichtig, daß das Baby so schnell wie möglich geboren wird, und dann ist das natürlich nicht gut. Ältere Mütter haben am Damm unter Umständen kein so elastisches Gewebe, und ein Schnitt kann ihnen helfen. Viele Geburtshelfer nehmen den Dammschnitt routinemäßig vor, was sehr bedauerlich ist.

Die Verbindung zwischen Mund und Vagina

Ein Problem ergibt sich hierbei jedoch. Wenn man etwas allzu sehr möchte und die Gedanken ganz ausschließlich darauf richtet, kann das völlige Gegenteil eintreten. Das trifft besonders beim Entspannen eines Körperteils zu. Wenn der Kopf des Babys, der sich wirklich sehr groß anfühlt, gegen den Beckenboden drückt, kann es leicht geschehen, daß sich diese Muskeln anspannen, selbst wenn die Mutter sie loszulassen versucht.

Es kann eine große Hilfe für die Muskellockerung zu diesem Zeitpunkt sein, wenn man sich in den letzten Schwangerschaftsmonaten in einer Methode der bewußten Verbindung zwischen jenem Teil des Körpers, der unter Spannung steht, und einem anderen Teil, der nicht angespannt ist, geübt hat.

Es besteht eine eigenartige unbewußte neuromuskuläre Verbindung zwischen der Vagina und dem Mund. Die Fleischlappen zu beiden Seiten der Vagina werden ja sogar Lippen (Labia) genannt. Unsere Erfahrungen von erotischer Lust sind auf unseren Mund und auf unsere Lippen bezogen und verbinden sich mit dem Erlebnis lustvoller Nahrungsaufnahme. Selbst wenn unsere Erotik sich zur vollen genitalen Reife entwickelt hat, bleibt das Vergnügen an der Reizung der Oberfläche von Lippen und Zunge, die nach wie vor berührungsempfindlich sind: wir genießen das Küssen; manche rauchen; andere kauen Kaugummi oder essen Süßigkeiten und Schokolade. Wir entwachsen nie ganz unserer frühkindlichen Mundbezogenheit.

Wenn eine Frau im Bereich des Beckenbodens verspannt ist, kann man ihr oft helfen, sich zu entspannen, indem man ihr zeigt, wie sie ihren Mund und ihren Kiefer entspannen kann. Wenn man ihr dann nahelegt, dieselbe Empfindung von

Gelöstheit im Bereich der Vagina herzustellen, ist ihr das mit weit weniger Schwierigkeiten möglich. Wenn sie dagegen ihren Mund anspannt, kann sie feststellen, daß sie automatisch auch den Beckenboden in Spannung versetzt.

Auf Geburtsphotos von Müttern, die keinen Riß hatten, ist zu bemerken, daß die Mutter den Mund offen hat, wenn der Kopf durchtritt und geboren wird. Sie lächelt oder lacht, und ihre Lippen sind vor Lust und Vorfreude geöffnet. In der konventionellen Geburtshilfe war es manchmal üblich, daß die Hebamme der Mutter empfahl, den Mund zu öffnen und zu schreien oder zu brüllen, wenn der Kopf des Babys den Damm aufzuwölben begann. Dies muß eine beachtliche Lösung der Spannung ermöglicht haben, denn man kann nicht aus vollem Halse schreien, solange nicht der Kiefer nach unten fällt und der Mund weit geöffnet ist. Wahrscheinlich benützten die Hebammen unbewußt eine Technik, deren bewußter Gebrauch in abgewandelter und wirkungsvollerer Form in der modernen vorbereiteten Geburt eingesetzt werden kann.

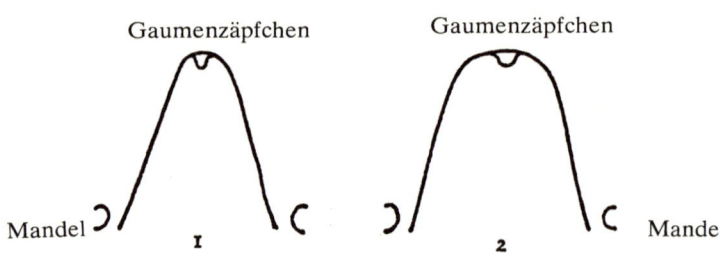

Schematische Darstellung der Bewegung des weichen Gaumens, wenn seine Muskeln entspannt werden.
1. Hier ist der Gaumen-Rachen-Bogen angespannt. Diese Art von Spannung findet statt, wenn man das Gefühl hat, als sei einem ein Aspirin im Hals steckengeblieben.
2. Hier ist der Gaumen-Rachen-Bogen entspannt.

Um eine bewußte Verbindung zwischen Mund und Scheidenausgang aufzubauen, beginnen Sie damit, Ihren Kopf nach vorn zu beugen und die Muskeln der Lippen, des Halses und der Zunge loszulassen. Der Kiefer sollte sich anfühlen, als hinge er genau unterhalb der Ohren an den Backenknochen. Wenn Sie Ihre Finger auf diese Punkte legen und dann den Kiefer fallen lassen, ist es vielleicht noch einfacher. Stellen Sie sich vor, daß Sie sehr schwere Ohrringe tragen. Geben Sie acht, daß Ihre Zungenspitze an der Rückseite der unteren Vorderzähne ruht und die Lippen leicht geöffnet sind. Spüren Sie gleichzeitig, wie der weiche Gaumen sich weiter ausdehnt und entspannt und sich dabei von der Form eines gotischen zu der eines romanischen Bogens öffnet. Konzentrieren Sie sich jetzt auf den Bereich des Geburtsausgangs und spannen Sie alle damit verbundenen Muskeln fest an und halten Sie sie zurück. Unwillkürlich werden Sie feststellen, daß Ihre Hals- und Kiefermuskeln hart geworden sind und daß Sie die Zungenspitze entweder nach hinten gerollt haben oder sie nach vorn gegen die Zähne drücken.

Lassen Sie jetzt die Muskeln des Mundes und des Beckenbodens los und fangen Sie noch einmal an, aber diesmal beginnen Sie mit der Entspannung des Beckenbodens. Dann entspannen Sie Ihren Mund. Jetzt pressen Sie fest Ihre Zähne aufeinander und spannen Ihre Lippen, Ihre Kehle und Ihre Zunge an. Wenn der Scheidenausgang noch entspannt ist, so haben Sie ihn ganz außerordentlich gut unter Kontrolle. Entspannen Sie jetzt sowohl den Mund als auch den Beckenboden. Lassen Sie beide etwa eine Minute lang so entspannt. Atmen Sie leicht und langsam durch die geöffneten Lippen ein und aus und stellen Sie sich gleichzeitig vor, Sie würden »mit der Vagina atmen«.

Das ist es, was Ihr Körper tun soll, wenn der Kopf des Babys durch den Geburtskanal geschoben wird. Stellen Sie sich vor, daß Sie den Kopf des Babys – der gut die Größe einer Grapefruit hat – in der Vulva haben und helfen Sie ihr, sich nach vorn zu wölben, indem Sie die Muskeln auf diese Weise entspannen. Jedesmal, wenn Sie das Pressen üben, und besonders, wenn Sie das Hechel-Atmen proben, das Sie einsetzen können, wenn der Kopf hervortritt und Sie plötzlich mit dem Pressen aufhören müssen, *entspannen Sie Ihren Mund* und lassen den Kiefer von den Backenknochen herunterfallen. Geben Sie besonders acht, daß Sie, wenn Sie hecheln, nicht gleichzeitig Ihre Lippen und die Kehle anspannen. Der Kopf sollte gut nach vorn auf die Brust geneigt sein.

Wenn Sie in den Wehen sind und Ihr Baby dabei ist, seinen Eintritt in die Welt zu vollziehen, ist es außerordentlich schwierig, selbst zu wissen, ob Sie den Geburtsausgang tatsächlich entspannt haben. Die Empfindung, die der Kopf des Babys auslöst, ist so wenig vertraut, daß es kaum mehr der Körper zu sein scheint, den Sie kennen. Es ist, wie wenn eine Samenhülse aufbricht, oder wie ein Zeitraffer-Film von Blumen, die sich der Sonne entgegen öffnen. Aber Sie können sagen, was Sie mit Ihrem Mund machen, und auch Ihr Mann kann sehen, ob Sie ihn entspannen. Wenn sich also das Baby dem Damm nähert, ihn nach und nach dehnt und dann langsam durch den Scheidenausgang hervortritt, konzentrieren Sie sich auf die Entspannung der Lippen, der Zunge und der Kehle, und bei jedem Ausatmen denken Sie »nachgeben« oder »öffnen«. Sie werden sehen, daß das nicht schwierig ist, und wenn Sie sich locker nach vorn beugen, um die Geburt Ihres Babys zu beobachten und sie genau unter Kontrolle zu haben, werden Sie wahrscheinlich lächeln.

Wenn eine Frau nicht in der Lage ist, die Muskeln des Beckenbodens mühelos und spontan zu entspannen, mag das mit tief unbewußten Faktoren zusammenhängen und insbesondere mit dem Grad, bis zu dem das Individuum sich von der anal-erotischen Phase bis zur vollen genitalen Reife entwickelt hat. Diese Hypothese wurde von John Rickman aufgestellt, der annahm, daß es bei einer Frau, die nicht den Punkt erreicht hat, an dem sie auf ihre infantile Sexualität zugunsten einer Person außerhalb ihrer selbst verzichten kann, zu einer Schwäche des Beckenbodens und der Bänder, welche die Gebärmutter halten, kommt.[1]

---

[1] »A Psychological Factor in the Aetiology of Descensus Uteri, Laceration of

»Bei einer normalen Geburt üben zum Beispiel die uterinen Kontraktionen in der zweiten Phase einen Druck aus, der proportional zum Widerstand des unteren genitalen Kanals ist; der Damm ist fähig, diese ganze Kraft, die instinktiv aufgewandt wird, ohne Verletzung auszuhalten ... aber wenn die Frau aus Aufregung oder Schmerz alle ihre Kräfte einsetzt ... um die Geburt schnell zu beenden, ergibt sich, wie wir wissen, die Gefahr eines Dammrisses«. John Rickman vermutete, daß es psychologische Gründe gibt, weshalb bestimmte Frauen ihre Aufregung oder ihre Schmerzen in dieser Weise ausagieren und sich hysterisch verhalten, wobei sie »das Tempo ihrer willentlichen Anstrengungen« weder vom »Rhythmus der uterinen Kontraktionen noch von den Anweisungen ihres Geburtshelfers« bestimmen lassen. Er interpretierte dies als Panik angesichts einer psychosexuellen Situation, in der die Frau die Verbindung zu ihrem Arzt verliert, wie zuvor zu ihrem Mann beim Sexualverkehr, und sie »verhält sich regressiv, sie stößt das Kind aus, wie sie Kot ausstößt, mit Kraftaufwand und ohne Feingefühl«. Im Gebären ist ein sexuelles Element beinhaltet, das viele Frauen, vor allem, wenn sie sich in einer warmen, liebevollen Atmosphäre befinden, genießen können, dessen sich jedoch andere nur undeutlich bewußt sind und das manche mit Angst oder Widerwillen erfüllt. Vielleicht ist eine Frau, die ihre Sexualität als einen Teil ihres Wesens akzeptiert und zu sexuellem Genuß fähig ist, in den eine andere Person miteinbezogen ist, besser in der Lage, dem genitalen Reiz mit einer einheitlichen, angemessenen Reaktion zu begegnen, die die Muskeln des Beckenbodens zu entspannen und mit Feingefühl und ohne unnötigen Kraftaufwand zu pressen.

Zum Abschluß der Beckenbodenübungen – und vor allem, wenn man geübt hat, wie man dem Kopf des Babys beim Durchtreten helfen kann – ist es sehr wichtig, daran zu denken, daß man die Muskeln sanft, aber fest anspannt, um sie dann so

the Perinemum and Vaginismus«, *Selected Contributions to Psycho-Analysis*, ed. W. Clifford, M. Scott, Hogarth Press, 1957 zu lassen und für die Dauer zu festigen. Denn wie wir nicht mit hängenden Augenlidern oder herunterhängendem Unterkiefer herumlaufen, so sollte auch der Beckenboden nicht schlaff sein, sondern eine gute Muskelspannkraft haben. Wenn man sich dieser Muskeln deutlicher bewußt wird, kann man sie besser unter willentlicher Kontrolle halten, das heißt, sie sowohl entspannen, als auch ihre Spannkraft aufrechterhalten.

7 Einige Hinweise für den Partner

>»Ich dachte, die besten Ehemänner
>hielten die Niederkunft ihrer Frauen für
>eine Zeit des Feierns und der
>Fröhlichkeit. Was? Du hast dich bei der
>Entbindung deiner Frau nicht einmal
>betrunken? Sag mir ehrlich, womit hast
>du dich in der Zeit beschäftigt?«
>»Nun denn, also ehrlich«, antwortete
>er, »und ungeachtet deines Lachens, ich
>lag hinter ihrem Kopfpolster und stützte
>sie mit meinen Armen«.
>
>Henry Fielding, *Amelia* (zuerst 1751)

In diesem ganzen Buch beziehe ich mich immer wieder auf die
Anwesenheit des Ehemanns bei der Geburt; er steht seiner
Frau zur Seite und spielt bei diesem Ereignis eine Hauptrolle.
Er ist es, der während der Eröffnungsphase ihren Rücken
massiert; er unterstützt und korrigiert ihre Atmung, er gibt
acht, daß sie ganz wach und auf ihre Aufgabe konzentriert ist,
und hilft ihr dabei festzustellen, ob sie entspannt ist; und er ist
es, an den sie sich anlehnt, wenn sie das Kind zur Welt bringt.
Vielleicht ist er der erste, der das Baby sieht, und vielleicht
schläft es sogar in seinen Armen zum erstenmal ein.
Der Mann ist hier genau am richtigen Platz. Es ist nicht nur
lächerlich, sondern auch erschütternd, ihn in einem Kranken-
hauskorridor hin- und herrennen zu lassen, wo er eine
Zigarette nach der anderen raucht, während seine Frau allein
die Sache »hinter sich bringt«. Die Situation ist nicht viel
besser, wenn er bei einer Hausgeburt am Fuß der Treppe wartet
und sein Ohr spitzt, um jeden Laut aufzufangen, der aus dem
Schlafzimmer dringt, und das Gefühl hat, daß seine einzige

Funktion darin besteht, immer noch mehr Töpfe voll Wasser für die Hebamme abzukochen[1].

»Das Letzte, was man zu einer erfolgreichen Hausgeburt benötigt, ist der Ehemann – der arme Vater. Wenn er die richtige Einstellung hat – und sehr wenige haben sie –, wird er vielleicht seiner Frau in der Eröffnungsphase der Geburt moralische Unterstützung anbieten. Im anderen Fall beschäftigt man ihn am besten damit, Tee zu machen, die Wasserkessel am Kochen zu halten und die Haustüre zu öffnen, wenn es klingelt.«

In solch herablassender Weise wird in einer Veröffentlichung der British Medical Association, *You and Your Baby,* (Sie und Ihr Baby), der Vater abgetan. Es wird nicht gesagt, wie viele Kannen Tee und wie viele Kessel voll Wasser der Vater am Ende einer Sechzehn-Stunden-Geburt gekocht hat, noch was irgendjemand damit anfangen soll. Als Beschäftigungstherapie mag es vielleicht so gut wie irgendetwas anderes sein, an sich ist es aber nicht nur eine Verschwendung, sondern es verwehrt der Frau auch in der Geburtsarbeit den beruhigenden Einfluß, die aktive Mitarbeit und die liebende Fürsorge, die ihr Mann ihr geben kann. Schließlich ist er der Vater dieses Kindes, das sich seinen Weg in die Welt erkämpft.

Es gibt genau genommen überhaupt keinen Anlaß, weshalb der Ehemann eine Witzfigur und ein Thema für Komiker sein sollte und so eingeschätzt wird, als verfüge er weder über die Intelligenz noch über die Menschlichkeit, um irgendwie Hilfe leisten zu können. Er kann und sollte der Mensch sein, den seine Frau bei sich haben möchte, ihr Assistent und Berater,

---

[1] Es ist für ältere Ärzte oder Hebammen manchmal schwierig, die Verbundenheit zu würdigen, die für viele jungverheiratete Paare heutzutage selbstverständlich ist, und zu verstehen, daß der Ehemann es oftmals für wirklich wichtig hält, bei der Geburt an der Seite seiner Frau zu sein. Der Arzt Anfang vierzig, der zu einer schwangeren Frau sagte: »Ich habe meine Frau niemals bei der Geburtsarbeit gesehen – es auch nie gewünscht; ich war immer unten an der Treppe und horchte«, vermochte nicht zu erkennen, daß im Fall dieses Paares die Frau die vorsätzliche Abwesenheit ihres Mannes bei der Geburt als mangelnde Liebe betrachtet hätte.

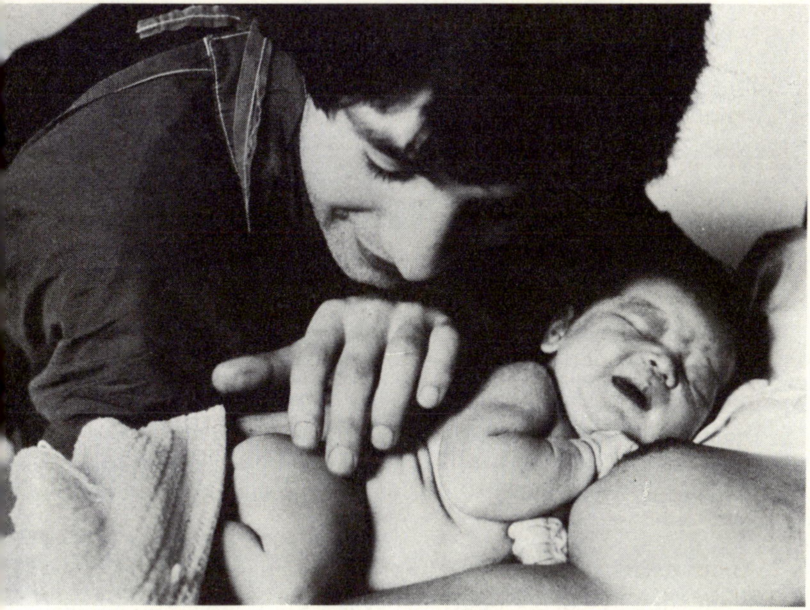

Gleich nach der Geburt: Das Baby ruht sich auf dem nackten Bauch der Mutter aus. Der Vater berührt zum ersten Mal sein Kind.

Das Neugeborene im Arm der Mutter: Noch ist der Kopf des Babys vom Durchgang durch den engen Geburtskanal verformt.

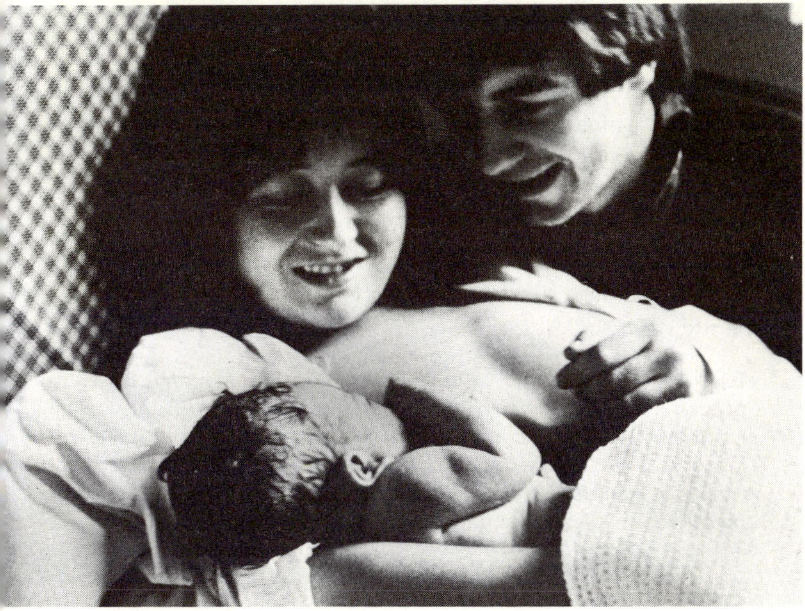

der sanft und nachdrücklich ihre Fehler korrigiert, sie ermutigt, wenn sie das Vertrauen zu verlieren beginnt, und der ihr zu erkennen gibt, wie stolz er auf sie ist, daß sie alles so gut macht. Ehemänner, die eine Geburt in dieser Weise miterlebt haben – selbst wenn sie vorher nicht die Absicht hatten, dabei zu sein, und nur blieben, weil ihre Frau es so sehr wollte – sagen nahezu immer das Eine: »Es war wunderbar.« Hier die Worte eines jungen Vaters:

»Ich kann verstehen, weshalb manche Ehemänner nicht bei der Entbindung ihrer Frau dabei sein wollen. Aber was ihnen da entgeht! Das Gefühl, daß man ganz natürlich seine Frau unterstützen, ihr helfen und sie ermutigen und den Höhepunkt der Geburt mit ihr zusammen erleben kann, scheint die Wärme und das gegenseitige Verständnis in einer Ehe zu vertiefen.«

Andererseits sollte man ebenso daran denken, daß ein Ehemann, der bei der Geburt dabei ist, ohne eine Vorstellung davon zu haben, wie er seiner Frau am besten helfen kann, sich nicht nur überflüssig vorkommen mag, sondern tatsächlich im Weg ist. Wenn er sich jedoch schon vorher mit diesem Thema befaßt und einiges gelernt hat, ist er in der Lage, die Wünsche seiner Frau rechtzeitig zu erkennen, und er wird ungefähr wissen, was ihn erwartet. Da er die Geburtsarbeit als einen Ablauf begreift, dessen natürlicher Höhepunkt die eigentliche Geburt ist – nicht ein isoliertes, traumatisches und schockierendes Ereignis – ist es völlig unwahrscheinlich, daß die Ankunft seines Kindes ihn in Ohnmacht fallen läßt, eine Reaktion, die man manchmal bei Ehemännern erleben kann und die diverse Hebammen nicht ohne Berechtigung zu einem Vorurteil gegen die Anwesenheit des Ehemannes veranlaßt. Ein junger Vater meinte dazu:

»Ich konnte den Anblick von Blut noch nie ertragen, und ich kann Spritzen nicht ausstehen. Ich bin in diesen Dingen grundsätzlich empfindlich; aber wenn ein Mann von Anfang an dabei ist und etwas zu tun hat – den Rücken seiner Frau zu massieren oder ihr beim Atmen zu helfen – dann ist das kein schockierendes Erlebnis. Es kommt einem alles völlig natürlich vor«.

Um seiner Frau bei der Entbindung ein Höchstmaß an Beistand geben zu können, schlage ich vor, daß der Mann die folgenden Hinweise befolgen sollte.

Während der Schwangerschaft seiner Frau

Er liest einige der Bücher über Geburt, die seine Frau liest. Er redet mit ihr darüber, und gemeinsam finden sie die Vorstellungen oder die Details der beschriebenen Methoden heraus, die unklar zu sein scheinen. In den Kapiteln über die Schwangerschaft, in den Kapiteln »Die Mutter und ihr Baby« und »Die Anpassung der Eltern« in diesem Buch finden sich Hinweise auf die eheliche Beziehung, die vielleicht hilfreich sein können. Er sollte sich unbedingt die Photos in Pierre Vellays *Childbirth without Pain*[2] anschauen, die visuell einen weit besseren Eindruck von dem vermitteln, was während der Geburt vor sich geht, als ich es mit Worten vermag.

Er geht wenigstens einmal mit zu ihrem Arzt oder zu ihrer Ärztin, um alles Nötige zu besprechen, damit sie bei der Geburt uneingeschränkt alles das anwenden kann, was sie bei der Vorbereitung auf die Geburt in der Schwangerschaft gelernt hat. Wenn eher die Hebamme als der Arzt bei der Geburt anwesend sein wird, besprechen sie das alles mit ihr.

Er gibt seiner Frau das Gefühl, daß sie begehrenswert und anziehend ist.

Er hilft ihr bei ihren Übungen einschließlich der verschiedenen Arten des Atmens und der Entspannung, und macht einige davon selbst mit, so daß er erkennt, wo die Schwierigkeiten liegen. Abends, wenn sie beide ins Bett gehen, ist eine gute Zeit dafür. Sie brauchen kein Ritual daraus zu machen, aber sie sollten versuchen, drei- oder viermal wöchentlich zu üben.

Er stellt sich zwischen seine Frau und die Skeptiker, die

[2] Hutchinson, 1959.

Verkünder von Altweibergeschichten und diejenigen, die eine Geburt hauptsächlich als eine Art von Operation betrachten. Er zeigt ihr, daß er völliges Vertrauen zu ihr und zu ihrer Fähigkeit hat, das Baby auf natürliche Weise zu bekommen.

Während der Geburt

Wenn sie zu Hause stattfindet, bereitet er das Zimmer vor. Er stellt das Bett um, wenn es nicht bereits im rechten Winkel zur Wand steht, und er hilft seiner Frau, es mit alten Leintüchern und einer untergelegten Plastikfolie herzurichten. (Viele Frauen haben gern ein Bild oder eine Vase mit Blumen vor sich, auf die sie sich während der Wehen konzentrieren können).
Er bleibt während der Geburt bei seiner Frau.
Er macht Aufzeichnungen über die Geburt und notiert die Abstände und die Dauer der Wehen und die jeweiligen Anzeichen für Fortschritte. Er hilft ihr, ruhig zu bleiben und nicht den Kopf zu verlieren. Er erinnert sie an die nötigen Atem- und Muskelreaktionen. Wenn die Eröffnungsphase im vorangeschrittenen Stadium ist und eine Wehe kommt, sagt er: »Atme aus«, um ihr zu helfen bereit zu sein, wenn die Wehe auf sie zukommt, oder er sagt: »Fange mit dem kontrollierten Atmen an«, und atmet dann mit ihr zusammen.
Er erklärt der Hebamme oder dem Geburtshelfer, was seine Frau gerade macht, wenn sie ihn fragen. Er achtet darauf, daß man ihr keine Schmerzmittel gibt, wenn sie nicht damit einverstanden ist. Es ist natürlich nicht die Aufgabe des Ehemannes, sie daran zu *hindern,* Schmerzmittel zu nehmen, sondern vielmehr darauf zu achten, daß man sie ihr – wie es gelegentlich immer noch geschieht – nicht aufzwingt, wenn sie nicht danach verlangt hat. Es muß wohl nicht darauf hingewiesen werden, daß der Ehemann die besonders enge Beziehung, die ihn mit seiner Frau verbindet, nicht dazu benützen sollte, sie davon abzubringen, Hilfe anzunehmen, wenn sie sie braucht,

und er sollte genügend wahrnehmungsfähig sein, um zu erkennen, ob seine Frau nur eine Abwehrhaltung einnimmt und sich wehrt, aber tatsächlich Schmerzmittel braucht, obwohl sie eigentlich keine nehmen wollte.

Er geht bereitwillig darauf ein, wenn sie möchte, daß er ihren Rücken kräftig in der Steißbeingegend massieren möge – dort etwa, wo die großen Hüftknochen mit der Wirbelsäule zusammentreffen – oder ihre Hüften oder Schenkel, falls sie dort Schmerzen hat.

Er gibt ihr zur Erfrischung und Anregung etwas Fruchtsaft, Wasser, starken schwarzen Kaffee oder etwas anderes, wenn sie danach verlangt. Wenn die Wehen regelmäßig alle fünf Minuten oder in geringerem Abstand kommen, sollte sie nur noch Wasser trinken.

Nähert sich das Ende der Eröffnungsphase, sollte er Schwämme oder Flanelltücher in sehr kaltem, am besten eisgekühltem Wasser ausdrücken und auf ihre Stirn, ihren Nacken und vielleicht auch auf ihre Lippen legen. Wenn ihr sehr heiß ist, kann auch ein Ventilator helfen.

Er holt ihr Decken und Wärmeflaschen, wenn ihr am Ende der Eröffnungsphase kalt wird. Sie möchte wahrscheinlich eine Wärmflasche für ihre Füße und eine weitere unter ihre Kreuzgegend – das kann ihre Schmerzen lindern. Wenn sie Schwierigkeiten hat, ihre Beine zu entspannen, kann eventuell auch eine Wärmflasche zwischen ihren Oberschenkeln helfen.

Wenn die Geburt voraussichtlich lange dauern wird, weil sich das Baby in einer hinteren Hinterhauptslage befindet, und die Wehen in mehr als fünf Minuten Abstand kommen, möchte sie vielleicht Malzzucker oder Honig, um bei Kräften zu bleiben. Wenn die Geburt jedoch richtig im Gange ist, sollte sie nur noch Eis oder Wasser bekommen.

Er erinnert sie daran, ihren Kopf nach vorn auf die Brust zu neigen, bevor sie mit einer Wehe preßt, und daß sie ihren Mund öffnen und die Wangen-, Nacken- und Zungenmuskeln entspannen soll, wenn der Kopf des Babys austritt, um so die Entspannung des Beckenbodens zu erleichtern.

Ehemänner im Krankenhaus

Es kann *eine* Sache sein, in der freundlichen Atmosphäre einer kleinen Geburtsvorbereitungsgruppe, wo Ehemänner und ihre Frauen zusammenarbeiten, wo viel gesprochen und viel gelacht wird, zu lernen, wie man den Rücken einer Frau massiert oder sie beim Pressen richtig hält, und eine ganz *andere,* dasselbe Vertrauen in ein großes, vielleicht recht unpersönliches Krankenhaus mitzunehmen, wo der Ehemann sich bei der Entbindung maskierten Gestalten in Weiß gegenübersieht, denen er nie zuvor begegnet ist und deren Namen er nicht kennt. Er befindet sich in einer fremden, klinisch-sterilen Umgebung, wo er sich trotz der Einwilligung des Krankenhauses in seine Anwesenheit fehl am Platze fühlen mag. Beide haben vielleicht das Gefühl, daß sie sich auf fremdem oder sogar »feindlichem« Territorium befinden, und daß niemand verstehen oder gar anerkennen wird, worum sie sich gemeinsam bemühen wollen. Denn ein Baby in einem großen Krankenhaus zu bekommen bedeutet, daß das Paar sich in ein bürokratisches System begibt. Die Krankenhausautoritäten sind in der Struktur einer Pyramide organisiert, bei der die Patienten sich ganz unten befinden, und die Macht über andere Menschen und Dinge wird von einer Verwaltungsmaschinerie erteilt und legitimiert, die, weil ihre Hauptziele Wirtschaftlichkeit und Leistung sind, der Krankenbetreuung oftmals einen unpersönlichen Anstrich gibt.

Manche Krankenhäuser sind auch für diejenigen frustrierend, die darin arbeiten. Krankenhaushebammen haben eine Doppelrolle inne und befinden sich darum selbst in einer schwierigen Lage. Sie sind für die Betreuung ihrer Patientinnen selbst verantwortlich, haben sich aber zugleich auch den Entscheidungen der Verwaltung und der Geburtshelfer zu unterwerfen. Das Merkwürdige an der Krankenpflege ist ja, daß der niedrigste Status demjenigen Personal zugeteilt wird, das am unmittelbarsten in Kontakt mit den Patienten kommt; den höchsten Status haben diejenigen, die am weitesten von den

Patienten entfernt sind. Wenn Krankenschwestern in ihrem Beruf höhersteigen, so bevorzugen sie oft eine verwaltungstechnische Tätigkeit – einen »Büro-Job«. Dies bedeutet, daß die erfahrendsten Krankenschwestern wenig oder gar keinen Kontakt mit den Patienten haben. Patientinnen in Entbindungsstationen stellen oft fest, daß sie den besten Kontakt etwa zu Hebammenschülerinnen oder sogar zu Hilfsschwestern finden, und in Lernkrankenhäusern ist der Medizinalassistent, der zur Entbindung beordert wird, sehr viel ansprechbarer als der Oberarzt.

In einer Studie über »Problem-Patienten«[3] wurde festgestellt, daß die Patienten, die vom Standpunkt der Schwestern aus keine Schwierigkeiten machten, diejenigen waren, die sich willig allen Anweisungen fügten, keine Bitten äußerten und keine Fragen stellten, so daß die Schwestern mit ihrer Arbeit vorankamen. Die »Problem-Patienten« dagegen hielten die Arbeit der Schwestern auf, unterbrachen den glatten Fluß der Aktivitäten und stellten zu viele Fragen.

Es hilft, wenn das Paar, das ins Krankenhaus geht, sich in gewissem Maß der organisatorischen Probleme bewußt ist, mit denen das Personal fertigwerden muß, und erkennt, daß es im Leben der Hebammen und Ärzte auch Belastungen und Spannungen gibt. Es ist auch wichtig, daß sie sich mit der fremden Umgebung vertraut machen, damit sie in ihren Körpervorgängen dadurch nicht allzu sehr beeinträchtigt wird und um eine positive Beziehung zum Personal der Station zu bekommen.

Ein Paar, daß ins Krankenhaus geht und darum bittet, über das, was geschieht, umfassend informiert zu werden, und an den Entscheidungen, die während der Geburt getroffen werden, beteiligt sein zu dürfen, leistet eine Pionierarbeit für andere Eltern, die nach ihnen kommen und vielleicht mehr Schwierigkeiten haben, sich auszudrücken und um das zu bitten, was sie wollen. Jede Frau, die ein Baby bekommt, handelt nicht nur für

---

[3] Duff and Hollingshead, *Sickness and Society*, New York, 1968

sich selbst, sondern auch für alle jene, die ebenfalls ein Recht
darauf haben, nicht nur als Patientinnen behandelt zu werden,
sondern als Menschen, nicht als reproduktive Maschinen,
sondern als Individuen.

Doch sind Ärzte und Hebammen auch Menschen! Es wird nur
Ärger geben, wenn man mit fliegenden Fahnen, brennenden
Räucherstäbchen und einer Liste von Befehlen ins Krankenhaus geht und den Mitgliedern des Personals wie einer
verschworenen Opposition aggressiv gegenübertritt!

Der Schlüssel zu guter Kommunikation und zur Verdeutli-
chung dessen, was Sie wollen, besteht darin, im voraus in Ihrem
Krankenbericht vermerken zu lassen, daß Sie eine möglichst
natürliche Geburt haben wollen. Es ist auch wichtig, die Namen
der Leute zu kennen und sie nach Möglichkeit persönlich
anzusprechen. Wenn die Frau während der Geburt zum
Beispiel möchte, daß ihre Beine massiert werden oder daß ihr
Partner auf dem Bett sitzt und den Arm um sie legt oder daß
eine Wärmflasche unter ihr Steißbein gelegt wird, oder wenn
sie lieber die Hockstellung einnimmt, anstatt im Bett zu liegen,
sollte sie nicht sagen: »So habe ich es in meinem Kurs gelernt«,
als ginge es darum, Gebote zu zitieren, sondern lieber: »Das
würde mir sehr helfen.« Mit dieser Art des Vorgehens erleben
viele Paare die angenehme Überraschung, daß Hebammen
begeistert mit ihnen zusammenarbeiten.

In immer mehr Krankenhäusern sind bei den Hebammen und
Ärzten jene Patientinnen willkommen, die gelernt haben, sich
selbst zu helfen, und die einige Kenntnisse über den Ablauf der
Geburt mitbringen. Ich begleitete eine Frau zur Geburt in ein
riesiges Lernkrankenhaus und bedankte mich bei der Hebamme dafür, daß ich dabei sein konnte. Sie sagte: »Oh, es ist
schön, eine Mutter mit einer natürlichen Geburt hier zu haben!
Wir finden das sehr gut!« Später beobachtete sie die Frau, als
sie friedlich und mit dem Ausdruck einer fast sinnlichen
Befriedigung im Gesicht mit einer Wehe atmete, und sagte:
»Es sieht wirklich so aus, als wäre es ein angenehmes Gefühl,
ein Baby zu bekommen!« Jede Frau, die mit Freude gebiert,

beeinflußt Hebammen und Ärzte, die ihr helfen, und macht es anderen Frauen möglich, eine ähnliche Erfahrung zu machen.

Wie ein Ehemann bei einer technologisch kontrollierten
Geburt helfen kann
Es ist sinnvoll, wenn das Paar sich die Entbindungsstation vor dem Geburtstermin ansieht. Manche Krankenhäuser sind heute so organisiert, daß kleine Gruppen die Entbindungsräume besichtigen können.
Wenn sie dort sind, sollten sie darum bitten, daß sie die Apparaturen zu sehen bekommen, die bei der Geburt verwendet werden, wie etwa den Wehentropf, mit dem die Wehen angeregt werden, um die Geburt künstlich auszulösen oder zu beschleunigen, und den Herzton-Wehenschreiber, der den Druck der Wehen und den Herzschlag des Babys aufzeichnet. Frauen erzählen manchmal, daß sie sich in dem Augenblick zu verspannen begannen, als sie sich diesen Apparaten, die unvertraut und furchterregend waren, gegenübersahen, und daß es leichter für sie gewesen wäre, entspannt zu bleiben, wenn sie vorher gewußt hätten, wie sie aussehen und wie sie funktionieren.
Es kann vorkommen, daß Männer, die ihre Frauen gut unterstützt haben, bis diese Apparaturen eingesetzt wurden, manchmal aus dem Gefühl heraus aufgeben, daß die Maschinerie »alles in die Hand genommen« habe. Das ist verständlich, denn wenn sich neben dem Bett ein Tropf oder ein Wehenschreiber befindet, ist es rein physisch schwieriger, nahe an die Frau heranzukommen, und der Gürtel des Wehenschreibers um ihren Bauch macht es fast unmöglich, den Bereich über dem sich öffnenden Muttermund zu massieren.
In den meisten Krankenhäusern bleibt die Hebamme, wenn die Geburt beschleunigt und mit dem Wehenschreiber überwacht wird, die ganze Zeit bei ihrer Patientin, und oft sind auch andere Mitglieder des Personals für längere Zeit anwesend, so daß die Intimität, die Mann und Frau zu Beginn der Geburt miteinander hatten, verlorengeht. Dadurch kann das Gefühl

entstehen, die Experten mit ihren Maschinen hätten alles in die Hand genommen. Aber es gibt keinen Grund, weshalb die emotionale Unterstützung und liebevolle Fürsorge zurückgenommen werden sollten, nur weil moderne Technologie eingesetzt wird. Der richtige Platz für den Mann ist noch immer an der Seite seiner Frau, beziehungsweise am Kopfende des Bettes. Vielleicht ist kein Platz mehr für einen Stuhl da, wenn man die Apparaturen hereingerollt hat, aber fast immer ist noch Raum für einen Hocker, und sonst steht er eben.

Wenn er ihren Bauch nicht mehr massieren kann, gibt es noch andere Arten der Berührung, mit denen er sie unterstützen kann. Es ist oftmals eine Hilfe, wenn er ihre Schultern während starker Wehen festhält. Wenn sie zuvor Entspannung so geübt hat, daß sie sich unter seiner Berührung lockern kann, wird ihr das helfen, die Schultern gelöst zu lassen und Hyperventilation zu vermeiden. Zwischen den Wehen können beide darüber sprechen, wo sie massiert oder unterstützt werden möchte.

Da das flache Liegen auf dem Rücken zu Verspannungen führen kann, und weil die Gebärmutter auf große Blutgefäße drückt und so die Versorgung der Plazenta mit Blut verringert, ist das keine gute Geburtsposition. Wenn die Frau auf der Seite liegt, strömt das Blut am freiesten durch die Plazenta zum Baby. Aus diesem Grund bittet man sie vielleicht, auf der Seite zu liegen, wenn der Wehenschreiber benützt wird oder wenn die Geburt lange dauert. Es ist nicht gut, wenn sie für längere Zeit in derselben Stellung liegt, und sie kann ihren Mann bitten, ihr zu helfen, sich hin und wieder auf die andere Seite zu rollen. Der Gürtel des Wehenschreibers muß dann wahrscheinlich wieder entsprechend angepaßt werden, oder man muß aufpassen, daß die Befestigungsvorrichtung nicht vom Kopf des Babys abrutscht, wenn es sich zum Beispiel um einen Wehenschreiber mit Kopfschwartenelektrode handelt, die durch den Muttermund eingeführt wurde.

Wenn sie sich aufsetzt und von vier oder fünf Kissen gestützt wird, ergibt sich das Problem der verminderten Blutzufuhr zum Baby nicht in demselben Maße.

Ein Wehentropf hat das Ziel, die Gebärmutter zu einer Aktivität anzuregen, die derjenigen der normalen Geburt so ähnlich wie möglich ist. Aber oft bewirkt er Wehen, die von Anfang an extrem stark sind und etwa alle zwei Minuten auftreten. Das bedeutet, daß die Atemtechniken, mit denen man sich auf Wehen dieser Stärke einstellen muß, wahrscheinlich denen der fortgeschrittenen Eröffnungsphase entsprechen, selbst wenn der Muttermund sich erst zu öffnen beginnt.

Ein Problem der modernen technischen Ausrüstung liegt darin, daß die Ehemänner oft davon fasziniert sind und zum Beispiel so sehr von der Beobachtung des Wehenschreibers gefangengenommen werden, daß die Frau erst an zweiter Stelle kommt und das Gefühl hat, daß ihr Liebe und emotionale Unterstützung entzogen werden. Ihr Mann sollte nicht vergessen, daß trotz aller hochgezüchteter Maschinerie die Frau es ist, die das Baby bekommt. Sobald die Geburt begonnen hat und im Gange ist, *sollte seine Aufmerksamkeit ihr gelten, und Ermutigungen durch Worte, Berührungen oder Blicke sollten jede Wehe begleiten.*

Ein anderes Problem kann sein, daß auf seiten des Krankenhauses eine eingeleitete oder beschleunigte und mit Wehenschreiber überwachte Geburt zu einer interessanten klinischen Angelegenheit werden kann. Schwestern, Ärzte und Studenten kommen vielleicht herein und schauen zu. Möglicherweise wird am Bett Unterricht gehalten. Diskussionen über die Geräte finden manchmal statt, während die Frau mit einer Wehe beschäftigt ist und Ruhe haben möchte, um sich besser konzentrieren zu können. Obwohl ein Ehemann nicht mit Sicherheit dafür sorgen kann, daß während der Wehen jedermann still ist, kann er auf höfliche Weise durch sein eigenes Schweigen und seine Aufmerksamkeit darauf hinweisen, daß er während der Wehen nicht ansprechbar ist, und so kann er ihr helfen, sich mit ihm und dem Baby, das geboren werden soll, in einen »Kreis der Intimität« zu begeben und durch ihn geschützt zu sein.

Gelegentlich versagen die Maschinen, und dann kommen auch

noch die Techniker dazu. Dadurch kann eine Frau sehr abgelenkt werden, und es kann auch angstauslösend wirken. Glücklicherweise ist sie nicht vom Wehenschreiber abhängig, um ihr Baby zu bekommen. So kann ihr Mann mit ihr arbeiten, um ihre Aufmerksamkeit auf den Rhythmus der Gebärmutter zu richten und ihren Atem in ein harmonisches Zusammenspiel hiermit zu bringen, und vielleicht muß er dabei recht nachdrücklich sein und zum Beispiel sagen: »Mach die Augen auf, Liebling. Schau mich an! Wir machen das zusammen. Komm jetzt, du kannst es!«

Nach der Geburt

Aber das ist natürlich erst der Anfang. Die Geburt ist nicht nur das Ende der Schwangerschaft. Sie ist auch der Beginn der Elternschaft, und die ersten Minuten und Stunden nach der Geburt sind wichtig für die Entwicklung einer Frau zur Mutter, die zu dem Gefühl fähig ist, daß ihr Baby wirklich zu ihr gehört und sie zu ihm. Diese Zeit unmittelbar nach der Geburt ist oft mit Krankenhausmaßnahmen angefüllt, die eine Trennung von Mutter und Kind mit sich bringen – obgleich es wohl einige der wichtigsten Augenblicke im Leben des Babys und der Mutter sind.

Der Ehemann kann darum bitten, daß man das Baby bei der Mutter läßt, falls nicht sehr ernsthafte Gründe dagegen sprechen, daß es bei ihr bleibt. Wenn Besorgnis besteht, daß das Baby an Wärme verlieren könnte, kann man eine Decke um das Baby *und* die Mutter legen (die Mutter, die gerade entbunden hat, friert häufig und wird froh darüber sein).

Er kann seiner Frau ihren Morgenmantel um die Schultern legen, so daß sie ihr Baby an ihrer nackten Haut halten kann, und wenn das Baby anfängt, suchende oder saugende Bewegungen zu machen, kann sie ihm die Brustwarze in den Mund schieben und ihm die erste Erfahrung des Gestilltwerdens anbieten.

Im allgemeinen ist die Frau zu diesem Zeitpunkt, auch wenn sie sich unmittelbar nach der Geburt vielleicht erschöpft fühlte, plötzlich vollkommen wach. In manchen Krankenhäusern ist es üblich, daß man das Paar etwa eine halbe Stunde lang mit ihrem Baby allein läßt. Diese Zeit der Begegnung ist psychologisch sehr wichtig für die Frau – und oft auch für den Mann. Es wird dabei eine emotionale »Arbeit« vollbracht, die wahrscheinlich nicht weniger wichtig ist als die schwere physische Arbeit, die ihr vorangegangen ist.

Meine eigenen fünf Babys sind alle zu Hause geboren worden, und ich erinnere mich an die Wonne jener Augenblicke, als die Hebamme gegangen war und wir alle drei, Mutter, Vater und Baby, nahe beisammen im Bett lagen, das Baby in der Kuhle zwischen uns, und wir seine winzige Vollkommenheit bewunderten. Später, als mehrere Kinder da waren, wurde das Bett nach der Geburt zum Zentrum der Familienversammlung; ringsherum lagen die kleinen Mädchen, so daß sie das neue Baby streicheln konnten.

Diese ruhige Zeit des Zusammenseins ergibt sich zu Hause auf ganz natürliche Weise. Die Krankenhäuser sollten Vorkehrungen dafür treffen. Je mehr Technik in der Geburtshilfe verwendet wird, desto mehr gerät das körperliche Zusammensein der Eltern mit ihrem Baby ins Hintertreffen. Es liegt bei den Paaren, das zu verlangen und sich vorher zu erkundigen, ob sie, wenn alles in Ordnung ist, wenigstens eine halbe Stunde mit ihrem Baby im Entbindungszimmer allein bleiben können.

Wieder daheim

Wenn das Kind seinen Einzug daheim gehalten und die Familie einen neuen, auf das Baby konzentrierten Lebensrhythmus entwickelt hat, sollte die Frau spüren, daß ihr Mann, auch wenn sie Fehler macht und eine noch so ungeschickte Mutter sein mag und andere sie kritisieren, unbedingt an sie glaubt.

Er sollte auch schnell erkennen können, wie und wann er ihr helfen kann, wenn er zu Hause ist. Mann und Frau können durchaus in der Lage sein, einiges voneinander zu lernen, was das Baby betrifft, und kein Mann braucht das Gefühl zu haben, daß seine Frau, nur weil sie eine Frau ist, zwangsläufig geschickter sein muß in der Versorgung des Babys. Wenn die Elternschaft ein miteinander geteiltes Unternehmen ist, wird sie nicht nur beiden mehr Spaß machen, sondern auch die Kinder profitieren davon, daß sie nicht ständig auf die Betreuung durch eine einzige Person beschränkt sind.

Die Geburt ist keine Krankheit, sondern eine Arbeit, für die der weibliche Körper hervorragend ausgestattet ist. Es sollte wahrhaftig ein »glückliches Ereignis« sein, das in einer Atmosphäre der Ruhe und der liebevollen Fürsorge stattfindet. Hochqualifizierte Schwesternteams, Batterien von sterilen Instrumenten, Reihen von antiseptisch sauberen und glänzenden Entbindungsräumen und fleckenlose, mit Glas abgeschirmte Säuglingszimmer können keine Gewähr dafür geben, daß diese Atmosphäre vorhanden ist. Aber die freundliche Hilfe der Hebamme und die Unterstützung durch einen Ehemann, der seine Frau zärtlich liebt und mit ihr die Freude an der Geburt des Babys teilt – das allein bieten schon fast die Gewähr für eine Geburt, die überschwengliche Freude mit sich bringt. Und das Ergebnis von allem – der Zweck all dieser Organisation und Fürsorge – ist das Baby. Der neue Vater empfängt sein Kind:

»Was das Baby betrifft, so hatte ich Angst davor. Diese Zerbrechlichkeit; der papierdünne und dennoch kraftvolle Schrei. Ein lebendiges Wesen, warm und feucht vom Mutterleib, über alle Maßen hilflos, verwirrt, mit dem orientierungslosen Blick seiner glänzenden Augen. Winzige Finger und Fingernägel, die in die Luft greifen. Vielleicht ist es das Gefühl für die Verantwortung, was mir Angst macht, oder irgendein urtümliches Schuldgefühl. Ich habe mitgeholfen, Leben zu erschaffen; ein pulsierendes, atmendes Wesen, das früher oder später auf millionenfache Weise irgendwie zerschmettert werden kann, ein kleiner Unfall, eine Krankheit, irgendeine Umwälzung... Doch wenn das Baby geboren ist, hat man das Gefühl, seine Reise sei beendet und würde nicht erst beginnen. Daß es dem Wagnis des Lebens ausgesetzt sein soll, scheint ungerecht zu sein. Angesichts dieser Winzigkeit erscheint dieses Wagnis ungeheuerlich. Man ist sich brennend der Kostbarkeit des Lebens bewußt. Man fährt an diesem Tag über alle Maßen vorsichtig. Man sieht die Menschen um sich herum als wirkliche Menschen«.[4]

Laurie Lee in »The Firstborn«[5] ist ebenfalls von dieser Hilflosigkeit gerührt:

»Sie wurde im Herbst geboren und war ein später Einbruch in mein Leben, und da lag sie, rot und eingebeult wie eine kleine zerquetschte Pflaume, als wäre sie ganz leicht ins Gras getreten und vergessen worden.

»Dann hob die Schwester sie hoch, und sie wurde plötzlich lebendig, ihre gebogenen Beinchen stießen in die Luft wie bei einer Krabbe, und ihre erste Lebensgeste war ein dünnes Händeringen, begleitet von wunderlichen Klagetönen.
Dieser Augenblick der Begegnung schien für uns beide ein Geburtsmoment zu sein: ihr erstes und mein zweites Leben. Nichts, das weiß ich, wird jemals wieder so sein können, und ich glaube, ich war wirklich recht erschüttert. Ich sah sie mir gründlich an und suchte nach vertrauten Zügen, aber sie war verzerrt wie ein aztekisches Götterbild. War dies wirklich meine Tochter, dieses purpurrote Konzentrat von Pein, dieser blinde protestierende Winzling?
Dann gaben sie sie mir, steif und brüllend, und ich hielt sie zum erstenmal und küßte sie, und sie wurde still und ruhig wie durch instinktive Hinterlist, und indem sie so meiner ›Stärke‹ schmeichelte, band sie mich vollständig an sich«.

[4] Aus dem Bericht eines Vaters über die Geburt seines Babys. Siehe Sheila Kitzinger, *Giving Birth; The parents Emotions in Childbirth*, Gollancz, 1971
[5] *I Can't Stay long*, Penguin Books, 1977

8 Medikamente bei der Geburt

> Zum gegenwärtigen Zeitpunkt gibt es
> keine wirkungsvollen Medikamente,
> die den Anspruch erfüllen, keine
> unerwünschten Nebenwirkungen zu
> haben und hundertprozentig sicher für
> Mutter und Kind zu sein.
>
> Professor Keiran O'Driscoll[1]

Man sollte von keiner Frau erwarten, daß sie mehr Schmerzen aushält, als sie bereit ist, bei der Geburt zu ertragen. Aus diesem Grund ist eine wirkungsvolle pharmakologische Schmerzlinderung wichtig, vor allem bei Entbindungen, die aus diesem oder jenem Grund nicht glatt verlaufen.

Doch werden die Vorteile der Medikamente oft gewaltig von ihren Nachteilen übertroffen, sowohl was die Mutter, als auch was das Baby betrifft, und die Frauen haben ein Recht darauf, über die Wirkungen und möglichen Nebenwirkungen jeglicher Medikamente, die man ihr bei der Entbindung anbietet, aufgeklärt zu werden.

Wir sollten zunächst unterscheiden zwischen Analgetika, die dazu dienen, lediglich schmerzhafte Empfindungen zu dämpfen, ihnen ihre Schärfe zu nehmen, und Anästhetika, die den Schmerz völlig beseitigen.

Dolantin und Lachgas sind zum Beispiel Analgetika. Die Reaktion auf Analgetika ist von Mensch zu Mensch verschieden, und eine Dosis, die der einen Frau ein Gefühl gibt, als hätte sie ein bißchen zu viel getrunken, läßt eine andere völlig umkippen. Im Ganzen gesehen ist das verwendete analgetische Mittel um so wirkungsvoller, je entspannter und angstfreier sich die Patientin fühlt.

---

[1] *British Journal of Anaesthetics,* 47, 1053 (1975)

Von den Anästhetika gibt es zwei Arten: die allgemeine Anästhesie (Vollnarkose), bei der die Patientin schläft, und örtliche Anästhesie, bei der nur bestimmte Bereiche des Körpers betäubt werden. Örtliche Anästhesie wird bei der Geburtshilfe in zunehmendem Maße verwendet. Epidural-Anästhesie ist eine Art davon: sie bewirkt keinen Verlust des Bewußtseins, da nur Nervenenden im entsprechenden Bereich betäubt werden; die Frau hat das Gefühl, als wäre sie mit Eiswasser angefüllt, und dann spürt sie vielleicht ein Ziehen von der Taille abwärts, wenn sie, wie es oft der Fall ist, die Zange braucht.

Schmerzstillende Mittel

Befassen wir uns zunächst mit den Mitteln, die – wie die Morphine – zu den Narkotika gehören.* Die Mütter erzählen oft, daß man ihnen gesagt habe, Pethidene (Dolantin) sei das allgemeingebräuchlichste Medikament in der Geburtshilfe und ganz unschädlich für ihre Babys. Hebammen können es ohne die Anwesenheit eines Arztes verabreichen, ein Umstand, der zu seiner Beliebtheit beiträgt. Es wird im allgemeinen in den Oberschenkel injiziert. Zuerst wurde es als Alternative zu Morphium und den Morphiumderivaten eingeführt, weil es angeblich nicht suchterzeugend sei. Wir wissen heute, daß dies nicht zutrifft und daß es durchaus suchterzeugende Wirkung hat. Eines der Probleme bei diesem Mittel ist, daß es, wenn es zu früh gegeben wird, zum Beispiel bevor der Muttermund etwa zu zwei Dritteln geöffnet ist, die Geburt verlangsamen oder sie sogar unterbrechen kann. Die Nachteile sind »Übelkeit, Erbrechen, Orientierungslosigkeit und geistige Verwirrung, die vor allem in der Austreibungsphase der Geburt zu einem Versagen in der Zusammenarbeit führen kann«.[2]

* Im englischen Original: Pethidene und Pethilorfan. Bei uns ist das entsprechende Präparat Dolantin® bzw. Dolantin spezial®. (D. Übers.)
[2] O'Driscoll, in *British Journal of Anaesthetics* (47, 1053, 1975) im Zusammenhang mit dem in England verwendeten *Pethidene*.

Diese Nachteile überwiegen wahrscheinlich in den Augen der meisten Frauen gegenüber den Vorteilen der Schmerzbefreiung. Professor O'Driscoll behauptet, daß »viele der Unannehmlichkeiten, die der Entbindung zugeschrieben werden, in Wirklichkeit auf der Wirkung von Pethidene beruhen«, und er sagt, daß man dadurch die Geburt »leicht in einen Alptraum verwandeln kann, nach welchem die Mutter vielleicht nicht einmal wahrnimmt, daß sie ihr Baby geboren hat, und sie kann von einer tiefen Depression überfallen werden, die möglicherweise bis zum nächsten Tag andauert«.

Das ist eine harte Sprache gegenüber einem Medikament, das (wie das entsprechende deutsche Präparat) freizügig in zunehmend hohen Dosierungen verschrieben wird.

Die Wirkung auf das Baby ist vielleicht noch stärker als die auf die Mutter, da Pethidene (Dolantin) die Atemreaktion herabmindert, und wenn dies auch bei einem kräftigen, voll ausgetragenen Baby nichts ausmachen mag, so kann es doch für ein unausgereiftes Baby zu einem gefährdenden Faktor werden.

Zu allem Unglück können sie auch das Stillen schwieriger machen, da das Baby weniger saugbereit ist. Die Mütter neigen dann dazu, ihre Babys zu schütteln, zu kitzeln und auf ihre Füßchen zu klopfen, um sie zum Stillen zu wecken, und das kann langfristige Auswirkungen auf die Beziehung zwischen Mutter und Baby haben.[3]

Bei meiner eigenen Untersuchung[4] von 838 Geburtsberichten, die von Müttern aufgeschrieben wurden, die zuvor an Geburtsvorbereitungskursen teilgenommen hatten, stellte ich fest, daß viele die Wirkung des Pethidene als unangenehm beschrieben, vor allem, wenn sie das Gefühl hatten, daß sie dazu gezwungen wurden, es zu nehmen. Sie sagten, daß der Rest der Geburt »ein völliger Nebel« war, daß sie »wie benommen« waren, daß

---

[3] Martin Richards, »Obstetric Analgesics and the Development of Children«, *Midwife, Health Visitor & Community Nurse*, 1976.
[4] Siehe Sheila Kitzinger, *Some Mothers'Experiences of Induced Labour*, National Childbirth Trust, 1975.

sie »fast schliefen« oder daß sie völlig das Bewußtsein für die Geburt verloren. Manche beschrieben, wie ihnen das Mittel ohne ihre Zustimmung verabreicht wurde, und bedauerten das sehr. *Wenn sie die Wahl gehabt hätten, wann und ob sie Schmerzmittel haben wollten, wäre die Wirkung mit größter Wahrscheinlichkeit positiv gewesen,* und sie würden wahrscheinlich viel eher sagen, daß »es den Wehen ihre Schärfe nahm« oder ihnen half, sich zu entspannen.

Vielleicht einer der wichtigsten Punkte bei der Untersuchung der Wirkung eines Medikaments auf den Menschen ist es, die Umstände herauszufinden, unter denen es gegeben wurde, und ob die Person, die das Medikament nahm, glücklich darüber war, es zu bekommen, oder ob sie sich genötigt fühlte, zu tun, was man ihr sagte. Es ist sehr selten, daß menschliche Erwägungen wie diese in Betracht gezogen werden, wenn es darum geht, Wirkungen von Medikamenten zu analysieren.

Aus den Geburtsberichten dieser Mütter ging hervor, daß in Fällen, in denen das Mittel von einer Hebamme verabreicht wurde, zu der die Frau eine gute Beziehung hatte, oftmals eine kleine Dosis genügte. Es hatte tatsächlich den Anschein, als wären Analgetika manchmal anstelle einer guten ermutigenden Unterstützung bei der Geburt benützt worden. Wenn die Hebamme verständnisvoll und hilfsbereit zur Seite stand, nahm sie den Platz pharmakologischer Schmerzmittel ein – und war weit wirkungsvoller als diese. Das ist ein guter Grund, weshalb die liebevolle Hilfe eines Ehemannes, der die ganze Zeit da sein und auf den man *sich verlassen kann* und der selbst gut mit dem Personal auskommt, so wichtig ist.

Im Laufe der meisten Geburten kommt eine Zeit, in der die Frau jemanden braucht, der *mit* ihr atmet, der ihr bei schweren Wehen sagt: »Ja, du machst es richtig. Du machst das sehr schön!«, der uneingeschränktes Lob äußert und der sie, wenn sie müde oder nah am Verzweifeln ist, fragt: »Meinst du nicht, daß du noch eine einzige Wehe schaffst?« Und wenn sie sagt, daß sie das kann, ist das vielleicht der richtige Augenblick, ihr zu sagen, daß sie jeweils nur mit einer einzigen Wehe fertigwerden muß. Wenn sie noch eine weitere schafft, ist es ausgezeichnet. Jede bringt sie näher an die Geburt des Babys heran, und diese spezielle Wehe wird nie und nimmermehr wiederkehren.

Unterstützung dieser Art zu geben, ist eine ermüdende, aber auch faszinierende und lohnende Arbeit. Es bedeutet, wirklich teilzunehmen an dem, was die Mutter fühlt, und mit ihr zusammen ganz bei der Sache zu sein, sie festzuhalten, sie zu lieben und das ganze Abenteuer des Gebärens zu *genießen*. Eine mit mir befreundete Hebamme wurde von einer Patientin als »die Schäferin der Geburt« beschrieben. Unterstützung bei der Geburt, vor allem am Ende der Eröffnungsphase, erfordert ruhiges Selbstvertrauen, mit dem man der Frau den Weg zeigt, den sie gehen sollte, und sie aktiv führt und begleitet.

Epidural-Anästhesie

Was hat es mit der Epidural-Anästhesie auf sich? Eine Epidural-Anästhesie in der Hand des Fachmannes kann völlige Befreiung von Schmerzen bewirken, wobei die Frau vollkommen bei Bewußtsein und hellwach bleibt. Man sagt oft, daß die Epidural-Anästhesie das Baby in keiner Weise in Mitleidenschaft ziehen kann, aber man weiß heute, daß sich der Herzschlag des Babys verändert und daß es einen Zusammenhang zwischen der Epidural-Anästhesie und den Babys gibt, die trotz guter Verfassung bei der Geburt noch ein paar Stunden danach nicht reaktionsbereit sind und schlaffe Muskeln haben. Professor O'Driscoll sieht die Epidural-Anästhesie nicht als vollgültige Antwort auf die Geburtsschmerzen an und spricht die Warnung aus, daß einige der Risiken der Injektion in den extraduralen Raum nahe dem Rückenmark unter den Geburtshelfern bisher noch nicht ausdiskutiert wurde.

Obwohl die meisten Frauen in meiner Untersuchung, denen eine Epidural-Anästhesie gegeben wurde, froh darüber waren, klagten manche über die Nebenwirkungen. Eine davon war ein plötzliches Abfallen des Blutdrucks, verbunden mit Übelkeit, Erbrechen und Schwindelgefühl. Die Epidural-Anästhesie setzt den Blutdruck herab, und während dies bei Frauen mit hohem Blutdruck vorteilhaft sein mag, ist es von Nachteil, wenn ihr Blutdruck niedrig ist.

Manche Frauen erlebten eine einseitige Schmerzbefreiung, die sie als äußerst merkwürdig empfanden und mit der sie schwer zurechtkamen, obwohl manche es auch begrüßten, daß sie im oberen Teil des Körpers noch empfindungsfähig waren.

Bei der Epidural-Anästhesie gibt es nach der Injektion häufig einen Zeitraum von zehn oder fünfzehn Minuten, in dem sich die Herztätigkeit des Babys verlangsamt, und die Mutter, die an den Herzton-Wehenschreiber angeschlossen ist und die Herzschläge hören oder sehen kann, sollte wissen, daß das häufig vorkommt. Das Herz wird seinen Rhythmus nach einiger Zeit wieder beschleunigen.

Zu den Nachwirkungen der Epidural-Anästhesie gehört ein Gefühlsverlust in den Beinen, der einige Stunden lang andauert, und die Unfähigkeit, die Blase zu entleeren, die mehrere Tage andauert, so daß man einen Katheder einführen muß, um den Urin abzuleiten. Manche Frauen haben in den Tagen danach heftige Kopfschmerzen, aber in diesen Fällen hat es den Anschein, als hätte die Mutter versehentlich eine Injektion in die Wirbelsäule erhalten, was oftmals heftige Kopfschmerzen zur Folge hat.

Die Epidural-Anästhesie kann tatsächlich Schmerzen vollkommen beseitigen und ist bei einer komplizierten, qualvollen Geburt außerordentlich nützlich. Sie kann von erfahrenen Händen so gegeben werden, daß sie es der Frau ermöglicht, die Empfindungsfähigkeit in ihren Beinen aufrechtzuerhalten. Man kann sie auch so geben, daß ein wenig Empfindungsfähigkeit im Damm beibehalten wird und das Herausgleiten des Babys gespürt werden kann. Im Idealfall sollte sie, abgesehen von einem Kaiserschnitt, immer so gegeben werden, daß die Frau die Wehen wahrnimmt und in der Austreibungsphase *mit* ihnen arbeiten kann, um das Baby zu gebären. Das bedeutet, daß sie nicht eine »Ladung« des Medikaments erhält, wenn sie das Ende der Eröffnungsphase erreicht hat. Wenn eine Frau beabsichtigt, sich eine Epidural-Anästhesie geben zu lassen, so ist es gut, wenn sie zuvor mit ihrem Geburtshelfer darüber spricht, wie sie in diesem speziellen Krankenhaus eingesetzt wird. Da verschiedene Menschen auf verschiedene Weise reagieren, kann man keine Garantie geben, aber die Frau kann, wenn sie will, um die leichteste Form der Epidural-Anästhesie bitten, damit nur der Bereich des Muttermundes beeinflußt wird, und sie kann fragen, ob es möglich ist, daß sie für die Ausweitungsphase abgesetzt wird, wenn die Geburt gut verläuft.

Jede Frau sollte wissen, daß eine Epidural-Anästhesie die Wahrscheinlichkeit einer Zangengeburt erhöht. In einer Studie[5] über Frauen, die sich im voraus für eine Epidural-Anästhesie entschieden (sie also nicht aus medizinischen Gründen benötigten), wurde festgestellt, daß Zangengeburten *fünfmal* so oft wie gewöhnlich vorkamen, und daß der Kopf des Babys dreimal so oft eine falsche Lage einnahm, verglichen mit den Geburten ohne Epidural-Anästhesie. Das rührt vielleicht vom Verlust der normalen Spannung der Beckenboden-Muskulatur her – was bedeutet, daß der Kopf des Babys, wenn er zu dem Hebemuskel des Enddarms (levator ani) heruntergedrückt, die Neigung zeigt, sich nicht zu drehen, um den Hinterkopf der Vorderseite der Mutter zuzuwenden. Bei Erstgebärenden war eine Zangengeburt sogar noch wahrscheinlicher – in dieser waren es 71 Prozent. Wenn jedoch erlaubt wird, die Epidural-Anästesie in der Austreibungsphase abklingen zu lassen, besteht eine größere Chance, daß die Mutter das Baby selbst herauspressen kann, obwohl nach dieser Studie dieselbe Fehlstellung des kindlichen Kopfes vorlag. Die Autoren kamen zu dem Ergebnis, daß man jede Frau über die vergrößerte

[5] I. J. Hoult, A. H. Maclennan, L. E. S. Carrie, »Lumbar Epidural Analgesia in Labour: Relation to Fetal Malposition and instrumental Delivery«, British Medical Journal, 1, 14–16, 1977

Wahrscheinlichkeit einer Zangengeburt aufklären sollte, »so daß sie selbst wählen kann zwischen solch einer Methode der Schmerzbefreiung und der beträchtlich besseren Chance einer spontanen Geburt«.

Die Epidural-Anästhesie kann also zu einer Zangengeburt führen, wenn sie gegeben wurde, weil die Geburt schwierig war; ob nun aber der Preßdrang in der zweiten Phase durch die Anästhesie unterbunden ist oder ob nur ein beschränktes Bedürfnis zum Pressen bleibt und die Frau keine »Gebär-Leidenschaft« entwickelt, kein spontanes Verlangen, das Baby in den Geburtskanal hinunterzupressen, spielt keine große Rolle. Auch in letzterem Fall ist es sehr wahrscheinlich, daß die Zange nötig ist, um das Baby herauszuholen.

Viele Geburtshelfer versichern, daß die Verwendung der Zange völlig ungefährlich sei, aber von einem anderen Standpunkt aus gesehen liegt in allem, was in den natürlichen Ablauf eingreift, ein Risiko, sei es auch noch so geringfügig, das hätte vermieden werden können. Professor O'Driscoll fordert die Ärzte dringend dazu auf, nicht denjenigen Frauen, die sich auf das Kopplungsgeschäft Geburtseinleitung plus Epidural-Anästhesie einlassen, als Belohnung eine Zangengeburt anzubieten.

Beruhigungsmittel (Sedativa)

Sedativa werden in manchen Krankenhäusern gegeben, um die Frau zu beruhigen und sie zum Schlafen zu bringen. Es sind keine Schmerzmittel. Im allgemeinen ist es nicht ratsam Frauen, die sich nach dieser Methode vorbereitet haben, irgendetwas außer vielleicht der mildesten Form eines Beruhigungsmittels zu geben; denn wenn die Wehen stark genug sind, um sie wachzuhalten, sollte ihnen aktiv mit kontrollierter Atmung und Entspannung begegnet werden; wenn eine Frau jedoch zwischen den Wehen schläft oder in einem sehr benommenen Zustand ist, kann sie das nicht tun. Es kann sein, daß sie mit heftigen Schmerzen erwacht, die sie unmöglich auslöschen kann, wie sehr sie auch darum kämpft, sich den darauffolgenden Wehen anzupassen. Es ist jedoch ebenso wichtig, daß sie nicht aus Schlafmangel in einen Erschöpfungszustand kommt, und wenn die Geburt aus irgendeinem Grund lang zu werden scheint, ist der Schlaf, wenn nötig durch Medikamente herbeigeführt, sehr wichtig. Wenn die Geburt nachts beginnt und die Wehen mit mehr als fünf Minuten Abstand kommen, mag es ganz gut sein, ein Beruhigungsmittel zu nehmen, das der Mutter vielleicht in den letzten Schwangerschaftswochen verschrieben wurde, damit sie besser schlafen konnte; sie kann es mit einem Becher heißer Milch und einem Löffel Whisky, Rum oder Brandy darin nehmen (die letzteren Zutaten eignen sich natürlich für beide Eltern) und sich dann mit einer Wärmflasche wieder schlafen legen, wenn sie will, bis die Wehen genügend stark geworden sind, um mit dem Atem »in Empfang genommen« zu werden. Selbst wenn man nur etwa eine halbe Stunde schläft, ist die Zeit mit dieser zusätzlichen Ruhe gut genützt, und das Paar braucht diesen ersten Abschnitt der Geburt nicht damit zu verbringen, im Zimmer herumzulaufen, Nervenenergie zu verbrauchen und sich ständig zu fragen, ob es nun wirklich so weit sei oder nicht.

Eine Frau braucht Zeit, um sich auf ihre Geburt einzustellen und um zu entdecken, daß sie gut auf die Wehen der anfänglichen und mittleren Eröffnungsphase reagieren kann. Wenn ihr nicht die Möglichkeit dieser schrittweisen Anpassung gegeben ist, wird das bei einer Sturzgeburt (die insgesamt weniger als fünf Stunden dauert) zum Problem. Bei einer langwierigen Geburt macht es nichts aus, wenn die Mutter längere Zeit nicht schläft, falls sie entspannt ist und nur das Minimum an Energie aufwendet, das nötig ist, um ihre Anpassung an die Wehen zu ermöglichen. Eine der glücklichsten Geburten, die ich kenne, dauerte drei ganze Tage und Nächte; die Frau wollte keine Medikamente, da sie ganz entspannt und völlig zufrieden war und ihr Mann die ganze Zeit bei ihr blieb. Aber im allgemeinen sind lange Geburten ermüdend.

Eine Frau hatte eine Krankenhausentbindung und erhielt ein Schlafmittel, als um 3 Uhr 30 morgens schmerzlose Wehen im Abstand von sieben Minuten kamen – ein normales und allgemein übliches Vorgehen (ihr Baby wurde erst in der darauffolgenden Nacht um 11 Uhr 30 geboren). Sie sagte hinterher: »Ich wollte, ich hätte das Schlafmittel nicht bekommen, denn dann begannen die Wehen schmerzhaft zu werden, und ich war zu benommen, um irgendetwas dagegen tun zu können. Ich kam nur langsam aus diesem Halbschlaf hoch und hatte mehr Schmerzen als jemals sonst«.

Im fortgeschrittenen Stadium der Geburt sollte man gar keine Beruhigungsmittel geben, es sei denn, daß sie sich in die Länge zieht und die Frau Schlaf benötigt. Wenn man sie zu diesem Zeitpunkt gibt, sollte die Dosis hoch genug sein, um sie wirklich zum Schlafen zu bringen, dann wird sie erfrischt aufwachen und bereit sein, mit der Geburtsarbeit weiterzumachen.

Tranquillizer

Auch Tranquillizer werden in einigen Krankenhäusern verwendet, um einer Frau zu helfen, sich zu entspannen und angstfreier zu werden. Wenn man Babys, die noch in der Gebärmutter sind, mit einem Ultraschallgerät beobachtet, kann man sehen, daß ihre Atembewegungen von dem Tranquillizer, den die Mutter genommen hat, beeinflußt werden, und einige Untersuchungen weisen darauf hin, daß sie, wenn sie geboren sind, oft an herabgesetzter muskulärer Spannung leiden. Demnach sind Tranquillizer vermutlich nicht für Frauen geeignet, die genügend Zuversicht haben, und sie ersetzen ganz gewiß nicht eine gute emotionale Unterstützung bei der Geburt und die verständnisvolle Hilfe, die eine gute Hebamme zu leisten vermag.

Lachgas

Ein anderes allgemeingebräuchliches Analgetikum ist Lachgas. Die Mutter kann sich nach eigenem Ermessen der Maske
bedienen. Das kann ganz nützlich sein, um etwa eine Stunde
lang mit schwierigen Wehen fertig zu werden, die meistens am
Ende der Eröffnungsphase auftreten, wenn die völlige Öffnung
des Muttermundes erreicht ist, und kurz bevor die Mutter mit
dem Pressen beginnt. Der Nachteil besteht allerdings darin,
daß man damit nicht immer eine entsprechende Linderung der
Schmerzen erreicht.

Das Gas muß tief und *langsam* inhaliert werden, und die Maske
muß fest auf dem Gesicht anliegen. Die Mütter lernen nicht
immer rechtzeitig, wie sie mit dem Lachgas umgehen müssen.
Man sollte es nicht keuchend einatmen, und darum ist es
besser, an einen *langsamen und vollen* Atem zu denken als an
einen tiefen Atem. Es ist zudem einfacher, wenn man es durch
einen entspannten Mund ein- und ausatmet.

Wenn die Frau Techniken gelernt hat, mit deren Hilfe sie ihren
Atem gegen Ende der Wehen der ersten Phase in einen
höheren Atemraum heben kann, so daß sie auf dem Höhepunkt der Wehen hoch und schnell atmet, kann sie einen, zwei
oder drei volle Atemzüge mit offenem Mund aus der Maske
nehmen, sobald die Gebärmutter aktiv wird. Dann *läßt sie die
Maske los* und fährt augenblicklich mit dem rhythmischen,
flachen, raschen Atmen fort, während die Wehe ihren Gipfel
erreicht, und sie geht dann entsprechend der abnehmenden
Wehe auf tiefere Ebenen des Atmens hinunter; anschließend
atmet sie lange aus, um sich zu erholen. Auf diese Weise hat sie
die Wirkung sowohl des Analgetikums als auch der leichten
Atmung, da es etwa zehn Sekunden dauert, bis die Wirkung des
Lachgases spürbar wird.

Wenn Frauen Schmerzmittel verlangen, so Professor O'Driscoll, haben sie entweder sehr langwierige Entbindungen, oder
sie haben Angst, bevor die Geburt begonnen hat, oder sie

geraten zu Beginn der Geburt in Aufregung. Ich glaube, daß allen diesen Frauen mit einer vorausgehenden Vorbereitung geholfen werden kann.

Bei langen Geburten ist es für die Frauen nützlich zu wissen, welche Stellungen ein Baby bei der Geburt einnehmen kann, so daß sie keine kurze Eröffnungsphase erwarten, wenn es sich zum Beispiel um eine hintere Hinterhauptslage handelt. Sie haben Atem- und Entspannungstechniken gelernt, um mit einer langen, wahrscheinlich mit Rückenschmerzen verbundenen Eröffnungsphase zurechtkommen zu können; außerdem werden sie massiert, bekommen heiße und kalte Umschläge, wechseln von Zeit zu Zeit die Stellung, damit die Wirbelsäule vom Gewicht des Babys entlastet wird, und wissen sich mit allen möglichen anderen Mitteln zu helfen, mit denen sie der Anstrengung einer mit Rückenschmerzen verbundenen Geburt begegnen können.

Diejenigen, die vor dem Beginn der Geburt voller Angst sind, sollten die Möglichkeit haben, mit Leuten über ihre Ängste zu reden, die sie verstehen und selbst eine Geburt hinter sich gebracht und Wehen erlebt haben; und sie sollten auch anderen werdenden Müttern diese Angst mitteilen, die vielleicht gelassener sind und sie ermutigen können. Beruhigen allein hilft nicht, da eine wirklich nervöse Frau dann das Gefühl hat, daß ihr die Schrecken, die auf sie warten, nur verheimlicht werden. Es ist viel besser, die Ängste ans Licht zu bringen und sie zu untersuchen. Es gibt zwei Mittel, die Angst zu vertreiben: das eine ist Wissen und das andere ist ein nach und nach aufgebautes Selbstvertrauen und die damit verbundene Fähigkeit, mit einer belastenden Situation fertigzuwerden.

Es gibt auch Frauen, die angesichts der Geburt plötzlich »umkippen«, wenn sie noch am Anfang der Eröffnungsphase sind, und sagen: »Ich habe nicht geahnt, daß es so sein würde!« Sehr oft hofften sie vorher, daß sie die Entbindung ohne Schwierigkeiten schaffen würden, und nahmen sich nie die Zeit, ihren Geist darauf einzustellen und ihre Gedanken um die Geburt und das Baby kreisen zu lassen. Dies ist ein bedeutsamer Aspekt der Vorbereitung, und einer, der bei der Betonung der Übungen oft vergessen wird.

Andererseits sind Frauen, die von der Stärke der Wehen schockiert werden, manchmal in Vorbereitungskursen gewesen, aber in solchen, in denen man sich ausschließlich darauf konzentrierte, Informationen zu vermitteln und die Muskeln zu trainieren, ohne daß das freie und umfassende Gespräch über die körperliche Geburtserfahrung miteinbezogen wurde. Sie gehen dann auf die Geburt zu, als wären sie mit gewissen magischen Formeln ausgerüstet – zum Beispiel die Atem-Ebenen – von denen sie hoffen, daß sie jegliche Schmerzen aus dem Wege schaffen. Aber plötzlich erleben sie, daß sie von einer ungeheuer mächtigen Erfahrung überwältigt werden, auf die sie nicht vorbereitet waren. Kein Wunder, wenn sie in Panik geraten!

Eine der sinnvollsten und mit Sicherheit risikofreien Antworten auf die Wehenschmerzen sind darum wirklich gute Geburtsvorbereitungskurse. Das bedeutet nicht, daß die Frau keine Schmerzen haben wird, sondern daß ihre Schmerzwahrnehmung verändert ist und daß es, mit den Worten einer meiner Schülerinnen, »nicht so war wie die Schmerzen bei einer Verletzung. Ich weiß wirklich nicht, wie ich sie beschreiben soll. Aber irgendwie waren es *positive* Schmerzen«.

Es ist ein wichtiger Grundsatz, daß eine Frau *selbst* entscheiden dürfen soll, ob und wann sie Schmerzmittel braucht. Sie sollte auch in der Lage sein, mit ihren Helfern zu besprechen, welche Art von Schmerzmitteln sie will, so daß es eine gemeinsame Entscheidung ist. Es sollten Medikamente bereit sein, falls sie danach verlangt, aber es sollte niemals Druck auf sie ausgeübt werden, damit sie sie nimmt.

Viele Frauen können ohne medikamentöse Hilfe mit ihrer Geburt zurechtkommen, wenn man sie emotional sehr stark unterstützt. Unser Ziel sollte immer sein, einer Frau bei der Geburt ein Minimum an Medikamenten und ein Maximum an liebevoller Betreuung zu geben. Denn wenn es auch viele Frauen gibt, die dankbar sagen, daß sie nicht wissen, was sie ohne schmerzstillende Medikamente gemacht hätten, ist es doch zweifellos so, *daß alles, was dazu führen kann, die Urteilsfähigkeit der Frau in der Geburt herabzusetzen, zugleich ihre Fähigkeit einschränkt, vollen Gebrauch von der hier vorgestellten Methode zu machen.* Im Idealfall sollte sie nichts bekommen, was nicht auch ein Autofahrer nehmen könnte, bevor er sich bei Nacht und Nebel auf die Fahrt begibt, oder ein Sportler, bevor er an einem Wettkampf teilnimmt.

Zusammenfassend ist zu sagen, daß ebenso, wie wir nichts unternehmen würden, was unsere Geschicklichkeit erfordert – wie etwa Autofahren – wenn wir nur halb bei Bewußtsein sind oder unter dem Einfluß starker Medikamente oder Drogen stehen, eine Frau auch nicht versuchen sollte, die wichtige Arbeit, ein Baby zu bekommen, in einem benommenen Zustand zu tun, wenn sie ihre Kräfte wirkungsvoll einsetzen will und all das, was sie gelernt hat, in die Praxis umsetzen möchte. Marjorie Karmel beschreibt in ihrem Buch *Babies Without Tears*[6], wie man ihr, als sie ihr zweites Baby erwartete, in einem amerikanischen Krankenhaus sagte, daß die Wirkung von Analgetika, die man ihr verabreichen wollte, ganz einfach so sei, als ob sie einen Martini zuviel getrunken hätte. Sie beschloß, daß sie ihr Kind nicht in diesem Zustand zur Welt bringen wollte.

Selbst wenn eine Frau sich dafür entscheidet, am Ende der Eröffnungsphase Schmerzmittel zu nehmen, ist es doch ziemlich unwahrscheinlich, daß sie während der Austreibungsphase ebenfalls welche braucht. Manche Frauen sagen, daß sie sie »aus Gewohnheit« weiter nehmen, oder weil sie mit den beängstigenden Empfindungen der Austreibungsphase nicht fertigwerden. Doch sind diese nicht so sehr schmerzhaft als vielmehr *unbekannt.* Eine durch Medikamente hervorgerufene Verwirrung kann sie zu einer qualvollen Erfahrung machen.

[6] Secker and Warburg, 1959

9 Der Geburtsbeginn

In diesem Kapitel befassen wir uns nicht nur mit der Geburt als einem physiologischen und mechanischen Prozeß, dem die Patientin unterworfen ist, sondern mit der gebärenden Frau als *Person*. Die Betonung liegt hier nicht auf der Geburt, sondern auf dem *Gebären* – auf der Fähigkeit der Frau, sich selbst dem kreativen Prozeß und der Weitergabe des Lebens hinzugeben. Die Frau trägt nicht nur ein Baby in sich, das reif ist, geboren zu werden – sie sehnt sich auch danach, die Erfahrung des Gebärens in ihrer Fülle auszukosten; sie ist weit entfernt davon, etwas zurückzuhalten oder sich nur halb der Aufgabe zu widmen, und sie kann lernen, wie sie mit ihrem Körper der Freude, die sie an der Geburt hat, Ausdruck zu geben vermag.

Die Einstellung der Frau zur Geburtsarbeit

Von drei verschiedenen Seiten her scheint die Einstellung einer Frau zur Geburt beeinflußt zu werden.

Erstens bestimmen kulturelle Faktoren die Bereitschaft einer Frau zum Gebären, ihre Anpassung an den Geburtsprozeß und die Rituale, mit denen er umgeben wird.

Diese kulturellen Faktoren gestalten die *Art und Weise* des Geburtsablaufs in der jeweiligen Gesellschaft. Grantly Dick-Read lenkte die Aufmerksamkeit auf die kulturell bedingte Angst vor dem Prozeß des Gebärens, die in unserer eigenen Gesellschaft üblich ist, wo Geschichten über Schmerzen und Erdulden von der Mutter an die Tochter und von älteren Frauen an jüngere Mädchen weitergegeben werden, Geschichten, die ihren Platz in unserer Literatur, im Film und in der

Trivialliteratur der Zeitschriftenromane finden.[1] Die Lehren von Nicolajew in der Sowjetunion und Lamaze in Frankreich beruhen darauf, die gesellschaftsbedingten unangenehmen Assoziationen auszumerzen und daraufhin das sympathische Nervensystem umzuerziehen. Das ist keine einfache Aufgabe, da die kulturellen Faktoren, die neutralisiert werden sollen, auch die Tabus miteinschließen, die sich um die Geburt ranken, also die sozialen Einstellungen, durch die Traditionen aufrecht- erhalten und bestärkt werden, die Rollen und Aufgaben der Ärzte und Hebammen in unserer Gesellschaft und die Rollen- muster, innerhalb derer Männer und Frauen als Väter und Mütter akzeptiert werden. Um das Gebären in seiner institutio- nalisierten Form zu verstehen zu können, müßte man sehr viel über die Struktur der entsprechenden Gesellschaft und über die Beziehungen zwischen ihren Bevölkerungsgruppen wissen. Der Grad medizinischen Wissens und die Art und Weise, wie es innerhalb der Gesellschaft angewandt wird, beeinflussen eben- falls die Einstellung jeder einzelnen Frau zu ihrer Entbindung. Der Aufwand an Maschinerie, welche die moderne westliche Gesellschaft in jedem individuellen Fall einsetzt, wird durch physiologische Faktoren der Gesundheit oder Krankheit be- stimmt – Fakten, die auf wissenschaftliches medizinisches Wissen über die Größe des Fötus im Verhältnis zum Becken der Mutter, über die Lage des Fötus usw. bezogen sind.

Aber darüber hinaus haben wir es mit der Persönlichkeit der Frau und mit ihrer Bejahung oder Zurückweisung der Erfah- rungen zu tun, die das Leben ihr anbietet, und mit allen

[1] Diese kulturell bedingte Angst findet sich quer durch die ganze Skala literarischer Produktionen, von der leisen Anspielung, hervorgestoßen von der Heldin eines Zeitschriftenromans, deren Entbindungsschmerzen eher ange- deutet als beschrieben werden – »Ich muß mich entspannen, ich muß mich entspannen, murmelte sie wild« – bis zur vollen realistischen (wenn auch nichtsdestoweniger manchmal unrichtigen) Darstellung in manchen Filmen, wie in der sehr lebendigen Szene – an die ich mich aus meiner eigenen Kindheit erinnere – in dem Film »Vom Winde verweht«, in dem eine Frau mit schweißüberströmtem Gesicht in einer qualvollen Entbindung gezeigt wird, während der sie dann später stirbt, und in dem französischen Film *Le Lit,* in dem eine Mutter beim Durchschneiden der Nabelschnur zusammenzuckt!

Faktoren, aus denen es sich zusammensetzt – dem Grad an emotionaler Sicherheit in der Kindheit und der Entwicklung der Beziehung zu ihrer Mutter, ihrem Vater und ihren Geschwistern, der Art ihrer Beziehung zu ihrem Mann, dem Bild, das sie von sich selbst als Frau, als Gattin und Mutter hat, und dem Grad, bis zu dem sie sich primitiven instinktiven Freuden und den grundlegenden physischen Befriedigungen überlassen kann, die zur Gesundheit und zum Wohlergehen des Körpers und zum harmonischen Funktionieren seiner physiologischen Abläufe gehören.[2]

Gebären mit Freude – beglückt auf die Erfahrung zugehen, die Aufgabe bewußt bejahen und sich ihr anpassen, um sie zu erfüllen – ist ebensosehr Sache des Geistes wie des Körpers und nicht weniger ein emotionales als ein physiologisches Geschehen. Vielleicht ist es auch ebensosehr eine Sache unbewußter wie bewußter Faktoren. In diesem Kapitel werden wir uns mit der *subjektiven Erfahrung* der Frau und mit den psychischen Faktoren befassen, die man nicht weniger berücksichtigen sollte als den physiologischen Apparat, den sie und ihr Baby gemeinsam benützen, damit es auf die Welt kommen kann.

Außerdem ist es bei der Beschreibung der Gefühle und des Verhaltens einer gebärenden Frau wichtig, daran zu erinnern, daß das Gebären nur ein Teil ihres gesamten psychosexuellen Lebens ist. Pubertät, Eisprung, Menstruation, Liebesspiel und Geschlechtsverkehr, Schwangerschaft, Geburt, die Rückbildung der Gebärmutter in den auf die Entbindung folgenden Wochen, Stillen und Menopause sind ein an ihre Sexualität gebundener Fluß und Rhythmus, die sich durch ihr Leben ziehen. Die Dinge, die sie an sich selbst kennenlernt, Empfindungen, derer sie sich bewußt wird, Rhythmen, denen sie sich hingeben kann, sei es im Orgasmus oder in dem erstaunlich ähnlichen Preßdrang während der zweiten Phase der Geburt, sind damit verbunden.

Wenn es da kein Verstehen gibt, wenn Muskelkrämpfe oder

---

[2] Diese Fähigkeit ihrerseits kann von ihrer körperlichen Gesundheit abhängen.

Angst und Schrecken angesichts dieser Empfindungen auftreten, besteht die Wahrscheinlichkeit, daß es zu einem Überspringen auf andere Aspekte ihres psychosexuellen Lebens kommt; ich kannte Frauen, die bei der Entbindung Erkenntnisse über sich selbst gewannen, die ihnen danach zu einer glücklicheren sexuellen Beziehung mit ihrem Mann verhalfen. Die emotionalen Probleme des Gebärens stehen nicht vereinzelt und isoliert da und sind nicht nur auf die Geburt eines Babys bezogen. Sie sind ein integraler Bestandteil dessen, eine Frau zu sein.

Aus diesem Grund erweisen sich Untersuchungen der uterinen Fehlfunktion dieser oder jener Art manchmal als sehr interessant.

Etwa ein Fünftel der erstgebärenden Frauen haben extrem lange Geburten. Bei allen lange dauernden Geburten stellt sich das Problem der seelisch-geistigen Verfassung, und was den Ehemann und die Hebamme betrifft, ist es wichtig, daß sie fähig sind, mit den emotionalen Problemen fertigzuwerden, vor die sie durch solch eine lange Geburt gestellt werden – die fast unvermeidliche Ermüdung, die häufig berichteten Rückenschmerzen, die sehr heftig sein können und sich oft zwischen den Wehen in minderer Stärke fortsetzen, und das Gefühl, die Nase absolut voll zu haben von der ganzen Geschichte, das sich zu wütender Frustration oder Verzweiflung steigern kann.

Oft gibt es gute physiologische Gründe, weshalb für bestimmte Frauen die Geburt so verlaufen muß. Manchmal hat das Baby eine völlig verkehrte Lage; häufig sind sein Kopf und Körper nicht richtig zu einem ordentlichen kleinen Ball zusammengerollt; manchmal arbeitet die Gebärmutter nicht genügend, und aus irgendeinem Grund öffnet sich der Muttermund nicht so, wie er sollte. Gelegentlich – aber keineswegs immer – scheinen die Einstellung der Frau zu ihrem Körper und zum Geburtsvorgang und das Problem der uterinen Unfähigkeit und der *unkoordinierten Gebärmuttertätigkeit* etwas miteinander zu tun zu haben.

Studien über langwierige Geburten (die länger als 24 Stunden dauern), bei denen die Gebärmuttertätigkeit aus irgendeinem Grund unzulänglich war[3], zeigten, daß diese Mütter im allgemeinen zu einem ganz bestimmten Persönlichkeitstypus gehörten. Im Vergleich zu Müttern, die kürzere Geburten und wirkungsvollere Wehen hatten, waren sie gehemmt; die Vorgänge, die in ihrem Körper abliefen, schienen ihnen peinlich zu sein; sie waren besonders damenhaft und erlitten das, was da über sie kam, solange sie konnten, mit stoischer Haltung, ohne ihren Ängsten Ausdruck zu verleihen. Es war bei diesen Frauen nicht der Körper, der ihnen Schwierigkeiten machte, sondern sie wurden von ihrer eigenen Persönlichkeit zurückgehalten. Sie waren nicht in der Lage, *sich* der Geburt *hinzugeben*.

Eine Frau, die dem eigenen Körper Widerstand leistet und gegen ihn arbeitet, kann unmöglich Freude an der Herausforderung durch die Geburtsarbeit empfinden. Stoisch erduldend liegt sie da, starr vor Angst, und ist unfähig, sich hinzugeben, selbst wenn sie wenig oder gar keine Schmerzen hat. Sie wünscht sich eine Geburt, bei der sie nichts spürt. Aus irgendeinem Grund, der seine Ursache in ihrer eigenen Kindheit haben mag und der wahrscheinlich mit der Qualität ihrer ehelichen Beziehung zusammenhängt, unterdrückt sie ihr Wissen über sich selbst und entzieht sich der überwältigenden Erfahrung des Gebärens. Es ist möglich, daß die Schmerzen als unmittelbare und sichtbare Ursache für diese Flucht vor der Erfahrung zu solch einer Situation führen können. Im Falle

[3] Siehe C. W. F. Burnett, »Prolonged First Stage of Labour«, *Nursing Mirror*, 29. Juli 1960. Dr. Burnett stellte fest, daß die Wehen oft als schmerzhaft empfunden wurden, obwohl sie nicht ausreichten, um den Muttermund zu öffnen. Dies war bei Erstgebärenden häufiger der Fall als bei Mehrgebärenden, wie auch bei hohem Geradstand und bei großen Babys (über neun Pfund), und trat bei Krankenhausentbindungen öfter auf als bei Hausgeburten. Oft aber ergab es sich auch ohne erkennbaren Grund. Es konnte festgestellt werden, daß Patientinnen, die langwierige Entbindungen haben, dazu neigen, reserviert und in ihrem Verhalten konventionell zu sein, und daß sie das Bedürfnis haben, stets als korrekt zu erscheinen. Wenn sie angespannt sind, pflegen sie dies zu unterdrücken, im Gegensatz zu Patientinnen, die normale Geburten haben und ihre eventuell auftretenden Ängste offen zum Ausdruck bringen.

einer normalen Geburt, auf die sich die Frau zuvor gut vorbereitet hat und bei der ihr verständnisvolle Helfer zur Seite stehen, scheint es jedoch mehr eine Frage der inneren Haltung der Persönlichkeit zu sein.

Manche Hebammen behaupten, daß eine Frau beim Gebären ihre »wahre Natur« zeige, besonders dann, wenn es am Ende der ersten Phase zu einer Art von Bewährungsprobe kommt. In dem Sinne, daß dann die Bereitschaft einer Frau, eine Herausforderung anzunehmen oder sie zurückzuweisen, deutlich wird, mag diese Behauptung recht zutreffend sein.

Manche Frauen kündigen schon lange, bevor die Geburt beginnt, ihre Absicht an, daß sie eine tiefe Narkose haben und »nichts spüren« wollen. Sie weigern sich nachdrücklich, sich der Geburt zu stellen, obwohl sie im allgemeinen nichts über den Ablauf wissen, außer daß er vermutlich schmerzhaft ist. Andere betrachten die Geburt als eine gute Gelegenheit für ein exhibitionistisches Leidensdrama und sehen ihr mit kaum verhohlenem Entzücken entgegen, wie es bei einer Frau der Fall war, die darauf bestand, daß ihr Mann dabei sein sollte, damit er ihr Schreien hören konnte und sehen sollte, wie sie litt. Eine andere Frau verlangte, daß die Schlafzimmertür offen blieb, damit ihr Mann, der unten eine Teepause machte, nicht einen einzigen Laut ihrer Qual versäumte.

Bei einer normal verlaufenden Geburt sind die geistige Haltung einer Frau, ihre Einstellung zu der Aufgabe, die ihrer harrt, und ihre vorgefaßte Meinung über die Art der Arbeit, die ihr Körper zu vollbringen hat, wichtiger als irgendeine körperliche Vorbereitung, der sie sich während der Schwangerschaft unterzieht. Sie mag es mit allen möglichen gymnastischen Übungen versuchen, ihren Atem völlig unter Kontrolle bringen und ihre Muskeln perfekt entspannen können; aber das Wichtigste ist doch grundsätzlich ihre Persönlichkeit. Deshalb *kann sich eine Geburtsvorbereitung nicht allein in körperlichem Training und in mechanischen Kontroll- und Entspannungstechniken erschöpfen.* Die Kontrolle über die Muskeltätigkeit kann ihr helfen, die Geburtsarbeit zu einem Vorgang zu machen, den sie selbst gestaltet, anstatt ihn passiv zu erleiden, aber ihre Fähigkeit, diese körperliche Koordination zu erreichen, ist abhängig von ihrem Geist, das heißt von ihrer Furchtlosigkeit und ihrem Gefühl der Sicherheit, von ihrer Intelligenz, ihrer Freude an der Ankunft des Babys, von ihrem Mut und ihrem Selbstvertrauen und von dem Maße, in dem sie sich selbst versteht. *Die Erfahrung, die sie beim Gebären macht, ist ein Ergebnis ihrer gesamten Persönlichkeit,* und im Idealfall sollte die Vorbereitung in den Monaten des Wartens auch ein inneres Heranwachsen zu größerer Selbsterkenntnis und Reife beinhalten.

Einer der wichtigsten Hinweise darauf, ob eine Frau ihr Baby mit Freude und wissender Beteiligung bekommt – vorausgesetzt, daß sie sich angemessen vorbereitet hat und ihr liebevolle Helfer bei der Entbindung beistehen – ist in der ehelichen Beziehung zu finden; und das, worüber sich eine Frau im Zusammenhang mit der Schwangerschaft und der Ankunft des Babys am meisten Sorgen macht, ist eng mit der Einstellung ihres Mannes zu alledem verbunden. In diesem Fall wird denen, die haben, gegeben werden. Es scheint eine gewisse Ungerechtigkeit in der Tatsache zu liegen, daß die glücklich verheiratete Frau, die bei der Geburt ihren Mann an ihrer Seite hat, mit viel größerer Wahrscheinlichkeit die Geburt genießen wird, als diejenige Frau, die das Gefühl hat, daß ihre Ehe nicht in Ordnung ist. Aber während es für solch eine Frau dennoch möglich ist, eine von Freude erfüllte Geburt zu erleben, ist die Frau, die sich in der Schwangerschaft alleingelassen fühlt und sich der Mutterschaft ohne die Beteiligung und Unterstützung ihres Mannes allein ausgesetzt sieht, sehr im Nachteil.

Für eine Frau, die sich nach der Hilfe und dem liebevollen Verständnis ihres Mannes für ihre Ängste und Hoffnungen sehnt, ist ein innerer Rückzug aus der Situation von seiner Seite nicht nur furchtbar enttäuschend, sondern kann gerade zu diesem kritischen Zeitpunkt der Ehe ein heftiger Schock für sie sein, wenn sie auf seine Liebe vertraut hat. Sie kann nicht vermeiden, daß sie ihn mit anderen Ehemännern vergleicht, für welche die Geburt ihres Kindes ein Erlebnis ist, das sie so weitgehend wie möglich mit ihrer Frau teilen wollen. In solch einem Fall ist die Frau natürlich in viel größerem Maße auf die Führung angewiesen, die ihr bei der Geburt von der Hebamme und dem Arzt zuteil wird.[4]

Aber es gibt noch jenen Typ von Ehemann, der halbherzig zustimmt, bei der Entbindung dabeizusein, falls seine Frau es unbedingt wünscht, der aber im übrigen mit der ganzen Sache nichts zu tun haben will und sich weigert, ein Buch über dieses Thema zu lesen oder seiner Frau bei den Übungen zu helfen – der vielleicht denkt, daß er zu männlich für so etwas sei, oder der das alles als unangenehm und peinlich empfindet. Solch ein Mann ist vielleicht einfach nur unwissend und hat keine Ahnung von der emotionalen Umwälzung, die Schwangerschaft und Geburt mit sich bringen, und kann sich nicht vorstellen, wie sehr seine Frau ihn braucht. Oft ist es eine sehr junge Ehe, und der Ehemann kennt seine Frau noch nicht besonders gut.

Der Mann, der nicht genügend Informationen hat und dennoch bereit ist, an der Seite seiner Frau zu bleiben, wird kaum wissen, was er tun soll, um ihr zu helfen, und selbst eine ganz normal verlaufende Geburt kann für ihn ein qualvolles Erlebnis sein. Er versteht nicht, was seine Frau tut, und fühlt sich völlig fehl am Platz, und obwohl er im gleichen Raum ist wie sie, wird die Frau doch die Barriere des Nichtverstehens spüren. Es ist für beide besser, wenn der Mann ebenfalls an der Geburtsvorbereitung teilgenommen hat und imstande ist, aktive Hilfe zu leisten, so daß er ihre Reaktionen rechtzeitig erkennt und sie bei ihrer Aufgabe zu führen vermag.[5]

Für die meisten Frauen ist, glaube ich, die Beziehung zu ihrem

[4] Gelegentlich läßt sich ein Ehemann gegen seine zuvor gehegte Absicht von seiner Frau dazu überreden, bei der Entbindung dabeizubleiben. Jede Frau muß selbst beurteilen, ob es klug ist, so zu handeln, aber im allgemeinen sollte man den Mann, der nicht dazu bereit ist, lieber aus dem Spiel lassen.

[5] Die Geburt steht in so engem Zusammenhang mit der Partnerbeziehung, daß es sehr viel sinnvoller wäre, Geburtsvorbereitungskurse in Verbindung mit Eheberatungsstellen statt mit Kliniken durchzuführen.

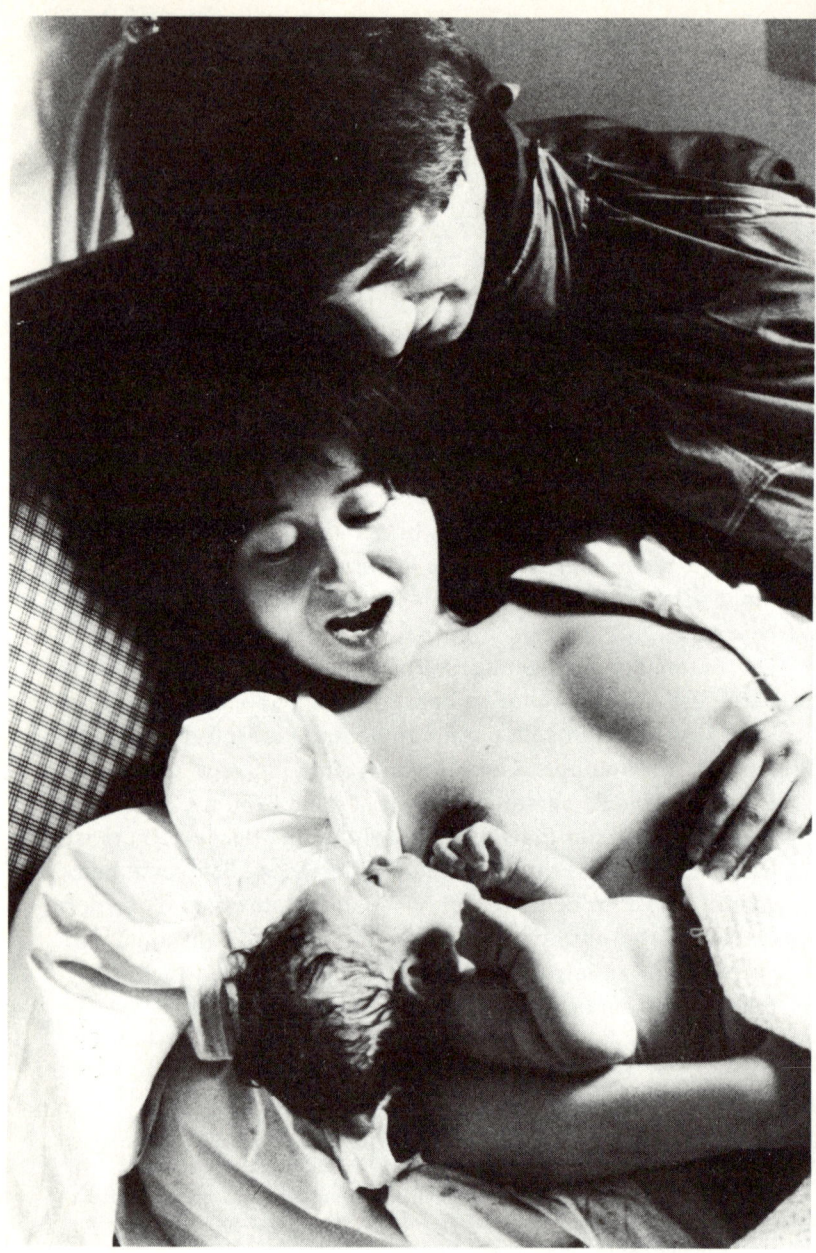

Erster Blickkontakt zwischen Mutter und Baby, Eltern und Kind.

Mann das Allerwichtigste, und die Beziehung zum Geburtshelfer oder zur Hebamme ist demgegenüber zweitrangig. Aber für manche Frauen, zum Beispiel für diejenigen, deren eheliche Beziehung noch nicht gefestigt und unreif ist, und für einige ältere Frauen tritt die Beziehung zu den Helfern in den Vordergrund. Das ist besonders dann der Fall, wenn sich eine junge Frau innerlich an einen Arzt als Vaterfigur klammert und von ihm erwartet, daß er sich um sie kümmert, damit ihr nichts geschieht – der stark, autoritär und freundlich ist wie ein liebender Vater. Manchmal kann man beobachten, daß eine Frau in der Schwangerschaft so begeistert von ihrem Arzt spricht und jedes seiner Worte mit solcher Genauigkeit wiederholt, daß allem Anschein nach diese Beziehung eine emotionale Bedeutung für sie gewinnt. Ihre Geburt wird nur dann gut verlaufen können, wenn sie die Sicherheit hat, die seine Anwesenheit ihr gibt, und wenn er sie psychisch stützt; in diesem Fall ist es wichtig, daß er möglichst bei seiner Patientin bleibt, da sie weit mehr von ihm abhängig ist, als die Patientinnen, mit denen er gewöhnlich zu tun hat.

Andere Frauen brauchen ihre Mütter neben sich und greifen in mädchenhafter Abhängigkeit auf sie zurück, vor allem die Töchter aus einer von der Mutter beherrschten Familie, die nicht gegen ihre Mutter rebelliert haben. Die Hebamme kann ein befriedigender Mutterersatz sein, zumal wenn sie eine ältere Frau ist; viele Frauen äußern ihre Vorliebe für ältere, reifere Hebammen und befürchten schon vorher, daß eine Jüngere auftauchen wird, wenn sie entbinden. Selbst eine gebildete und verstandesbetonte Frau kann plötzlich diesen Wunsch nach einer älteren Frau in sich aufsteigen fühlen, an die sie sich anlehnen kann und der sie bedingungslos zu vertrauen wagt. Es ist wichtig, daß die Frau, die bei der Geburt eine Mutterfigur bei sich haben möchte, die Hebamme früh genug kennenlernt und diese Art von Beziehung zu ihr aufgebaut hat, bevor die Geburt beginnt, und die Hebamme sollte in diesem Fall bei ihrer Patientin bleiben, sobald die schwierigen Wehen eingesetzt haben; wenn sie dennoch weggehen muß, sollte sie für eine Vertreterin sorgen, falls nicht eine andere Hebamme imstande ist, dieselbe Rolle der Patientin gegenüber zu übernehmen. Aber natürlich sind nicht alle Frauen so. Viele haben grundsätzlich nicht so hohe Erwartungen an die Hebamme, sondern erhoffen sich eine Beziehung, bei der beide – mit dem Ziel einer sicheren und glücklichen Geburt des Babys – als Partner zusammenarbeiten können. Die Mutter geht mit guter Vorbereitung an ihre Aufgabe heran und weiß die Fähigkeiten der Hebamme in der rechten Weise zu ergänzen. Hier ist die Hebamme nicht Ersatzmutter in einer Situation, in der sich die Gebärende als hilflos, verängstigt und verwirrt erlebt, sondern sie ist die Expertin, die ihr den rechten Antrieb und die geeignete Führung zu geben vermag, so daß sie das, was sie gelernt hat, um sich den Belastungen der Geburtsarbeit anzupassen, voll einsetzen kann. Diese Frauen – und das ist die große Mehrheit derer, die sich durch Lektüre und Kurse auf die Geburt vorbereitet haben – betrachten es als ein gemeinsames Unternehmen mit der Hebamme, die für sie eine Spezialistin ist, von der sie ganz offen und vertrauensvoll über Fortschritt und Verzögerung informiert werden und die sie an das erinnert, was sie in jeder entsprechenden Phase der Geburt zu tun haben.

Wenn der Geburtstermin kurz bevorsteht

Babys werden manchmal genau 280 Tage nach dem ersten Tag der letzten Menstruation geboren, aber viele kommen zwei Wochen später und manchmal auch früher auf die Welt. Nur etwa fünf Prozent aller Mütter bekommen ihre Babys an dem Tag, an dem sie erwartet werden; die Mehrzahl bekommt sie etwa eine Woche später. Erste Kinder kommen sehr oft nach dem vorausberechneten Geburtstermin.

Manche Mütter erwägen, die Geburt einleiten zu lassen, wenn sie meinen der Termin sei schon längst überschritten, und in manchen Krankenhäusern wird die Geburt eingeleitet, wenn das Baby mehr als eine Woche »überfällig« ist. Das ist vor allem in den USA Mode. Eine medizinische Einleitung kann ganz einfach im hoffnungsvollen Verabreichen von Rizinusöl, einem darauffolgenden Einlauf und einem heißen Bad bestehen – was manchmal wirkt, oder man gibt (wie es heutzutage in Krankenhäusern üblicher ist) Syntocinon oder ein anderes synthetisches Oxytocin in Form eines intravenösen Tropfs oder oral zum Lutschen. Der Syntocinon-Tropf ist eine hochwirksame Art der Geburtseinleitung, und der Arzt kann anordnen, daß es bis nach der Geburt der Plazenta durchgehend gegeben wird. Manchmal benützt man Syntocinon, um eine Geburt wieder in Gang zu bringen, wenn sie zum Stillstand gekommen zu sein scheint. Bei dieser Art von Einleitung kann sich das Problem ergeben, daß die Wehen sehr heftig sind, und manchmal hat jede Wehe zwei Höhepunkte, oder jede hat eine Art von »Echo«. Das kann für die Mutter überaus ermüdend sein.

Chirurgische Einleitung bedeutet einfach das Eröffnen der Fruchtblase. Manchmal ist eine Einleitung wegen Schwangerschaftsvergiftung (Toxikose) oder Diabetes der Mutter oder aus anderen ähnlich ernsten Gründen notwendig. (Dann ist natürlich jede Beschwerlichkeit in Kauf zu nehmen, um dem Baby die bestmögliche Chance zu geben).

Ein übertragenes Baby befindet sich im Nachteil. Die Plazenta wird in ihren Funktionen zunehmend schwächer, und wenn das Baby lange genug in der Gebärmutter bleibt, kann es an Überalterung sterben. Einige der Anzeichen, daß das Baby übertragen ist, sind eine sehr faltige Haut, lange Fingernägel, die sofort geschnitten werden müssen, und kreideweiße Flecken auf der Plazenta. Das Baby, das später geboren wird, als es sollte, braucht möglicherweise besondere Pflege. Aber glücklicherweise sind diese Fälle selten.

Es ist wichtig, daß die Frau in den Wochen vor der Geburt auf den Beinen ist und sich genügend Bewegung verschafft, daß sie ein lebhaftes Interesse an der Welt außerhalb ihres Heims behält und daß sie nicht zu Hause herumsitzt und über ihren Zustand brütet. Die Erholung und Ablenkung des Paares in den Wochen und Tagen vor dem erwarteten Geburtstermin sollte auch Theater, Kino, Konzerte und Partys miteinschließen, und der Ehemann sollte für die Tage nach diesem Termin schon vorsorglich ein Unterhaltungsprogramm planen, da das Baby wahrscheinlich nicht genau dann geboren wird und viele Frauen in dieser Zeit sich leicht niedergeschlagen und entmutigt fühlen. Es ist jedoch ebenso wichtig, daß die Frau, die kurz vor der Entbindung steht, genügend Schlaf bekommt; dementsprechend sollten Partys nicht zu lange dauern, und die Mutter sollte ein Beruhigungsmittel nehmen oder einen Kräutertee trinken, um schnell einzuschlafen, wenn sie Schlafstörungen hat. (Langeweile, Sorgen und Übermüdung sind eine große Bedrohung für den inneren Frieden einer Frau, wenn das Abenteuer des Gebärens für sie beginnt).

Sobald die Geburt anfängt, scheinen Körper und Geist von Energie durchströmt zu werden, und jegliche Schwäche, die zuvor spürbar war, verschwindet. Viele Frauen haben nach einem erfüllten Arbeitstag ihr Kind geboren und waren keineswegs müde. Ein warmes Bad[6], Entspannung und ein gleichmäßiger tiefer Atem werden die Mutter schnell aufmuntern.

[6] Ein duftendes Schaumbad gibt ein Gefühl von verschwenderischer Annehmlichkeit, und wenn genügend Schaum darin ist, hindert er die Mutter daran, dauernd auf ihren Bauch zu starren und auf die Wehen zu warten.

Die Geburt beginnt

»Wellen erheben sich, eine jede zu ihrer eigenen Höhe, scheinbar in unerbittlichem Wettstreit, aber nur bis zu einem bestimmten Punkt, und so wissen wir von der großen Ruhe des Meeres, zu dem sie alle gehören und zu dem sie zurückkehren in einem wunderbar schönen Rhythmus. Wahrhaftig, dieses Wallen und Wogen, dieses Aufsteigen und Fallen ist nicht das des regellosen Sich-Windens getrennter Körper, vielmehr ist es ein rhythmischer Tanz. Rhythmus wird niemals aus den zufälligen Bewegungen eines Kampfes geboren. Das ihm zugrundeliegende Prinzip muß Einheit sein, nicht Gegensatz.«

Rabindranath Tagore, *Sadhana*
»Die Verwirklichung des Lebens«
Verwirklichung in der Liebe

Die Anzeichen für einen baldigen Geburtsbeginn sind wohlbekannt: es »zeichnet«, d. h. es geht Schleim ab, der möglicherweise etwas blutig ist (der Schleimpfropf des Gebärmuttermundes); eigenartige Wehen, die Ähnlichkeit mit Menstruationsschmerzen haben; das schmerzlose Aufbrechen der Fruchtblase, das sich entweder langsam als Tröpfeln oder in einem Schwall abgehenden Fruchtwassers bemerkbar macht.[7] Eines dieser Zeichen – oder alle zusammen – bedeutet, daß das Baby wahrscheinlich innerhalb der nächsten Tage geboren wird. Fassen Sie sie aber nicht als Alarmsignale auf. Sie sind lediglich ein Hinweis, daß die Geburt bald beginnen wird. Regelmäßige rhythmische Wehen, die den Muttermund öffnen, sind der einzige echte Beweis, daß die Geburt im Gange ist.

---

[7] Häufig wird die Fruchtblase künstlich von der Hebamme geöffnet. Das verursacht keinerlei Schmerzen.

Es ist nicht ratsam, zu Bett zu gehen oder ins Krankenhaus zu fahren, solange die Geburt noch nicht energisch vorangeht, denn das führt nur dazu, daß die Frau sich auf die inneren Vorgänge in ihrem Körper konzentriert, bevor es sinnvoll ist, sich damit zu befassen. Wenn sie ungeduldig wird, kann ein warmes Bad ihr helfen, sich zu entspannen und zu erholen. Sie sollte die Hebamme, die sie schon vorher verständigt hat, benachrichtigen, oder das Krankenhaus anrufen, sobald sie das Gefühl hat, daß sie außer ihrem Mann noch jemand anderen bei sich haben möchte.

Eine Frau kann aktiv und beschäftigt bleiben und mit ihrer Beschäftigung fortfahren – oder auch schlafen, bis sie spürt, daß sie ihre ganze Aufmerksamkeit auf die Wehen richten muß. Sobald eine Wehe kommt, sollte sie das, was sie gerade tut, unterbrechen und die Wehe mit vollem Brustatmen begleiten und bis zum flachen Brustatmen gehen, falls es nötig ist. Wenn sie gerade steht, sollte sie sorgfältig alle Muskeln entspannen, die sie nicht benötigt, bis sie das Gefühl hat, als würde sie zwischen den Hüften hängen. Wenn sie das Entspannen im Stehen bereits geübt hat, wird es sich ganz leicht einstellen. Ebenso sollte sie, wenn sie sitzt, alle jene Muskeln entspannen, die sie nicht braucht, und während sie sich mit abgerundeten Schultern nach vorn beugt, sollte sie sich den unteren Teil ihres Körpers als schwer vorstellen und dabei ihren Atem in Übereinstimmung mit den Wehen bringen. Auch das wird ihr leichtfallen, wenn sie es in der Schwangerschaft geübt hat.

In keiner Phase der Geburt ist es gut für die Frau, auf dem Rücken zu liegen. Wie wir sahen, wird in dieser Haltung Druck auf die untere Hohlvene (vena cava) ausgeübt, so daß die Blutzufuhr zur Plazenta verringert wird und das Baby weniger Sauerstoff bekommt. Es kann auch bei der Mutter zu einem Absinken des Blutdrucks mit Schwindelgefühlen und Erbrechen führen. Professor Mendez-Bauer[8], der in Madrid arbeitet, hat ebenfalls deutlich gemacht, daß die Wehen bei einer Frau,

[8] Peter M. Dunn, »Obstetric Delivery Today«, *Lancet,* 10. April 1976

die auf dem Rücken liegt, an Wirksamkeit verlieren. Wenn sie aufsteht, öffnen die Wehen den Muttermund doppelt so gut, die Mutter hat weniger Schmerzen und es ist weniger wahrscheinlich, daß das Baby übermäßigen Belastungen ausgesetzt ist. Fast jede Position ist besser als das Liegen auf dem Rücken. Hocken, auf allen Vieren knien, Herumgehen und auf der Seite liegen – all das kann bequem sein. Es ist gut, die Stellung häufig zu wechseln. Experimentieren Sie also, um herauszufinden, wie es für Sie am angenehmsten ist. Manche Krankenhäuser halten ein großes Angebot an Kissen bereit, so daß Sie es mit verschiedenen Neigungswinkeln versuchen können. Ein Lernkrankenhaus bietet mit Styroporgranulat gefüllte Polster an, auf die sich die Mutter kauern, anlehnen oder setzen kann. Dieses Krankenhaus benützt auch die spezielle Rückenstütze, die von Martin Sylvester für mich entworfen wurde (siehe ausführlich Seite 373). Sie ist der Rückenlehne eines Schaumstoffsessels ähnlich, aber gebogen, so daß sie genau den Rücken einer schwangeren Frau abbildet und die Lendenwirbelsäule stützt. Zu Hause kann ein Schaukelstuhl, der gut mit Kissen gepolstert ist, ganz angenehm sein, und Sie können, wenn Sie wollen, das Becken während der Wehen langsam wiegen.

Die Wehen kommen wie Wellen und dauern zunächst zwischen dreißig und sechzig Sekunden; ihr Höhepunkt kommt nach etwa zwei Dritteln ihrer Gesamtdauer. Die Frau wird wahrscheinlich feststellen, daß das unangenehme kneifende Gefühl im Becken und die Schmerzen, die in die Lendengegend ausstrahlen, völlig verschwinden, sobald sie so zu atmen beginnt, wie sie es gelernt hat, und ihr Mann ist an ihrer Seite und reibt ihren Rücken oder massiert sehr sanft ihren Unterbauch. Das gleichmäßige rhythmische Atmen hilft ihr, sich unter Kontrolle zu halten, wenn sie sehr aufgeregt ist, ob sie nun Schmerzen und Beschwerden hat oder nicht.

Es ist wichtig, daß sie mit dem Entspannen beginnt, *bevor* sie das Gefühl hat, daß ihre körperlichen Vorgänge sie überrollen, und bevor sie Schwierigkeiten bekommt, ihre Muskeln während der Wehen zu lockern. Man sollte nie während einer Wehe sprechen. Wenn sich das erste Gefühl der anrollenden Wehe einstellt, sollte sie die Wehe *mit dem Atem empfangen.* Nehmen Sie einen vollen, tiefen Atemzug, fühlen Sie, wie die Rippen nach außen schwingen, ohne daß Sie die Schultern und die Brust anspannen oder die Augen verdrehen, und achten Sie darauf, daß Ihnen die aktive Kontrolle über die gelockerten Muskeln nicht entgleitet, die Sie während der ganzen Geburtsarbeit aufrechterhalten sollen. Lassen Sie dann den Atem langsam wieder ausströmen. Ruhen Sie sich in der kleinen Pause, die sich ganz natürlich einstellt, aus. Nehmen Sie wieder einen Atemzug, und lassen Sie ihn sanft und leicht ausströmen.

Bei Winter-Babys ist es wichtig, daß man während der Entbindung nicht allzu sehr abkühlt, denn es ist überaus schwierig, sich zu entspannen, wenn man friert. Die Mutter sollte einen Morgenrock und Wollsocken tragen oder warme Hausschuhe bereitstehen haben, in die sie leicht schlüpfen kann, um zur Toilette zu gehen. Dort sollte ständig geheizt sein. Frauen, die ein Gefühl der Schwere in den Brüsten haben, empfinden es im allgemeinen als angenehm, wenn sie einen gutsitzenden Büstenhalter während der Geburtsarbeit tragen. Falls die Geburt anfängt, während die Frau im Bett liegt, wird sie wahrscheinlich imstande sein, noch einige Zeit zu dösen, aber wenn sie die Wehen stark zu spüren beginnt und von ihnen geweckt wird, ist es wichtig, daß sie ganz wach wird; sie kann ihr Gesicht mit kaltem Wasser waschen, heißen Kaffee oder Tee trinken, sich zurechtmachen und alles Nötige in Ordnung bringen. Sonst ist es möglich, daß ihre Benommenheit ihr die Kontrolle über den Atem und die Muskulatur erschwert.

Diese frühen Wehen sind manchmal schwieriger als diejenigen, die wesentlich später in der Eröffnungsphase auftreten, und zwar nicht deshalb, weil sie stärker sind, sondern weil die Frau sich noch nicht darauf eingestellt hat, mit ihnen umzugehen. Eine Mutter, die in meinem Kurs gewesen war, berichtete, daß es ihr schwerfiel, die Anfangswehen der Eröffnungsphase unter Kontrolle zu bekommen, da es sehr früh am Morgen war und sie zwischen den Wehen noch döste, aber als sie richtig wach war und anfing, sich auf die Geburt einzustellen, stellte sie fest, daß sie leicht mit ihnen fertigwerden konnte, und deshalb schienen die späteren Wehen der Eröffnungsphase nicht so heftig wie die ersten zu sein.

Wenn man im Meer badet und bis zu den Schenkeln ins kalte Wasser geht, stellen sie sich bald auf die Kälte ein und fühlen sich warm an, aber wenn man dann den restlichen Körper ins Wasser taucht, spürt man schockartig, wie kalt es ist. Während die Beine sich der Wassertemperatur angepaßt haben, hatte der obere Teil des Körpers noch nicht die Zeit oder Gelegenheit, das ebenfalls zu tun. Bei der Geburt ist es ebenso. Eine Frau braucht Zeit, um sich auf sie einzustellen.

Der Ehemann sollte die Zeichen der Spannung bei seiner Frau erkennen, und er sollte der erste sein, der bemerkt, daß sie das Leintuch mit ihren Fingern zerknüllt, daß sie ihr Gesicht verzieht, ihre Zehen krümmt oder die Schultern versteift – oder irgendetwas tut, was darauf hinweist, daß sie nicht ganz ruhig ist. Jede Muskelspannung in dieser Phase wird mit großer Wahrscheinlichkeit verstärkt, wenn die Geburt fortschreitet, und durch die zunehmend heftiger werdenden Wehen werden noch zusätzliche Spannungen aufgebaut. Die Mutter kann sich diese Energieverschwendung nicht leisten.

Die Lage des Babys

Der Kopf des Babys besteht nicht rundum aus harten Knochen. Er hat zwei »weiche Stellen« oder Fontanellen – die eine ist rautenförmig und befindet sich am vorderen Teil des Kopfes, und eine andere, kleinere liegt am Hinterkopf – die durch einen kleinen Spalt miteinander verbunden sind. Während der Austreibungsphase der Geburt wird der Schädel durch das Überlappen der Schädelknochen an den Schädelnähten ver- formt. Die größere Fontanelle heißt Bregma oder Große Fontanelle und bildet eine Öffnung zwischen dem Vorderhaupt und dem Scheitelknochen, und die kleinere, die Kleine Fontanelle oder Lambdanaht, liegt zwischen dem Hinterhaupt- und dem Scheitelknochen. In den Monaten nach der Geburt verknöchern sie, bis der Schädel rundum aus fester Knochensubstanz besteht.

Geburtshelfer und Hebammen können durch eine innere Untersuchung diese Fontanellen in der Eröffnungsphase der Geburt durch den geöffneten Muttermund und in der Austreibungsphase innerhalb des Geburtskanals ertasten und auf diese Weise feststellen, welche Lage der Kopf des Babys einnimmt. Der Teil des Fötus, nach dem die Lage bestimmt wird, ist der Teil, der durch den Muttermund ertastet werden kann. Es können der Kopf, die Stirn, das Gesicht oder das Gesäß (Steiß) sein, wobei die erste bei weitem die üblichste Lage ist.

Die häufiger auftretenden Lagen
Wenn die Geburt beginnt, befindet sich das Baby normalerweise in einer hinteren oder leicht seitlichen Scheitellage. Das heißt, es kommt mit dem Kopf zuerst, und der Hinterkopf ist der Vorderseite der Mutter zugewandt, wobei er entweder links oder rechts liegt; die erstere Lage (I. vordere Hinterhauptslage) tritt etwas häufiger auf. Der Kopf des Babys ist im allgemeinen gut gegen seine Brust vorgeneigt. Seine Beine und Arme sind ebenfalls an den Körper herangezogen, und es ist zusammengerollt wie eine Haselmaus im Winterschlaf.

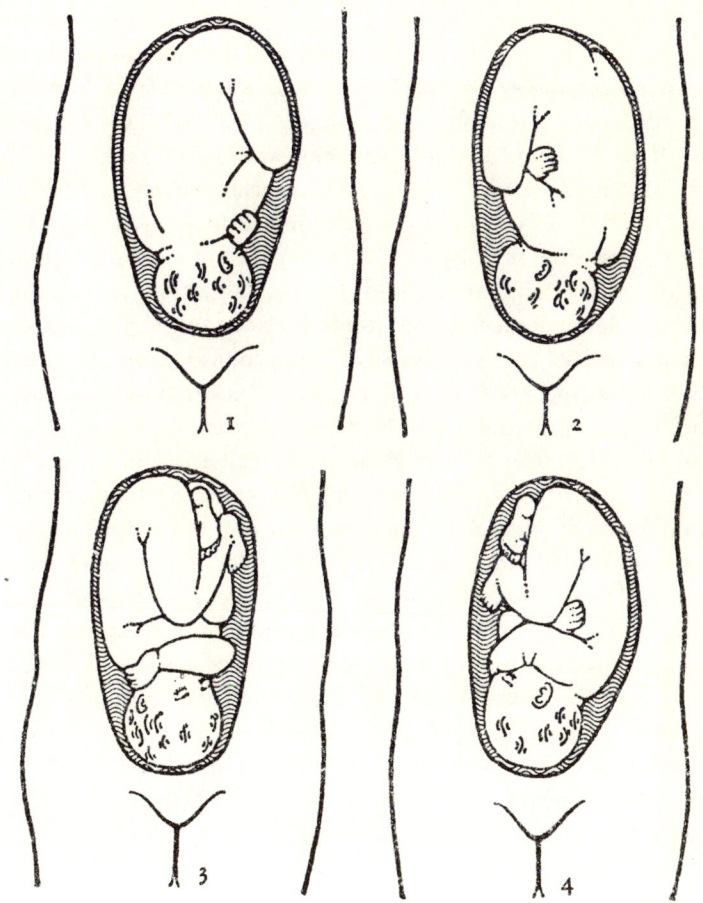

Einige Lagen, die das Baby bei Beginn der Geburt einnehmen kann

Beachten Sie, daß dies Scheitellagen sind, das heißt, daß es mit dem Kopf zuerst kommt.

(1) II. rechte vordere Hinterhauptslage,

(2) I. linke vordere Hinterhauptslage – die allgemein üblichste Lage. Im ersten wie im zweiten Fall liegt das Baby mit dem Gesicht zum Rücken der Mutter gewandt. Dies sind sehr günstige Lagen.

(3) II. rechte hintere Hinterhauptslage.

(4) I. linke hintere Hinterhauptslage – eine seltenere Lage. Im dritten

Einige weniger übliche Lagen

Manche Babys liegen in einer hinteren Hinterhauptslage, das Gesicht nach links oder rechts gewandt, und der Hinterkopf ist dem Rücken der Mutter zugewandt. Dies ist eine weniger günstige Lage und bedeutet oft eine wesentlich längere und ermüdendere Geburt, heftige Rückenschmerzen und eine größere Belastung für das weiche mütterliche Gewebe. Die Mutter mit einem Baby in dieser Lage kann sich am besten darauf einstellen, wenn man ihr die Situation rechtzeitig erklärt, denn dann wird sie keine schnelle, einfache Geburt erwarten. Zu Beginn der Eröffnungsphase muß sie ihre Energie mit gesüßten Getränken und Zuckerstückchen oder anderer, leichtverdaulicher Nahrung aufrechterhalten. Nachdem der Muttermund vier Zentimeter weit eröffnet ist, trinkt sie am besten nur noch ein wenig Wasser und nimmt nichts anderes mehr zu sich – für den Fall, daß eine Vollnarkose notwendig wird, denn dann kann ein voller Magen oder eine Störung des Glukose-Haushalts sehr gefährlich sein. Im Krankenhaus gibt man der Mutter, wenn sie zum Zeitpunkt der völligen Eröffnung des Muttermunds sehr geschwächt ist, einen intravenösen Glukose-Tropf, der sie schnell erfrischt und stärkt und ihr die Energie zuführt, die sie braucht.

Wenn der Hinterkopf rechts liegt, kann die Mutter das Baby bei seiner Drehung unterstützen, indem sie sich auf die rechte Seite legt – und umgekehrt; sie sollte dabei die Gebärmutter von unten mit Kissen und dem Gewicht eines Beines stützen, um auf das Baby Druck auszuüben und damit die Beugung der fötalen Wirbelsäule anzuregen. Sie kann diese Haltung auch im Sitzen einnehmen, wobei sie das Bein der Seite, der das Baby

---

und vierten Fall liegt das Baby mit dem Gesicht zur Vorderseite der Mutter gewandt, und wenn es in dieser Lage bleibt (was es aber im allgemeinen nicht tut, da es sich meistens in die rückwärtige Lage dreht), wird es »zum Schambein« geboren. Diese Lagen bedeuten auf jeden Fall eine lange Eröffnungsphase.

zugewandt ist, hochstellt und über die Sessellehne legt. In dieser Haltung hilft auch die Schwerkraft beim Drehen und Tiefergleiten.[9]

Ein Baby in der hinteren Hinterhauptslage dreht sich am Ende der Eröffnungsphase oder in der Austreibungsphase der Geburt sehr oft in eine vordere Hinterhauptslage, und die Mutter und die Hebamme müssen geduldig warten, so lange dieser Prozeß stattfindet. Dreht sich das Baby von selbst, so ist dies das Beste, was geschehen kann. Manchmal beginnt sich das Baby zu drehen, bleibt aber in einer Querlage stecken (tiefer Querstand); dann sind die Zange oder die Saugglocke nötig.

Bei Gesichtslagen (die nur ein Prozent aller Geburten ausmachen) ist der Kopf des Babys nicht an die Brust gedrückt, wie es üblich ist, und wenn der Kopf nicht klein ist, kann es sein, daß die Geburt langsamer vor sich geht und Hilfestellung nötig ist. Bei Stirnlagen kommt das Baby mit der Stirn zuerst; aber das ist sehr selten.

Bei Steißlagen (etwa drei Prozent aller Geburten) geht die erste Phase oft langsam vor sich, doch wenn das Gesäß geboren ist, ist es wichtig, daß der Kopf sehr schnell nachkommt, und deshalb macht der Arzt in diesem Fall einen Dammschnitt, um den Kopf schneller, aber dennoch sanft und vorsichtig befreien zu können. Es ist möglich, daß er dazu die Geburtszange benützt.

Bei Steißlagen kann eine voll bewußte und aufmerksame Mutter ihrem Arzt sehr helfen, indem sie dann preßt, wenn sie dazu aufgefordert wird.

Aber nicht nur die Lage ist bestimmend. Die meisten Wehen fluten wie Wellen durch den ganzen Gebärmuttermuskel; sie beginnen oben und breiten sich nach unten aus, wobei sie stärker werden und dann wieder vergehen. Im allgemeinen spüren die Frauen den Anfang oder das Ende der Wehen nicht genau, obwohl man sie mit der Hand auf dem Bauch erfühlen kann. Sie nehmen auch die Wehen im Hauptteil der Gebärmut-

[9] Vellay, der diese Stellung empfiehlt, nennt sie die »Klappmesser-Position«.

ter nicht wahr. Statt dessen spüren sie eine Konzentration von Bewegung – ein Ziehen – im Muttermund selbst, und manch mal auch Beschwerden oder Schmerzen in anderen Bereichen – wie im unteren Rücken oder in den Oberschenkeln. Es sind nicht die Wehen selbst, die Schmerzen bereiten, sondern es ist das Dehnen, Weiten, Ziehen und Öffnen der Gebärmutter auf dem Höhepunkt starker Wehen.

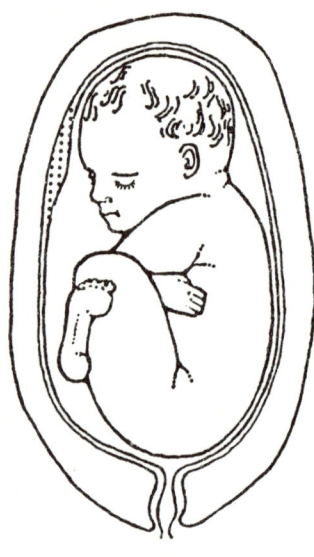

Steißlage

Funktional ausgedrückt »haben die normalen Gebärmutterkontrak-tionen drei wichtige Eigenschaften. Die Welle breitet sich nicht nur von oben her nach unten aus, sondern die Kontraktion des oberen Teils der Gebärmutter ist auch anhaltender und stärker als die des unteren Teils. Diese Kombination von Ausbreiten der Kontraktions-welle nach unten und längeren sowie stärkeren Kontraktionen der oberen Gebärmutter ist eine grundlegende Voraussetzung für ihr normales Funktionieren. Wenn das obere Segment nicht langsamer kontraktiert als das untere, kann der Muttermund nicht geöffnet werden. In manchen Fällen von langwierigen Geburten sind die

Kontraktionen des unteren Segments ebenso stark wie die des oberen. In anderen abnormalen Fällen verbreiten sich die Kontraktionswellen unregelmäßig, und die Wehen arbeiten unkoordiniert.«[10]

Wenn die Gebärmuttertätigkeit in irgendeiner Weise unkoordiniert verläuft, braucht die gebärende Frau eventuell eine Ruhepause, bevor die Geburt normal weitergehen kann, und wenn man ihr diesen Umstand ausführlich erklärt, wird sie verstehen, daß eine angemessen starke Dosis eines Medikaments ihr zu diesem Zeitpunkt die Möglichkeit gibt, zu schlafen und sich zu erholen, und daß sie danach aufwachen und gestärkt mit der Geburtsarbeit fortfahren kann. Wenn die Gebärmuttertätigkeit weiterhin unkoordiniert abläuft, sind wahrscheinlich ein Kaiserschnitt oder eine Zangengeburt nötig, je nachdem, wie weit sich die Gebärmutter öffnen konnte. Es ist nicht der Fehler der Frau, wenn sie diese Hilfe braucht; manchmal arbeitet der Körper nicht so, wie er sollte. Es bedeutet auch nicht, daß eine spätere Entbindung ebenso verlaufen muß.

In primitiven Gesellschaften kann es einer Frau mit solchen Schwierigkeiten geschehen, daß auf ihrem Bauch ein Feuer angezündet wird, um das Baby »auszuräuchern«, oder daß man sie mit Stöcken schlägt, um das Baby zum Austritt zu zwingen, oder sie muß einen Ehebruch gestehen, der im allgemeinen als Hindernis für eine spontane Geburt betrachtet wird. Wir können unserer modernen Geburtshilfe recht dankbar sein!

Die Hilfe des Ehemannes

Während der Entbindung ist die Aufmerksamkeit des Ehemannes oder derjenigen Person, die bei der Frau ist, ebenso wichtig wie die gesamte Geburtsvorbereitung. Nicht nur Angst kann zu den Spannungen führen, die für die Schmerzen verantwortlich sind (Dick-Read's Angst-Spannung-Schmerz-

[10] *The Queen Charlotte's Textbook of Obstetrics,* Churchill, 10. Auflage 1960.

Syndrom), sondern auch die Sorge, daß nicht alles nach Plan verlaufen könnte, Konflikte mit den Helfern oder das Gefühl einer kalten und gefühllosen Atmosphäre. *Jegliches Frustrationsgefühl kann die Entspannung und den rhythmischen Atem stören.* Während der Wehen sollte niemand im Zimmer sprechen. Der Ehemann sollte es übernehmen, alles Nötige mit dem Arzt oder mit der Hebamme zu besprechen und ihnen vielleicht Erklärungen über die Atemmethode zu geben, mit der die Frau arbeitet, oder über andere Dinge, die sie im Vorbereitungskurs gelernt hat und die ihnen möglicherweise nicht vertraut sind. Im allgemeinen werden Hebammen und Geburtshelfer – selbst solche, die grundsätzlich keine Sympathie für solche Methoden hegen – einer Frau gestatten, es auf ihre Weise zu versuchen, und sie werden darüber sprechen, wenn sie unter Umständen der Meinung sind, daß ein anderes Vorgehen nötig ist, *wenn der Ehemann mit dabei ist;* und es ist wichtig, daß er nicht nur genau weiß, was seine Frau tut, und dieselben Bücher gelesen und dieselbe Methode gelernt hat, sondern auch, daß er genügend Taktgefühl besitzt.

Wenn der Ehemann im Krankenhaus rechtzeitig bei den Ärzten die Erlaubnis eingeholt hat, bei seiner Frau bleiben zu dürfen, und wenn sie erwartet, daß er bei ihr ausharrt, sollte er sie nicht im Stich lassen und nur weggehen, wenn er sicher ist, daß sie unbeschwert ohne ihn weitermachen kann.

Das Eröffnen des Muttermundes

Während der ganzen Eröffnungsphase geht es um das Öffnen des Gebärmuttermundes. Die Stränge der Längsmuskelfasern im Hauptteil der Gebärmutter spannen sich an und ziehen auf diese Weise nach und nach die Ränder des Gebärmuttermundes hoch, so daß sie immer dünner werden und sich öffnen. Keine willentliche Anstrengung kann bei diesem Prozeß helfen. Wir sehen, daß die Hebammen von einem ein bis zehn

Zentimeter weit eröffneten Muttermund sprechen – wobei zehn Zentimeter die vollständige Eröffnung bedeuten. Dann ist der Muttermund zu einem einheitlichen Teil der Gebärmutter geworden: Gebärmutter, Muttermund und Vagina bilden nun einen einzigen Kanal. Manche Mütter sind bereits zwei Zentimeter weit eröffnet, wenn sie die Wehen zu spüren beginnen, und in diesem Fall hat die Eröffnung schon früher angefangen, ohne daß sie es bemerkten. Bei den meisten Erstgebärenden (Primiparae) hat sich, wie wir sahen, der Muttermund in den drei oder vier Wochen vor der Geburt bereits verkürzt, und die Wände haben sich aufgestülpt. Bei Mehrgebärenden (Multiparae, Frauen, die schon ein Kind oder mehrere Kinder geboren haben), öffnet sich der Muttermund üblicherweise nicht vor der Geburt.

Am langsamsten geht die Eröffnung in der ersten Hälfte des gesamten Ablaufs vor sich. Das heißt, daß das Öffnen von einem bis zu sechs Zentimetern im allgemeinen wesentlich länger dauert als von sechs Zentimetern bis zur völligen Eröffnung. Bei Erstgebärenden dauert die Eröffnungsphase üblicherweise zwischen acht und zwölf Stunden oder länger, wobei sie den Anfang nicht immer bemerken, und zwischen sechs und zehn Stunden bei Mehrgebärenden. Aber ich kenne auch Erstgebärende, bei denen die Eröffnungsphase vierundzwanzig Stunden oder länger dauerte (in einigen Fällen ohne Schmerzen), und mein erstes Kind wurde innerhalb von zweieinhalb sehr erfreulichen Stunden geboren, mit etwa acht bis zehn schmerzhaften Wehen am Ende der ersten Phase.

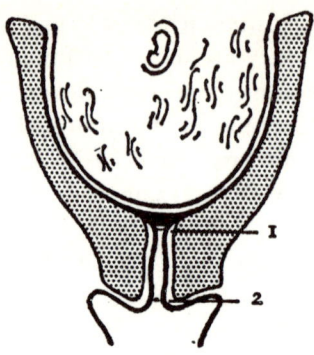

Muttermund (Zervix) in der 36. Woche bei einer
Erstgebärenden
1. Innerer Muttermund (os internum)
2. Äußerer Muttermund (os externum)

Der Gebärmutterhals (Zervixkanal) ist mit einem Schleimpfropf
verschlossen. Im letzten Monat der Schwangerschaft einer Erstgebärenden ziehen die Kontraktionen des oberen Gebärmuttersegments
nach und nach das Gewebe des Muttermunds und des unteren
Gebärmuttersegments hoch. Der Gebärmutterhals wird auf diese
Weise immer kürzer, bis er dieselbe Wandbreite hat wie die
Gebärmutterwand. Der Muttermund ist jetzt »verstrichen« oder
»geburtsreif«. Bei Mehrgebärenden beginnt sich der Muttermund oft
erst unmittelbar bei Wehenbeginn zu öffnen.

Sobald die Geburt richtig im Gange ist, möchte die Frau
jemanden bei sich haben – im allgemeinen am liebsten ihren
Mann –, der die ganze Zeit bei ihr bleibt; sie sollte dann nicht
alleingelassen werden. Bei jeder Wehe, die kommt, hat sie ein
Gefühl wie von einer Welle, die aus der Ferne heranrollt. Sie
stellt ihren Atemrhythmus automatisch darauf ein, sie zu
empfangen, und wenn sie näherkommt, »schwimmt« sie mit
sorgfältigen, achtsamen rhythmischen Bewegungen geradewegs hinauf auf den Wellenkamm; dann spürt sie, wie die Welle
wieder ausebbt, ihr Atem wird sanfter, und sie ruht sich aus.
Am Ende jeder Wehe atmet sie ein paarmal tief ein und aus.
Bis die Wehen in Abständen von fünf Minuten oder weniger

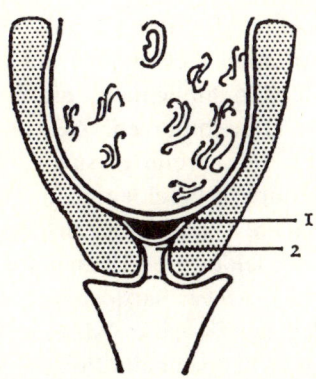

Das Hochziehen der Zervix
1. Innerer Muttermund
2. Vorgewölbte Fruchtblase

Der Gebärmutterhals hat sich sichtbar verkürzt.

kommen, ist im allgemeinen volle Brustatmung ausreichend, um der Mutter die bewußte Kontrolle zu ermöglichen, und es ist auch gut, die flachere Atmung nicht einzusetzen, bevor sie nicht wirklich nötig ist. Wenn sie sanft und langsam einatmet, spürt sie, wie ihre Rippen sich seitlich ausbreiten, der ganze Brustkorb sich ausdehnt und das Brustbein angehoben wird, und sie bleibt während jeder Wehe bei dieser Art von Atmung. Die Frau spürt den Beginn der Wehe selbst nicht, doch kann ihr Mann sie mit seiner Hand, die er locker auf ihren Bauch gelegt hat, fühlen und ihr helfen, sich für die nächste Wehe bereitzuhalten, indem er sagt, wann eine neue Wehe anrollt. Es ist wichtig, daß sie mit ihrer Atmung beginnt, bevor der Höhepunkt der Wehe erreicht ist.

Wenn die Hebamme eintrifft, wird sie wahrscheinlich die üblichen Vorkehrungen treffen, das heißt, sie wird ihr Schamhaar rasieren; aber die Frau kann auch unmittelbar vor dem Termin ihr Schamhaar selbst kurz schneiden.

Viele Hebammen verabreichen routinemäßig einen Einlauf, um eine Verzögerung während der Geburt zu vermeiden, die sich durch den Druck des Stuhls im Enddarm ergeben könnte. Einige Frauen empfinden dies als überaus unangenehm und verwechseln die Unannehmlichkeit, die der Einlauf ihnen verursacht, mit Geburtsschmerzen. Aus diesem Grund läßt man ihn am besten weg, wenn er sich nicht als notwendig erweist, um die Geburt zu beschleunigen (ein Einlauf regt in einigen Fällen tatsächlich die Wehen an), oder falls eine Frau nicht an Verstopfung leidet, und dann sollte er auch nur aus reinem Wasser oder einer Salzlösung bestehen, da eine Seifenlösung als Reizmittel wirkt. Manche Frauen haben so große Befürchtungen, daß sie beim Pressen Stuhl mit herausdrücken, daß es für sie besser ist, wenn sie einen Einlauf oder auch ein Zäpfchen bekommen. Man sollte einen Einlauf niemals gegen Ende der Eröffnungsphase geben, da sonst bis in die Austreibungsphase hinein flüssiger Stuhl austreten kann. Eine Frau sollte sich entspannen, wenn sie einen Einlauf bekommt, und mit der kontrollierten Atmung – soweit das noch angenehm für sie ist – auf der tiefsten Ebene und im langsamsten Rhythmus einsetzen. Wenn währenddessen eine Wehe kommt, sollte sie darauf hinweisen und die Hebamme bitten, einen Augenblick zu warten. Es besteht keine Notwendigkeit, den Einlauf »festzuhalten«. Heutzutage wird statt des Einlaufs oft ein Zäpfchen verwendet, das bei weitem angenehmer ist.

Es ist wichtig, daß die Blase während der Entbindung regelmäßig entleert wird, und die Frau sollte daran denken, jede Stunde zur Toilette zu gehen, unabhängig davon, ob sie den Drang dazu verspürt oder nicht. Eine volle Blase kann akute Beschwerden verursachen, da sie gegen den Muttermund drückt, und sie kann das Austreten des Kopfes verzögern.

Die Hebamme wird der Mutter mitteilen, wie weit der Muttermund eröffnet ist. Das wird in Zentimetern gemessen, aber zumeist in Fingerbreiten geschätzt. Ab sechs Zentimeter Eröffnung ist es wichtig, sich zwischen den Wehen wie auch während der Wehen zu entspannen und vor allem die Muskeln des Bauches und des Beckenbodens zu lockern. Bei einer

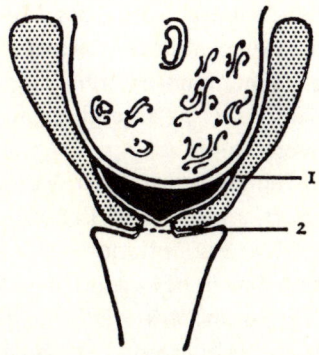

Die Zervix ist völlig hochgezogen
1. Innerer Muttermund.
2. Vorgewölbte Fruchtblase.

Dies zeigt den Zustand des Muttermundes zu Beginn der Geburt. Der Gebärmutterhals ist verstrichen und der Muttermund hat sich schon ein wenig geöffnet.

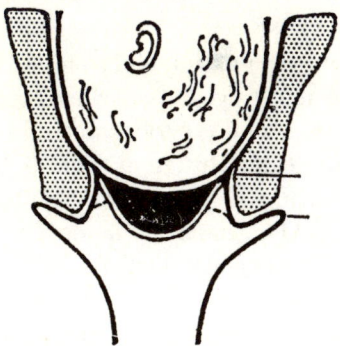

Teilweise Eröffnung des Muttermundes bei einer Erstgebärenden
1. Innerer Muttermund.
2. Äußerer Muttermund.

Dieser Muttermund ist etwa sechs Zentimeter weit eröffnet. Die intakte Fruchtblase wölbt sich durch den Muttermund in die Vagina vor.

249

Eröffnung von sechs Zentimetern ist der Muttermund völlig hochgezogen, und die Austreibungsphase ist nicht mehr fern. Die Frau oder der Ehemann sollten die Hebamme um Auskunft bitten, wenn sie zu irgendeinem Zeitpunkt der Geburt etwas nicht verstehen.

Manche Hebammen fühlen sich irritiert, wenn sie die Frauen im Verlauf der Geburt immer schneller und flacher atmen sehen, und drängen ihre Patientinnen, langsam und tief zu atmen und die Bauchdecke zu bewegen.[11] Der Ehemann sollte in diesem Fall der Hebamme erklären, daß seine Frau diese Methode gelernt und sorgfältig geübt hat, und daß der Versuch, ihre Atmung zu diesem Zeitpunkt – gegen Ende der Eröffnungsphase – zu beeinflussen, sie nur in Verwirrung bringen und ihre Selbstbeherrschung bedrohen würde. Es ist ganz eindeutig von Vorteil, wenn man die Atemmethode schon vorher mit der betreuenden Hebamme bespricht, denn Diskussionen über Atemtechniken sollten, falls es sich irgendwie vermeiden läßt, nicht gerade dann stattfinden, wenn die Frau mitten in den Wehen ist.

Die Hebamme hat die Funktion einer Freundin und Ratgeberin, die mit erfahrenem Auge die verschiedenen Anzeichen des Fortschritts bei der Geburt beobachtet und sie den Eltern mitteilt; damit hilft sie der Mutter, mit dem Geburtsablauf so in Einklang zu kommen, wie sie es zuvor geübt hat. Wenn die Eltern ihr zuvor erklärt haben, wie sie entsprechend ihrer Geburtsvorbereitung vorgehen wollen, und ihr nicht von vorn herein als einer Widersacherin entgegentreten, ist die Hebamme fast immer bereit, mit ihnen zusammenzuarbeiten, um die Art von Geburt zu ermöglichen, die sie sich wünschen.

Irgendwann im Laufe der Eröffnungsphase kann die Mutter

---

[11] Eine Hebamme wandte einmal ein, daß diese Methode »zu sehr nach harter Arbeit« aussähe. Aber es geht darum, daß eine Frau, wenn sie nicht bereit und emotional fähig ist, sich passiv den sehr heftigen und übermächtigen Empfindungen zu überlassen, von sechs Zentimetern Eröffnung an auf sehr harte Arbeit vorbereitet sein muß, um den Wehen begegnen zu können und mit ihnen zurechtzukommen.

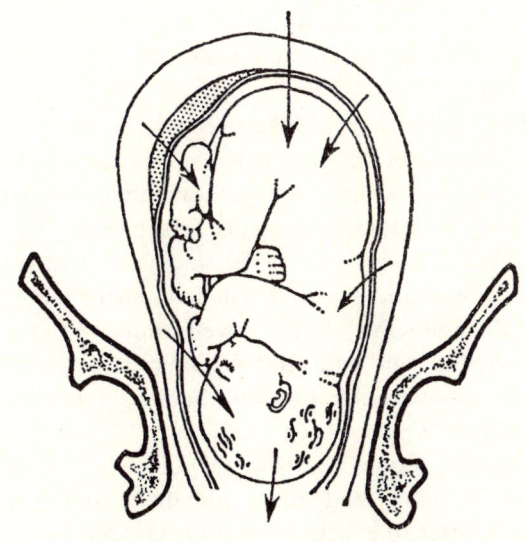

Völlige Eröffnung des Muttermundes

Man spricht von der völligen Eröffnung des Muttermundes, wenn er weit genug ist, um dem vorausgehenden Teil des Kindes – normalerweise dem Kopf, manchmal aber auch dem Gesäß (oder Steiß) – den Weg freizugeben. Die Fruchtblase ist geplatzt, und die Mutter befindet sich jetzt in der Austreibungsphase. Sie unterstützt die Preßwehen, um das Kind in den Geburtskanal hinunterzuschieben.

spüren, wie die Fruchtblase zu tropfen anfängt oder aufbricht und das Fruchtwasser in einem Schwall entläßt; die Fruchtblase fühlt sich wie eine warme, halbfeste Gallerte an. Ganz selten wird sie von der Vagina ausgestoßen, ohne aufzubrechen, und sieht dann aus wie ein Ballon voller Flüssigkeit. Sie enthält ein Viertel Liter bis zu eineinhalb Liter farbloses Fruchtwasser. Es ist steril und wäscht den Geburtskanal automatisch von oben bis unten aus. Die Mutter muß, sobald die Fruchtblase entweder von selbst aufgebrochen ist oder von der Hebamme geöffnet wird, darauf vorbereitet sein, *daß unmittelbar nach dem Abgang des Fruchtwassers die Wehen stärker werden* und sich die Abstände dazwischen wahrscheinlich verringern. Das geschieht deshalb, weil der Kopf des Babys mit mehr Kraft nach unten auf den Muttermund drückt. Jetzt sind alle Hindernisse beseitigt.

Die Frau stellt vielleicht fest, daß sie jetzt mit dem Atem höher gehen muß, um ihn über den Wehen halten zu können. Sie muß sich darauf einstellen können und gelernt haben, ihre Atmung unverzüglich dem neuen Rhythmus anzupassen. Vielleicht vergeht eine kurze Zeitspanne, in der sie sich noch nicht gleich anzupassen vermag, aber sie sollte sich dadurch nicht beunruhigen lassen. Sie muß ihre Atmung weiterhin sorgfältig unter Kontrolle behalten, und bald wird sie den richtigen Rhythmus und die dazu passende Atemtechnik herausgefunden haben, mit der sie diesen Wehen begegnen kann.

Es geschieht nur selten, daß die Geburt beginnt und gut voranzugehen scheint und dann plötzlich zum Stillstand kommt. Die Mutter, die sich auf den Gedanken, jetzt in den Wehen zu sein, eingestellt und die entsprechenden Vorbereitungen getroffen hat, ist in diesem Fall ziemlich beunruhigt. Wenn eine halbe oder eine ganze Stunde lang nichts mehr geschieht, außer daß vielleicht gelegentlich stechende Rückenschmerzen und ein belastendes Gefühl in der Magengrube auftreten, beginnt sie sich zu fragen, ob sie nun tagelang in diesem Zustand bleiben soll.

Wenn dies geschieht, während die Frau noch nicht zur Hälfte geöffnet ist und sich noch zu Hause befindet, kann sie einen Spaziergang machen. Sie sollte zwei Binden tragen, falls die Fruchtblase aufbricht, während sie unterwegs ist, und sie sollte jemanden bei sich haben, der sie nach Hause oder ins Krankenhaus bringen kann, wenn die Geburt plötzlich schneller vorangeht.

Wenn sie zurückkommt oder wenn das Wetter nicht für einen Spaziergang geeignet ist, sollte sie ein warmes, anregendes Schaumbad nehmen, dabei aber die Badezimmertür nicht abschließen.

Sehr oft stellt sich eine Pause dieser Art ein, bevor die Gebärmutter ihre Arbeit plötzlich wieder aufnimmt und die

Fruchtblase aufbricht; dann ist damit zu rechnen, daß sich die Eröffnungsphase ihrem Ende nähert.

Einige Berichte über die Eröffnungsphase

Hier sind die Beschreibungen einiger Frauen, wie sie die Eröffnungsphase der Geburt empfanden:

Zweites Baby nach einer zwölfjährigen Pause:

Jede Wehe begann mit einer zunehmenden Hitzewelle – wie wenn man langsam eine Ofentür aufmacht – die sich bis zu einem Crescendo steigerte und dann wieder verging. Die Atemkurve schien sich automatisch der Hitzewelle anzugleichen.

Erstes Baby, Wehen im Abstand von vier Minuten:

Er machte Kaffee, und wir hörten Musik und sahen zu, wie die Dämmerung kam – himmlisch. Wir waren in jedem Augenblick voller Frieden und Liebe.

Erstes Baby:

Bei jeder Wehe hielt ich mich an den Armlehnen des Sessels fest und beugte mich leicht nach vorn, während mein Mann meinen unteren Rücken massierte und ich die tiefe Brustatmung und die flache Brustatmung einsetzte... Wenn die Wehen heftiger wurden, lächelte ich meinem Mann zu, und das hatte eine wunderbar ermutigende Wirkung und gab mir das Gefühl, daß ich mich wirklich unter Kontrolle halten konnte.

Erstes Baby:

Am Nachmittag erledigte ich meine Wäsche, und am Abend gingen wir ins Theater. Auf dem Heimweg kam ein bißchen Fruchtwasser, aber so wenig, daß ich dachte, es könne noch nicht so weit sein. Also gingen wir zu Bett. Gegen 11 Uhr 45 hatte ich die erste Wehe. Bald folgten weitere. Sie begannen im Abstand von fünf Minuten und waren recht stark. Ich wollte vor der Geburt des Babys nicht allzu viel Zeit im Krankenhaus verbringen und dachte, beim ersten Kind hätte ich sicher noch viele Stunden Zeit. Aber als die Abstände noch kürzer wurden, rief mein Mann das Krankenhaus an, und wir gingen etwa um 12 Uhr 30 dorthin. Die Schwester untersuchte mich und sagte, daß ich bereits völlig eröffnet sei. Ich weiß nicht, wann ich das gemacht haben soll!

Erstes Baby, 8 Pfund, 200 Gramm:

Als die Hebamme kam, stellte sie fest, daß ich bereits sechs Zentimeter weit eröffnet war. Die Hebamme und ihre Schülerin blieben bei uns, aber sie sorgten dafür, daß wir in aller Ruhe miteinander arbeiten konnten. Ich setzte die flachere Atmung ein, und eine sanfte Massage des Unterbauches gab mir ein Gefühl der Befreiung und sogar des Vergnügens.

Erstes Baby, hintere Hinterhauptslage (Wehen im Abstand von fünf Minuten oder weniger):

Ein Kissen unter meinem Kreuz beseitigte die Rückenschmerzen fast völlig. (Es war bemerkenswert, wie wenig Erfolg ich mit dem Atmen hatte, solange ich nicht richtig entspannt war; zuerst versuchte ich es so und rieb mich dabei auf, weil ich dachte, ich würde nicht damit fertigwerden!) Das Fruchtwasser begann herauszusickern und wir riefen die Hebamme an. Sie rasierte mich, untersuchte mich und gab mir einen Einlauf. Komischerweise fand ich das alles eher beruhigend. Ich erbrach, was mir ebenfalls gut tat.

Zweites Baby, hintere Hinterhauptslage, zwei bis drei Finger breit geöffnet:

Ich werkelte noch den ganzen Tag herum, ohne daß die Wehen so stark wurden, daß viel aktive Entspannung nötig gewesen wäre. So lange ich mich bewegte, kamen sie in Abständen von zwei bis sieben Minuten, aber sobald ich mich setzte oder niederlegte, wurden sie schwächer und verlangsamten sich bis zu Abständen von zwölf bis fünfzehn Minuten. Darum mußte ich ständig ein bißchen herumgehen und machte langsam mit meinem Frühlingsputz weiter... Ich rief die Hebamme an und sagte ihr, daß wir offenbar nicht weiterkamen, da die Wehen nicht im geringsten stärker wurden. Sie kam und stellte fest, daß ich im Gegenteil schon völlig eröffnet war.

Erstes Baby:

Dr. C. sprengte die Fruchtblase. Was für ein wunderbares Gefühl! Strömend, warm und erfrischend. Die Wehen wurden heftig und kraftvoll. Die beste Art, mit ihnen umzugehen, war für mich diejenige, zwei oder drei tiefe Atemzüge zu nehmen und dann sofort zum schnellen, flachen Atem überzugehen. In der zweiten Hälfte empfand ich ein stufenweises Hinunteratmen – erst oben, dann in der Mitte, dann unten – als wirkungsvoller. Gelegentlich war das Ausblasen eine große Hilfe, obwohl ich noch nicht in der Übergangsphase war. Ich stellte mir jeweils eines von drei Bildern vor: die Darstellung der

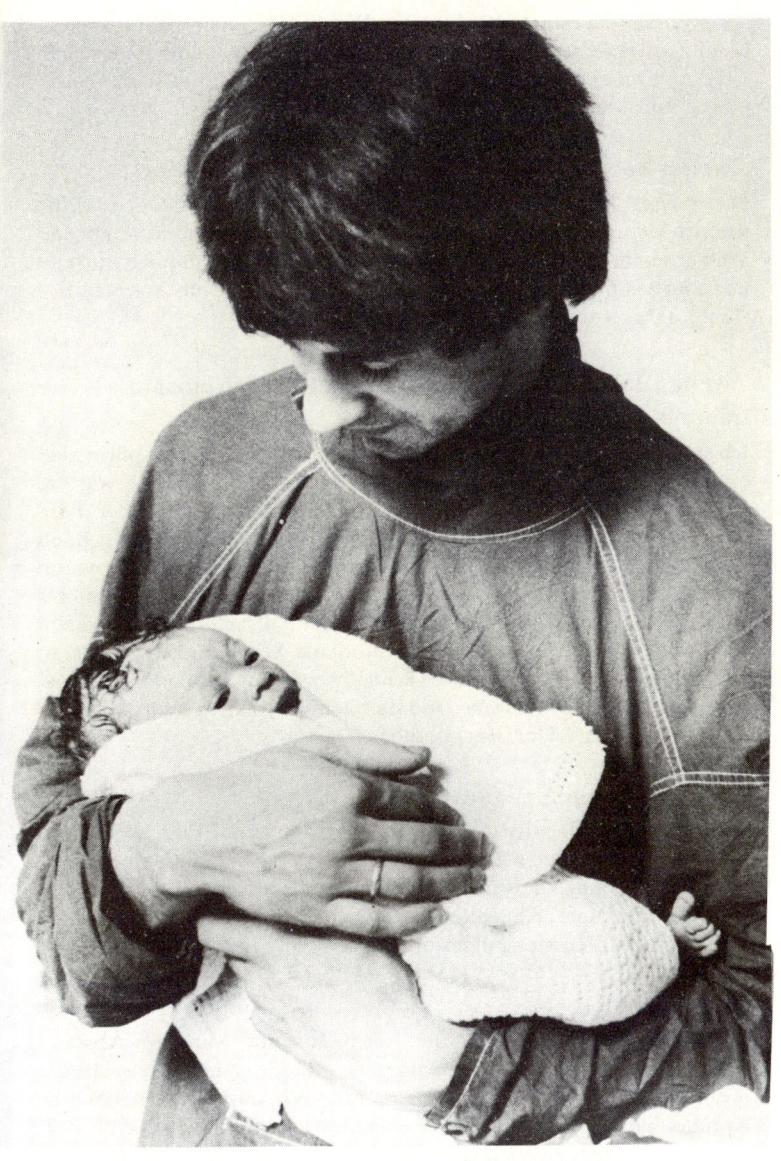

Das Miterleben der Geburt begründet und erleichtert die Beziehung zwischen dem Vater und seinem Kind. Man sieht: beide fühlen sich wohl.

Atemkurve in Verbindung mit einer Wehe; die Gebärmuttermuskeln beim Zurückziehen und Öffnen des Muttermundes; und mich selbst, auf dem Kamm einer Welle sitzend, die auf einen Strand an der Küste Kretas zurollte.

Zweites Baby, nach einer traumatischen ersten Geburt:

Die Wehen kamen etwa alle zwei Minuten, die eine stark und die nächste weniger stark. Während ich die Babywäsche herauslegte und Wasser kochte, war es am angenehmsten für mich, wenn ich mich an irgendetwas in passender Höhe anlehnte und die Beine auseinanderstellte. (Das war eine Zwei-Stunden-Geburt).

Zweites Baby, von der Frau eines Arztes, nach einer traumatischen ersten Geburt:

Ich stellte meinen Mann an, mir zu helfen, und obwohl ich spürte, daß er heimlich dachte, ich würde zu viel von der Geburt erwarten, ermutigte er mich und war, als die Zeit dafür kam, eine wunderbare Hilfe. Etwa um 4 Uhr, als ich sicher war, daß ich ziemlich schnell vorankam, bat ich ihn, die Hebamme anzurufen. Die Wehen waren sehr heftig und kamen etwa alle drei Minuten und dauerten eine bis zwei Minuten, aber mit ihm an meiner Seite atmete ich mir meinen Weg über sie hinweg, und ich hatte meine Schwierigkeiten, ihn zu überzeugen, daß es phantastisch schnell voranging. Ein oder zwei Mal kam ich aus dem Rhythmus, und da taten sie wirklich sehr weh. (Das Baby wurde vor 4 Uhr 30 geboren).

Erstes Baby, hintere Hinterhauptslage:

Ich verbrachte den Rest der Eröffnungsphase auf den Knien und Ellenbogen und legte während der Wehen den Kopf auf meine Arme. Sie kamen ziemlich heftig alle zwei Minuten, und ich half mir mit dem flachen Atem und gelegentlich mit dem Wiegen des Beckens. Als der Arzt kam, war ich vier Finger breit eröffnet.

Erstes Baby:

Die Wehen rückten nach und nach zu fünf Minuten Abstand zusammen, und die Rückenschmerzen wurden stärker, obwohl die Wehen selbst nicht schmerzhaft waren. Wir entschlossen uns, ins Krankenhaus zu gehen. Die Wehen hatten bald nur noch eine bis zwei Minuten Abstand, und mein Mann war mir eine große Hilfe, da er nahe an meinem Ohr die Sekunden zählte, so daß ich wußte, wann der Höhepunkt kommen würde.

Erstes Baby:

Die Wehen kamen alle drei Minuten und dauerten etwa eine Minute. Jetzt wurden sie ein bißchen unangenehm – aber nicht unerträglich. Hier empfand ich das Atmen als große Hilfe. Und mein Mann und die Hebamme massierten abwechselnd meinen Rücken.

Erstes Baby:

Die Schmerzen in meinem Rücken dauerten nur dreißig bis vierzig Sekunden; sie schienen in der Mitte einen Höhepunkt zu haben. Bill massierte meinen Rücken, und wir arbeiteten gemeinsam mit der schnellen, flachen Atmung.

Zweites Baby, nach einer traumatischen ersten Geburt; hintere Hinterhauptslage, 8 Pfund, 250 Gramm:

Die Wehen kamen jetzt alle zwei bis drei Minuten, und ich machte das Beste aus den drei Atemstufen und der Entspannung. Ich empfand das Ausblasen als große Hilfe, um den Rhythmus der flachen, schnellen Atmung aufrechtzuerhalten.

Erstes Baby, hintere Hinterhauptslage. Ein Ehemann berichtet:

Ich fand, daß J. entspannt und glücklich aussah. Die Wehen kamen in leicht unregelmäßigen Abständen, aber im allgemeinen alle vier oder fünf Minuten. Ich verbrachte den größten Teil der Zeit damit, ihren Rücken zu massieren und ihr Zuckerstückchen zum Lutschen zu geben. Dann mußte ich weggehen, um eine Vorlesung zu halten, und die Schwester untersuchte sie, bevor ich ging. Sie war sehr überrascht, daß sie schon sechs Zentimeter weit geöffnet war. Ihr Atem war noch immer ziemlich langsam. Sie ritt meistens gut und rhythmisch auf den Wehen, außer wenn sie unvorbereitet von ihnen überrascht wurde. Das Massieren des Rückens und der Innenseite der Schenkel empfand sie als große Hilfe. Während ich weg war, übernahm eine Hebammenschülerin das Massieren. Als ich zurückkam, war die Situation noch weitgehend dieselbe. Aber das Baby hatte sich gedreht.

Erstes Baby, hintere Hinterhauptslage mit spontaner Drehung:

Ich hatte Wehen mit vierminütigen Abständen. Meine Rückenschmerzen waren unangenehm, und C. massierte meinen Rücken und die Innenseite meiner Schenkel, was mir ganz gut half. Ich fühlte mich völlig imstande, damit fertigzuwerden. Ich hatte auch eine Wärmflasche im Kreuz, die mir half. Man gab mir den Rat, auf der linken Seite zu liegen, da dies dem Baby helfen würde, sich zu drehen. Die Schwestern fragten mich dauernd, ob ich Pethidene haben wollte, und wenn nicht, aus welchem Grund.

Erstes Baby, Drei-Stunden-Geburt:

Ich fühlte so deutlich den Druck vom Kopf des Babys auf den Enddarm, und ich glaube, das war wohl die unangenehmste Empfindung von allen. Als ich im Krankenhaus ankam, versuchte ich, mich zeitlich zu arrangieren: ich wollte eine Wehe im Auto abwarten und dann nach oben gehen, bevor die nächste kam. Aber der Lift ließ einige Minuten auf sich warten. Ich saß auf der Treppe, hatte eine Wehe – und die Fruchtblase brach auf.
(Das Baby wurde eine halbe Stunde später geboren).

Zweites Baby, 7 Pfund, 300 Gramm (auch das erste Kind wurde mit Vorbereitung geboren):

Meine Schwiegermutter sagte, sie habe eine Tasse Tee für mich gemacht, und so ging ich hinunter, um sie zu trinken, und mitten auf der Treppe hatte ich die nächste Wehe, und da kam mein Mann herein. Er rief im Krankenhaus an als ich die nächste Wehe hatte und dann lief das Fruchtwasser in einem Schwall auf den Schlafzimmerboden, und ich konnte spüren, wie der Kopf des Babys *genau* nach unten drückte; mein Körper war weit offen, und da war schon die zweite Phase. Ich rief nach L. und sagte ihm, daß die Zeit nicht mehr ausreichte, um ins Krankenhaus zu fahren. Ich hätte das Baby am liebsten im Badezimmer bekommen – so schwierig war das Gehen! (Ich war völlig durcheinander). Alles, was ich wollte, war, meine Höschen zu waschen, weil der Schleimpropf und blutiger Ausfluß abgegangen waren, und ich wollte sie nicht herumliegen lassen, falls die Verwandten kamen; das Nächste war, daß der arme L. den Teppich abschrubben mußte, wo das Fruchtwasser herausgeschossen war. Das alles machten wir, bevor die nächste Wehe kam. (Die Geburt dauerte eine Stunde).

Andere, vollständigere Geburtsberichte von Frauen und Ehemännern sind das zentrale Thema meines Buches *Giving Birth: Parents' Emotions in Childbirth,* (Gollancz, 1971). Die Leser können sich auf Grund dieses Buches ein zusammenhängenderes Bild davon machen, wie die Erfahrung der Geburt von den verschiedenen Frauen durchlebt wird.

10 Der Höhepunkt der Geburt

>»Ist es jenseits Deiner Möglichkeiten,
> froh zu sein mit dem Frohsinn, der
> diesem Rhythmus eigen ist? Gefangen,
> verloren, zerschmettert im Wirbel
> dieser angsterfüllten Freude?«
> Rabindranath Tagore, *Gitanjali,* 1xx

Das Ende der Eröffnungsphase

Von dem Zeitpunkt an, wenn der Muttermund zu zwei Dritteln
eröffnet ist, bis zum Ende der Eröffnungsphase sind die Wehen
am heftigsten und kommen in fast ununterbrochener Folge.
Die körperliche Erfahrung ist überaus heftig und überwältigend und kann gleichzeitig großartig sein. Man wird davongetragen wie ein kleines Boot auf dem Meer, in einem gewaltigen
Sturm ekstatischer Emotionen und in einem ungeheueren
Brausen physischer Energien. Der Körper übernimmt das
Szepter in einer wahrhaft phantastischen Weise. Da wird
geknetet und zurechtgedrückt, und Wehe folgt auf Wehe mit
Macht und Präzision. Und trotz der Anstrengung und der
erbarmungslosen Kraft seines Einsatzes sind seine Funktionen
von äußerster Genauigkeit bei dieser Arbeit des Gebärens.
Man kann sich nur voller Ehrfurcht und Vertrauen diesem
Wunderbaren überlassen – dem eigenen Körper beim Werk der
Schöpfung.
Es ist über alle Maßen schwierig, angemessen zu beschreiben,
was eine Frau zu diesem Zeitpunkt der Geburt empfindet. Ich
habe versucht, meine persönlichen Empfindungen zu beschreiben. Die meisten Frauen werden wahrscheinlich sagen, daß die
Empfindungen während dieser Zeit in jedem Augenblick
schmerzhaft seien, aber Mütter, die ich auf die Geburt

vorbereitet habe, stellen im allgemeinen fest: »aber nicht absolut unerträglich«, oder »schon auszuhalten«, oder sie sagen, daß sie mit ihrem Atem »über der Wehe bleiben konnten«. Frauen interpretieren diese Empfindungen in solch unterschiedlicher Weise, daß die eine Mutter ganz ruhig sagen mag: »Ich hatte Schmerzen, aber sie waren nicht der Rede wert und ich fühlte mich ganz glücklich«, während eine andere vielleicht nach Worten sucht, um diese Erfahrung auszudrükken, und sagt: »Es war überhaupt nicht schmerzhaft. Ich hatte das Gefühl, als wäre in mir ein warmes Feuer. Ich konnte jedesmal ein Aufglühen spüren, wenn eine Wehe kam«, und wieder eine andere ist so beglückt, daß endlich die Wehen begonnen haben, daß sie bemerkt: »Es tut weh, aber es macht nichts aus«.

Wenn eine Frau zu nahezu zwei Dritteln eröffnet ist, kann es sein, daß ein unkontrollierbares Zittern sie überfällt und sie vielleicht erbricht. Das Zittern kann durch warme Decken, Wärmflaschen, warme Socken an den Füßen und die Massage der Adduktoren gemildert werden (siehe Seite 151). Eine Frau neigt besonders dann zum Erbrechen, wenn sie etwas gegessen hat, nachdem die Eröffnung bereits im Gange war. Oftmals kann sie Übelkeit vermeiden, wenn sie nur noch ganz wenig Flüssigkeit zu sich nimmt, sobald die Geburt begonnen hat.

Außer bei Nebel oder sehr kaltem Wetter, oder wenn eine Frühgeburt erwartet wird, ist es auch gut, die Fenster offen zu lassen, bis die eigentliche Geburt unmittelbar bevorsteht, da die frische Luft wohltuend ist. Die Mutter sollte jeweils die Haltung einnehmen, die bequem für sie ist, und sie bemerkt vielleicht, daß sie in verschiedenen Abschnitten des Geburtsverlaufs unterschiedliche Stellungen einnehmen möchte. Gegen Ende der Eröffnungsphase braucht sie vielleicht Hilfe dabei, weil sie sich sehr schwer und fast wie ans Bett genagelt fühlt. Es ist gut möglich, daß ihr die seitliche Bauchlage, in der sie während der Schwangerschaft geübt hat, besonders angenehm ist, oder vielleicht liegt sie lieber mit angezogenen Knien auf dem Rücken. Dies sind wahrscheinlich die üblichsten

Stellungen, aber in beiden Fällen sollte sie gut mit Kissen hochgestützt sein, so daß sie sich wirklich in aller Bequemlichkeit entspannen kann.

Die Wehen werden immer stärker und scheinen von erbarmungsloser Heftigkeit zu sein, während die Abstände dazwischen kürzer werden, bis sie nur noch zwei Minuten oder weniger betragen. Sie bringen eine gewaltige Spannung des Bauches mit sich, als habe man einen riesigen aufgeblasenen Ballon im Innern, dem dann langsam die Luft abgelassen wird. Zu diesem Zeitpunkt entscheidet sich die Mutter vielleicht für eine minimale Dosis Dolantin, aber oft hat sie das Gefühl, daß sie überhaupt kein Schmerzmittel braucht.

Wahrscheinlich hat sie ihren Atem höher angehoben und atmet mit dem schnellen »Schmetterlings-Atem« über jede Wehe hinweg. Es fällt ihr jetzt viel leichter als in der Schwangerschaft beim Üben. Wenn sie ihren Atemrhythmus noch nicht verändert hat, so daß er leichter und höher ist, kann der Ehemann ihr nahelegen, es zu tun, und er kann ihr helfen, indem er mit ihr atmet. Am Ende jeder Wehe atmet sie tief und ruht sich gut aus, und sie nützt die Pausen zwischen den Wehen, um sich zu vergewissern, daß sie ganz entspannt ist. (Siehe Abb. Seite 165) Die Hebamme wird die Mutter hin und wieder vaginal oder rektal untersuchen, um zu sehen, wie weit die Gebärmutter eröffnet ist. Der Muttermund hängt wie der Klöppel einer Glocke innerhalb des Geburtskanals, so daß sie ihn mit den Fingern ertasten kann. Sie sollte die Mutter wissen lassen, welche Fortschritte sie macht. Es genügt nicht, wenn sie lediglich »beruhigende Geräusche« von sich gibt, wie eine Mutter sich beklagte. Diese Untersuchung muß nicht im geringsten schmerzhaft sein, vor allem dann nicht, wenn die Mutter daran denkt, sich zu entspannen, und wenn sie nach ein paar tiefen Atemzügen ausatmet und zugleich die Muskeln des Beckenbodens losläßt, während die Hebamme ihre behandschuhten Finger einführt.

Es ist besser, wenn während einer Wehe keine Untersuchung vorgenommen wird, da die Frau sich darauf konzentrieren möchte und gegen Ende der Eröffnungsphase sehr intensiv mit dem flachen, schnellen Atmen beschäftigt ist. Wenn die Hebamme während einer Wehe versucht, eine vaginale Untersuchung vorzunehmen, sollte man sie bitten, einen Augenblick zu warten, oder der Ehemann sollte so geistesgegenwärtig sein, darum zu bitten. Wenn die Mutter die Augen offen hat, kann sie mit einem Kopfschütteln oder mit dem Heben ihrer Hand darauf hinweisen, daß sie es lieber hätte, wenn die Hebamme einen Augenblick warten könnte.

Die Hebamme bietet der Mutter vielleicht an, mit einem Ultraschallgerät die fötalen Herzschläge abzuhören, was zu diesem Zeitpunkt sehr beruhigend und beglückend ist.

Die Patientin kann in der linken Seitenlage untersucht werden, die so aussieht, daß sie, falls sie bereits in der seitlichen Bauchlage mit nach links gewandtem Gesicht liegt, einfach ihr linkes Bein zur Brust hochzieht und ihren Rücken abrundet, wobei sich ihr Gesäß am Ende der Couch oder an der Seite eines Bettes mit erhöhten Kopf- und Fußenden befindet. Sie kann dann leicht in ihre vorherige Lage zurückkehren, ohne daß sie ihr Gewicht verlagern muß, wenn die Untersuchung beendet ist.

Manche Geburtshelfer und Hebammen ziehen es vor, die Frau zur Untersuchung in der Rückenlage (Steinschnittlage) zu haben. In diesem Fall liegt die Frau, ähnlich wie bei der gynäkologischen Untersuchung auf dem Untersuchungsstuhl, auf dem Rücken und hat die angezogenen Beine auseinandergestellt. Im allgemeinen ist in Krankenhäusern die Rückenlage während der Austreibung üblich. In der echten Steinschnittlage werden die Beine von erhöhten Beinhaltern gestützt und meistens festgeschnallt. Das ist natürlich nur im Krankenhaus möglich. Wenn die Helfer wünschen, daß die Frau diese Haltung einnimmt – was in der Austreibungsphase oft der Fall ist – und falls sie sie als bequem empfindet, ist es einfacher, in dieser Lage zu bleiben, denn es ist eine Plage, dauernd die Position zu verändern. Einige Frauen stellen jedoch fest, daß sie in der Rückenlage schmerzhafte Krämpfe in den Beinen bekommen. In diesem Fall sollten sie dies der Schwester sagen und die Beine auf das Entbindungsbett legen, oder nachdrücklich darauf bestehen, daß sie eine andere Lage einnehmen möchten.

Manche Mütter liegen gegen Ende der Eröffnungsphase gern auf dem Rücken, wobei Kopf und Schultern mit Kissen hochgestützt werden, der untere Teil der Wirbelsäule dagegen flach aufliegt; die gut angewinkelten Beine läßt sie locker auseinanderfallen. Für diesen Abschnitt der Geburt ist das eine hervorragende Stellung. Andere Frauen haben zu diesem Zeitpunkt Schmerzen in den Schenkeln, die durch sanfte oder auch recht feste Massage vom Becken zu den Knien und zurück erleichtert werden können. Das kann von der Frau selbst oder von ihrem Mann gemacht werden. Um auf diese Weise massiert werden zu können, muß sie auf dem Rücken liegen. Gelegentlich zentriert sich der Schmerz auch im Bereich des Schambeins und in der Leistengegend. Eine ganz leichte Massage mit kreisenden rhythmischen Bewegungen der weichen Fingerkuppen, welche die Frau selbst vornehmen kann, wirkt oft lindernd. Auch hierfür muß sie auf dem Rücken liegen.

Wenn die Frau sich nach Eröffnen des Muttermundes um sechs Zentimeter *zwischen* den Wehen benommen fühlt – und diese Benommenheit ist die Methode, welche die Natur anwendet, um die Lockerung der Muskulatur zu erreichen –, sollte sie dennoch zu Beginn jeder Wehe völlig wach sein und die Bereitschaft empfinden, aktiv mit ihr umzugehen, indem sie alle Spannungen ihres Körpers losläßt und ihren Atem so reguliert, daß er mit der Welle der Wehe in Einklang kommt.

Manchmal fühlt sich eine Frau beunruhigend von der Realität abgeschnitten und haßt dieses Gefühl. Es ist, als wäre man in einem Raumschiff und hätte den Kontakt mit der Erde verloren, im Raum schwebend, ohne irgendeinen der bekannten Bezugspunkte, verloren in einer zeitlosen, grenzenlosen Existenz. Es wird noch verschlimmert durch Einsamkeit, Isolation und die Monotonie der ständig wiederkehrenden Wehen bei einer langwierigen Geburt. Manche Frauen sind über diesen Zustand des Dahintreibens ganz glücklich, aber andere setzen sich dagegen zur Wehr.

Von den Eskimos wird ein Zustand berichtet, den man *Kajak-Angst* nennt. Wenn der Eskimo-Jäger allein draußen auf dem ruhigen Meer dahinpaddelt oder still sitzt, sinkt das Bewußtsein durch die Abwesenheit von äußeren Bezugspunkten, während der Jäger nur einfache, wiederholte Bewegungen auszuführen hat oder bewegungslos dasitzt und auf das Meer starrt, auf eine tiefere psychische Ebene ab. Er wird verwirrt und bekommt Schwindelzustände – und selbst die Psychologen, die dieses Phänomen untersuchten, stellten fest, daß sie in gleicher Weise in Verwirrung gerieten, als sie sich versuchsweise in dieselbe Situation begaben.

Vielleicht ruft die Beschreibung bei manchen Frauen, die während einer Krankenhausentbindung längere Zeit alleingelassen wurden und dalagen, ohne irgendetwas anderes zu sehen als die Decke und eine Fliesenwand, wobei sie zudem vielleicht noch von grellem Licht angestrahlt wurden, lebhafte Erinnerungen wach.

Die Situation bei der Geburt ist natürlich eine andere, weil die Wirkung des stimulierenden Reizentzugs (durch Einsamkeit, Stille, unbewegte Haltung, Beschränkung auf kleinen Raum, nackte Umgebung und oft kalte, klinisch weiße Wände) mit dem sehr heftigen Reiz eines Körperorgans, der kontrahierenden Gebärmutter, verbunden ist. In solchen Fällen kann man die Nerven verlieren.

Es ist deshalb wichtig, Bezugspunkte zu schaffen, falls eine Belastung dieser Art eintreten und das innere Gleichgewicht der Frau bedrohen sollte. Die gebärende Frau darf nicht alleingelassen werden, es sei denn, daß sie selbst es wünscht, und sie sollte eine Uhr in ihrem Blickfeld oder griffbereit neben sich haben und ihre Brille aufsetzen, wenn sie eine trägt. Was ihr helfen kann, sind vertraute Dinge in ihrer Umgebung, die Anwesenheit ihres Mannes oder der Hebamme oder des Arztes, die sie bereits kennt und gern hat, der Gebrauch von Redewendungen, die ihr vertraut sind und mit denen sie an das erinnert wird, was sie gelernt hat, um eine entspannte Kontrolle aufrechtzuerhalten. Hinweise auf die Vorbereitung, die sie erhalten hat, so daß ihr wieder klar wird, daß sie alles zuvor schon geübt hat, sind sehr hilfreich. Wenn sie zittert oder sagt, daß sie ihr Baby heute nicht bekommen möchte, oder wenn sie nach Hause gehen möchte oder auch schlafen und die Geburt vergessen will, sollte sie jemanden bei sich haben, der ihr sagt, daß dies ganz natürliche Phänomene bei einer Geburt sind, die gut vorangeht, und daß man sie in Wirklichkeit als Zeichen des Fortschritts betrachten muß.

Der Übergang zwischen der Eröffnungs- und der Austreibungsphase

Nach und nach spürt die Frau, daß die Wehen sich verändern. Sie werden vielleicht unregelmäßig, und bei ihrem Höhepunkt hat sie jetzt das Gefühl, als habe sie einen Kloß im Hals. Sie erkennt, daß der Preßdrang deutlicher zu werden beginnt, obwohl sie vielleicht noch nicht völlig eröffnet ist und nicht absichtlich pressen sollte. Sie darf diesem Wunsch, das Baby den Geburtskanal hinunterzuschieben, erst dann nachgeben, wenn der Drang zu pressen *absolut unwiderstehlich* geworden ist. Es kann recht lange dauern – eine halbe Stunde oder länger –, und bei manchen Frauen tritt der Preßdrang überhaupt nicht in seiner vollen Stärke auf. Aber das Baby wird auf jeden Fall geboren, ob die Mutter sich entscheidet, das Baby mit eigener Anstrengung herauszustoßen, oder nicht.

Die Frau atmet immer noch in der schnellen, flachen Weise, und sie kann jetzt beträchtliche Beschwerden haben, die sie reizbar machen. Da in diesem Abschnitt der Geburt ihr Verstand nicht wirklich erkennen kann, was ihr Körper tun will, es sei denn, daß sie sehr gut vorbereitet und zu hervorragender Kontrolle fähig ist, erlebt sie in dieser Situation einen gewissen Konflikt, der sich in der Form von Ungeduld ihren Helfern

gegenüber oder manchmal in dem Wunsch, »das alles loszuwerden« und dem Geburtsvorgang und der Unvermeidlichkeit
des Ablaufs zu entfliehen, äußern kann. Sie protestiert: »Oh,
geh weg und laß mich allein«, oder: »Ich möchte nichts als
schlafen«. Keine Frau braucht das Gefühl zu haben, daß sie
»versagt« hat, wenn sie zu diesem Zeitpunkt etwas Unfreundli-
ches zu ihrem Mann sagt, aber andererseits sollte ihr Wissen,
daß sie sich vielleicht ungewollt so benehmen wird, sie nicht
anfällig dafür machen, sich selbst jegliches irrationale Verhalten auf dem Höhepunkt der Entbindung zu erlauben.

Eine leichte und vollkommen natürlich eintretende Amnesie
(Verlust des Bewußtseins) wird oft durch Medikamente – durch
Schmerzmittel und vor allem durch Betäubungsmittel wie
Dolantin – verstärkt; unter diesen Umständen ist es im
allgemeinen viel schwieriger für eine Frau, den Fluchtimpuls
durch bewußte Umorientierung ihrer Gedanken in eine positi-
vere Richtung unter Kontrolle zu bringen, indem sie sich dafür
entscheidet, mit der Geburt mitzugehen, anstatt den Versuch
zu unternehmen, sie zu verhindern. Dies ist einer der Gründe,
weshalb schmerzlindernde Medikamente ihre eigenen spezifischen Schwierigkeiten schaffen und an sich keine Lösung des
Problems der Wehenschmerzen darstellen.

Wenn die Frau den Eindruck erweckt, daß sie sich in eine
Traumwelt flüchtet, die wohl mehr eine Welt des Alptraums als
angenehmer Phantasien ist, sollte ihr Mann sich darum
bemühen, sie durch entsprechende Reize zur Wirklichkeit
zurückzubringen. Er kann Tücher in sehr kaltem, wenn
möglich eisigem Wasser ausdrücken und sie bei jeder Wehe auf
ihre Stirn, ihre Wangen, ihre Lippen und auf ihren Nacken
legen. Da es der Frau jetzt wahrscheinlich ziemlich heiß ist,
wird sie das auf jeden Fall erfrischen und im allgemeinen auch
erleichtern. Er kann ihr helfen, das Nachthemd aufzumachen
und ihre Stellung zu verändern, bis sie eine bequemere Lage
gefunden hat.

Manche Frauen, vor allem diejenigen, deren Babys sich in einer
hinteren Hinterhauptslage befinden, haben während dieses

Abschnitts starke Rückenschmerzen[1]; hier bringt eine Massage oft Erleichterung, und die Frau empfindet vielleicht die Stellung auf allen Vieren mit auseinandergestellten Beinen und Armen als bequemer, weil dadurch die Wirbelsäule vom Gewicht des Babys entlastet wird und es sich in die Vorderseite des Beckens verlagern kann, und manche Frauen lieben es, das Becken während der Wehen leicht vor- und zurückzuschaukeln. Einige Frauen ziehen es vor, mit gespreizten Beinen zu knien und auf den Fersen zu sitzen, und zwischen den Wehen beugen sie sich nach vorn und stützen den Kopf auf ein Polster, um in dieser Haltung auszuruhen. Andere behalten lieber ihre seitliche Bauchlage bei. Oft hilft eine Wärmflasche gegen die Rückenschmerzen. Wenn der Ehemann nicht in der Lage ist, den Rücken seiner Frau zu massieren, kann sie selbst die Knöchel einer Hand gegen den Kreuz- und Steißbeinbereich drücken, wo die Schmerzen sitzen. Manche Frauen fühlen sich durch eine feste, gleichmäßige Massage der Innenseite der Oberschenkel sehr erleichtert. Sie ist besonders dann eine Hilfe, wenn die Frau Schwierigkeiten hat, ihre Beine zu entspannen. Das ist bei manchen der Fall, die irgendwann, nachdem sie mehr als sechs Zentimeter eröffnet sind, zu zittern beginnen. Falls die Beine während der Wehen zucken oder wenn die Frau ihre Zehen krümmt, ist das ein Zeichen, daß ihre Beine nicht entspannt sind. Sie sollte mit leichten Decken zugedeckt werden und Socken tragen, und an ihre Füße und *zwischen die Oberschenkel* sollten Wärmflaschen gelegt werden; und es ist gut, während der Wehen ihre Beine zu massieren.

Ganz selten kommt es vor, daß die Nabelschnur vorfällt, und dann ist es wichtig, jeden Druck zu vermeiden, so daß sich der Kopf des Babys – oder der Teil, der zuerst kommt – zwischen den Wehen vom knöchernen Beckenrand entfernen kann. Falls diese seltene Möglichkeit eintritt, wird die Hebamme der Mutter vielleicht empfehlen, zu knien und sich vorzubeugen, so daß Brust und Knie sich einander nähern.

---

[1] Dick-Read beschreibt sie als »die Schmerz-Periode der Geburt«.

Eine Veränderung der Stellung kann allein schon genügen, um eine Frau an ihre Aufgabe zu erinnern. Aber der Ehemann kann seiner Frau auch sagen, daß sie bald ihr Baby in den Armen halten wird und daß dies als eines der schwierigsten Stadien (wenn nicht überhaupt als das schwierigste Stadium) der Geburt betrachtet wird, daß es jedoch kaum länger als eine halbe Stunde dauert und sie bald in der Lage sein wird, sich aktiver mit ihrer Geburtsarbeit befassen zu können.

Manche Frauen beginnen nach Luft zu ringen, wenn die Wehe ihren Höhepunkt erreicht. In diesem Fall sollte sie schnell den Atem ausblasen und wieder mit der rhythmischen Atmung beginnen, und man sollte sie nachdrücklich daran erinnern, das zu tun. Sehr hilfreich ist es, wenn der Mann neben seiner Frau sitzt und mit ihr atmet, um sie zu unterstützen und sie an die Notwendigkeit der Atemkontrolle und der Muskellockerung zu erinnern. Und er sollte sie dazu bewegen, während der Wehen die Augen offen zu lassen und den Blick auf ihn zu richten. Eine Frau, die eine Zeitlang in der schnellen, flachen Weise geatmet hat, braucht hin und wieder einen Schluck Wasser, um ihre trockenen Lippen und den Mund zu befeuchten. Doch sollte sie nicht so viel trinken, daß sich ihre Blase ausdehnt, da dies die Geburt durch eine Art von Verkehrsstokkung in ihrem Innern verzögern kann.

Gelegentlich kommt der Preßdrang sehr plötzlich und mehr oder weniger überwältigend, und die Frau hat keine Zeit, sich darauf einzustellen; das kann selbst dann geschehen, wenn der Muttermund noch nicht völlig geöffnet ist, um den Durchtritt des Babys in den Geburtskanal hinunter zu ermöglichen. Dann ist eine ganz besonders große Selbstkontrolle nötig. Diese erreicht sie durch ein festes Ausblasen des Atems auf dem Höhepunkt der Wehe, das heißt, wenn der Preßdrang fast unwiderstehlich wird. Sie baut einen Rhythmus auf, indem sie bis zum Kamm der Wehe flach atmet, dann schnell den Atem ausbläst, so oft es nötig ist, falls der Preßdrang mehrmals hintereinander auftritt (möglicherweise drei- oder viermal während einer Wehe), und dann mit dem leichten, schnellen

Atem fortfährt, bis die Wehe wieder abgeebbt ist. Es kann sein, daß sie diesen Rhythmus ein Dutzend Wehen lang oder noch länger durchhalten muß.

Häufig zieht sich der Rand des Muttermundes nicht gleichmäßig auf allen Seiten von dem vorandrängenden Kopf zurück, und ein Teil davon bleibt am Kopf des Babys ein paar Minuten lang oder manchmal auch länger hängen. Das kommt vor allem bei hinteren Hinterhauptslagen oft vor. Die Mutter möchte pressen, darf aber nicht, sonst riskiert sie eine Verletzung des Muttermundes. Fortgesetztes kräftiges Pressen gegen einen unvollständig geöffneten Muttermund kann ihn anschwellen lassen, so daß die Öffnung, anstatt für den Durchtritt des kindlichen Kopfes größer zu werden, enger wird und die Geburt aufhält. Das Beste ist nicht zu pressen und geduldig die völlige Eröffnung abzuwarten. Bei dieser Gelegenheit bewährt sich die Methode des Ausblasens für den Augenblick, in dem der Preßdrang am überwältigendsten ist. Wenn eine Frau entsprechend vorbereitet ist, hilft ihr das in diesem schwierigen Stadium der Geburt wahrscheinlich mehr als Lachgas. Der ungeübten Frau gibt man oft Lachgas, um sie am Pressen zu hindern.

Die Frau hört vielleicht, daß ihr Atem recht geräuschvoll wird, aber sie braucht sich bei ihren Helfern deshalb keineswegs zu entschuldigen. Dieses etwas lautere Atmen ist ganz natürlich, und *es ist kein Hinweis darauf, daß sie Schmerzen hat.* Wenn sie ihr Kinn gut gegen die Brust geneigt hält und der Atem so weit oben wie möglich bleibt, wird es weniger schlimm klingen. Wenn irgendwann der Preßdrang allzu heftig wird, als daß sie noch auf diese Weise mit ihm fertig werden könnte, *ist es richtig zu pressen.*

Einige Berichte über die Übergangsphase

Und so wurden einige Frauen mit diesem Stadium der Geburt fertig:

Erstes Baby, hintere Hinterhauptslage:

Die Hebamme sagte, daß vom Muttermund nur noch ein halbmondförmiger Saum stehe. Ich fragte, ob das eine Lippe sei, die über dem Kopf des Babys festhinge und sie bejahte das. Ich fand das ja sehr ermunternd, denn obwohl die Atmung gut mit den Wehen zurechtkam, hatte ich böse Rückenschmerzen. Aber ich muß sagen, daß ich dank der Atmung außer den Rückenschmerzen nichts spürte, was man als Schmerz bezeichnen könnte.

Zweites Baby, Vorderhauptslage:

Es wurde alles ein bißchen verschwommen, und ich hatte von da an bis zur eigentlichen Geburt so ein »Weit-weg-Gefühl«. Ich empfand es als ungeheuere Anstrengung, irgend etwas zu irgend jemandem zu sagen, selbst dann, wenn ich mich zwischen den Wehen ausruhte.

Erstes Baby, 8 Pfund, 200 Gramm:

Ich empfand das Entspannen jetzt als etwas schwieriger, aber ich war hellwach und hatte mich völlig unter Kontrolle. Zehn Minuten lang zögerte ich das Pressen hinaus, indem ich das schnelle, flache Atmen mit dem Ausblasen auf dem Höhepunkt einsetzte. Meine Hebamme fand das ganz großartig. Ich dachte nicht im geringsten an Pethidene oder Lachgas.

Zweites Baby, wie das erste mit Vorbereitung, 7 Pfund, 300 Gramm:

Wir machten uns 5 Minuten vor 4 Uhr auf den Weg ins Krankenhaus. Ich fragte mich wirklich, ob es nur eine Einbildung sei, da dies auch sehr, sehr sanfte Wehen ohne den plötzlichen Augenblick des fast unkontrollierbaren Pressens waren. Sie hatten die gleiche Gestalt wie die Wehen der Eröffnungsphase, und der Atem war so: kurzer Atemzug, kurzer Atemzug, kurzer Atemzug, ausblasen, ausblasen, ausblasen, ausblasen, ausblasen – AUSBLASEN – sehr langsam und gleichmäßig ausblasen. Und das war das Ende der Wehe. Sie packten mich eilig in einen Rollstuhl und fuhren mich durch den Flur zum Entbindungsraum. Die Geburt verlief immer noch phantastisch sanft. Ich fragte, ob ich pressen durfte – oder vielmehr erklärte ich, warum

ich den Atem ausblies, und die Schwester sagte: »Oh, pressen Sie, wann immer Sie wollen«. Ich sagte, ich wolle nicht gegen einen unvollständig geöffneten Muttermund pressen. Sie kam herüber und fragte, ob mein Mann auch im Kurs gewesen sei, und sie nickte der anderen Hebamme zu, ihn hereinzuholen. »Ihr Baby sitzt schon da und wartet nur darauf, geboren zu werden«.
(Das Baby wurde eine halbe Stunde nach der Ankunft im Krankenhaus geboren).

Erstes Baby:
Ich wollte nicht, daß er mich massierte oder auch nur redete, denn ich brauchte meine ganze Konzentration, aber es war ungeheuer wichtig, ihn dazuhaben. Dann veränderten sich die Wehen – es war mehr ein Gefühl von Aufwallen als ein echter Drang zu pressen.

Erstes Baby, hintere Hinterhauptslage:
Ich hatte langsam das Bedürfnis, auf dem Höhepunkt der Wehen zu pressen. Ich hechelte – hecheln – hecheln – ausblasen – hecheln – hecheln – hecheln – AUSBLASEN – und sie waren leicht zu handhaben ... Mein Mann hielt meine Hand, und wenn sie anfingen, bewegte ich sie leicht, und wir atmeten zusammen, und so konnte ich den Rhythmus halten. Sie waren schwierig, aber es war aufregend, als wir fühlten, daß wir mit ihnen fertigwurden.

Erstes Baby:
Der Preßdrang war schrecklich stark. Ich hatte keine Ahnung, daß er so stark sein könnte – und ohne C., der mich »unter Kontrolle« hielt, hätte ich meinen Atemrhythmus völlig verloren. Er erinnerte mich daran, auszublasen, wenn ich den Drang zu pressen spürte, und rhythmisch zu atmen und geduldig zu sein – was mir schwerfiel. Es war auch nicht einfach, die Beine zu entspannen, und sie waren trotz meiner langen weißen Socken ein bißchen kalt.

Die Austreibungsphase

In der Austreibungsphase kommt das Baby zur Welt. Die Vagina liegt fast im rechten Winkel zur Gebärmutter, und zu Beginn der Austreibungsphase sind Gebärmutter und Vagina zu einem einzigen offenen Geburtskanal geworden. Viele Frauen erleben die Austreibungsphase mit Genuß, und das

271

Vergnügen dabei ist ähnlich wie das schlichte Entzücken, das man bei einem kleinen Kind beim Stuhlgang beobachten kann; es ist eine Erinnerung an einstmals lebhafte infantile Freuden, die oft im Erwachsenenalter unterdrückt wurden und zum Tabu geworden sind – was allein schon eine Bedrohung für die Gemütsruhe der gehemmten Frau darstellt. Wenn der Preßdrang sich durchgesetzt hat, ist der Wunsch mitzuschieben unwiderstehlich. Manche Frauen sind entsetzt über die Intensität des Verlangens zu pressen. »Es ist«, wie eine Mutter danach bemerkte, »ein sehr primitiver Drang. Ich war erstaunt, daß er so heftig war«. Frauen, die nicht hinreichend auf die Leidenschaftlichkeit vorbereitet sind, die sie beim Gebären in sich aufwallen fühlen, versuchen möglicherweise, dieser Erfahrung zu entfliehen. Sie geraten in Panik und winden sich vor Schmerzen und setzen sich gegen den Drang mit aller Kraft zur Wehr.

Aber die Austreibungsphase muß ganz und gar nicht schmerzhaft sein. Sie ist oftmals sogar für unvorbereitete Frauen erfreulich, falls sie koordinierte Muskelanstrengungen genießen können. Wenn die Frau dazu in der Lage ist und nicht durch übereifrige Helfer angetrieben wird, die eher die Rolle von Anfeuerern annehmen, statt geduldigen und ruhigen Beistand zu leisten, gibt es keinen Grund, weshalb die Austreibungsphase nicht etwas Erfreuliches und sehr Befriedigendes für eine Frau sein sollte, die weiß, was sie zu erwarten hat und wie sie ihren Körper einsetzen muß. Lachgas ist für eine gesunde Frau, die vorher auf die Geburt vorbereitet wurde, unnötig und gar nicht wünschenswert; allerdings wird es manchmal von Frauen genommen, die das Gefühl haben, daß sie es für die Übergangsphase zwischen der Eröffnungs- und der Austreibungsphase brauchen, und dann nehmen sie es weiterhin, »aus Gewohnheit«, wie sie danach eingestehen, oder weil sie »eingeschüchtert« sind, also nicht, weil sie Schmerzen haben.

In der Austreibungsphase schiebt sich das Baby, das sich oft schon einige Wochen vor dem Beginn der Geburt in das Becken gesenkt hat, durch die Beckenmitte abwärts; dieses Hinunterschieben und Austreiben vollzieht sich nicht in einer geraden Linie, sondern in einer Kurve, da die Vagina fast im rechten Winkel zur Gebärmutter liegt. Es hilft, wenn die Mutter sich diese Kurve beim Pressen vorstellt.

Die Stellung in der Austreibungsphase, die der Mutter das beste Muskelspiel beim Hinunterpressen des Babys in den Geburtskanal ermöglicht, ist die Rückenlage, in der sie mit drei oder vier Kissen im Rücken so weit hochgestützt ist, daß sie den Durchtritt und die Geburt des Kopfes bequem beobachten kann; der untere Teil der Wirbelsäule liegt dabei flach auf – es ist die entspannte Haltung von Tizians Danae. Da die Kissen wegrutschen können, wenn die Mutter preßt, ist es am besten, wenn ihr Mann an ihrer Seite sitzt und seinen Arm unter ihren Kopf oder ihre Schultern legt, so daß sie sich dagegenlehnen kann, wenn sie preßt. Er kann auf diese Weise nah bei ihr sitzen, sie ermutigen und zwischen den Wehen leise mit ihr sprechen, und sie können der Geburt ihres Babys gemeinsam zuschauen. Das ist ein weitaus besserer Platz für den Ehemann, als wenn er in eine entfernte Ecke abgedrängt wird, wo er sie nicht küssen und ihre Hand halten kann – wie es in einigen Krankenhäusern üblich ist, in denen dem Vater die Anwesenheit bei der Entbindung gestattet wird –, und es hat zudem den Vorteil, daß der Mann der Hebamme nicht im Wege steht.

Viele Hebammen sind es gewöhnt, daß die Mutter in der linken Seitenlage liegt, aber selbst wenn sie diese Lage für die eigentliche Geburt bevorzugen, sind sie oft bereit, der Mutter zu erlauben, daß sie den größten Teil der Austreibungsphase in der Rückenlage mit hochgestütztem Rücken verbringt. Wenn die Frau auf einer harten Matratze liegt, haben sie zumeist keine Einwände dagegen, daß sie diese Lage beibehält.[2]

Falls die Frau nicht die richtige Technik des Pressens erlernen konnte, wird sie mit größter Wahrscheinlichkeit keine Schwie-

---

[2] Es ist sinnvoll, die Stellung für die Austreibungsphase und für die Geburt schon zu Beginn der Schwangerschaft mit der Hebamme oder dem Geburtshelfer zu besprechen, so daß die Mutter in der Stellung üben kann, die sie bei der Geburt einnehmen wird.

rigkeiten damit haben, wenn sie sich in die Hockstellung begibt und in dieser Haltung in paar Wehen lang preßt. In vielen primitiven Gesellschaften bekommen die Frauen ihre Babys in dieser Haltung. Das Becken ist am weitesten geöffnet, wenn die Mutter die Hockstellung einnimmt.

Bis vor kurzem war man allgemein überzeugt, daß dies für die Mutter ein Stadium ungeheuerer Anstrengung und gewaltiger Muskelanspannung sei, und das klassische Bild der Frau in der Austreibungsphase der Geburt war das der von Anstrengung ächzenden und stöhnenden Mutter, das Gesicht von Schweiß überströmt, mit hervortretenden Adern auf der Stirn, die Lippen zusammengepreßt, die Augen glasig und die Haut heiß und gerötet, während ihre Helfer dabeistanden und sie zu noch größeren Anstrengungen antrieben. Man sagte den Frauen, daß sie hart arbeiten müßten, daß dies eine athletische Angelegenheit sei, die Kraft und Ausdauer erfordere, und daß sie nach der Geburt völlig erschöpft seien. Tatsächlich fühlten sich Mütter, die bei einer an sich leichten Geburt bemüht waren, alle nur verfügbaren Energien einzusetzen, danach ganz erledigt; ihre Lippen waren ausgetrocknet, ihre Augen blutunterlaufen; sie fühlten sich schwach und wollten nur alleingelassen werden, um zu schlafen. Dies ist immer noch die Situation in vielen Krankenhäusern und bei manchen Hausgeburten, und es wird ganz routinemäßig erwartet, daß die Frau nach der Geburt schlafen will – was gut vorbereitete Mütter fast immer in Erstaunen versetzt, die das Glück hatten, nicht zur Eile angetrieben worden zu sein, und die sich nach der Geburt frisch und hellwach fühlten.

So eng war der Gedanke von körperlicher Anstrengung mit dem Gebären verbunden, daß noch im ersten Viertel des zwanzigsten Jahrhunderts manche Hebammen und Verwandte die Mutter zum Pressen zu drängen pflegten, lange bevor sie es wollte oder bevor sich der Muttermund eröffnet hatte, wodurch die Querbänder des Muttermundes extrem belastet wurden und oftmals einrissen; gelegentlich führte es zu einem Muttermundödem, das den Kopf des Babys nicht ohne Schwierigkeiten passieren ließ. Die Folge davon waren eine verzögerte Austreibungsphase oder eine Zangengeburt. Rollhandtücher wurden an die Bettpfosten gebunden, damit sie daran zerren konnte, und der ganze Prozeß wurde zu einem entsetzlichen Schauspiel aufreibender Anstrengung. Seitdem wurde allgemein erkannt, daß man der Mutter das Pressen erst dann erlauben darf, wenn ihr Körper dafür bereit ist, das heißt, wenn der Kopf des Babys sichtbar geworden und der Weg für seine Austreibung frei ist; aber selbst heute noch wollen manche Hebammen und Geburtshelfer, daß das Baby so schnell wie möglich geboren wird, sobald die Austreibungsphase begonnen hat, selbst wenn es keinerlei Anzeichen einer Gefahr für das Baby gibt, und sie legen der Mutter nahe, noch fester zu pressen. Wenn die Mutter ganz offensichtlich kein Bedürfnis zum Pressen hat, wird ihr oft gesagt: »Versuchen Sie es ein bißchen, und sehen Sie, was geschieht«.

Die Vorstellung vom Gebären als einer athletischen Leistung – ähnlich der Arbeit beim Rudern – ist in Frankreich noch heute üblich, wo sie unter dem Begriff »Psychoprophylaxe« überlebt hat. Bei diesem System ist es häufig der Fall, daß der Geburtshelfer den Fortschritt der Geburt mit laufenden Kommentaren begleitet, und wenn auch manche Frauen dieses ständige Anfeuern angenehm finden, fühlen sich andere von dem dauernden Wortschwall gestört; da hört man etwa: »Alors! Madame, attention! Poussez! Poussez! ... Poussez ... Poussez ... Poussez ... Encore! Encore! Continuez! Continuez! Très bien. Très bien. Reposez-vous. Respirez bien« und so weiter[3]. Es ist sehr zweifelhaft, ob der Umgang mit der Austreibungsphase in diesem System bereits die ideale Form erreicht hat.[4]

Je besser das Zusammenspiel der Wehen, der willkürlichen

[3] Lamaze hat eine Aufnahme von einer Geburt gemacht, die er selbst leitete. Es ist interessant, diese mit einer Aufnahme einer von Dick-Read geleiteten Geburt zu vergleichen.
[4] Die Filme von Geburten unter der Leitung von Vellay sind wesentlich friedlicher als die Aufnahmen von Lamaze.

Muskeltätigkeit und des Atemrhythmus ist, um so weniger Anstrengung muß die Frau aufbringen, und die Austreibungsphase verläuft entspannt und natürlich. Ganz wichtig ist es immer wieder daran zu denken, daß man auf die Wehen *hören* sollte, um empfänglich und wahrnehmungsfähig für ihre genaue Beschaffenheit zu bleiben und jede Veränderung registrieren zu können. Der Preßdrang variiert von Wehe zu Wehe beträchtlich. Man preßt genau dann und so lange und so stark, wie jede einzelne Wehe es verlangt. Es hat ein wenig Ähnlichkeit mit der Reaktion eines Orchesters auf den Stab des Dirigenten. Die kontrahierende Gebärmutter ist der Dirigent.

Die Untersuchungen von Constance Benyon[5] weisen darauf hin, daß Babys leichter und seltener mit Zange oder Dammschnitt entbunden werden, wenn die Mutter sparsam mit ihren Muskelkräften umgeht und wenn man ihr erlaubt, ihrem eigenen Bedürfnis zu folgen – wenn das Pressen nicht von ihren Helfern dirigiert wird und man sie in keiner Weise zur Eile drängt. Constance Benyon begann mit ihren Untersuchungen, nachdem sie bemerkt hatte, daß Frauen mit Herzfehlern, die bei der Geburt keinen übermäßigen Belastungen ausgesetzt werden durften, ihre Babys genau so leicht wie gesunde Patientinnen bekamen, und sie entdeckte, daß um so weniger Kraftaufwand zur Austreibung nötig war, je besser die Muskelkoordination verlief, da dann der Widerstand des Beckenbodens am geringsten war. Nur dann war Pressen nötig, wenn der Drang dazu unwiderstehlich wurde, und auch dann nur das unbedingte Minimum.

Die Frau, die gelernt hat, mit Hilfe der Anspannung des Zwerchfells zu pressen, muß daran denken, daß sich das, was sie beim Üben bewußt, willentlich und beherrscht tat, bei der Geburt ganz natürlich ergibt. Der Grund, weshalb man es zuvor lernt, ist der, daß es bei der Geburt eines äußerst genauen Zusammenspiels von Muskeltätigkeit und Wehen bedarf. Die

[5] Constance L. Benyon, »The Normal Second Stage of Labour«, *Journal of Obstetrics and Gynaecology of the British Empire,* Bd. LXIV, Nr. 6, Dezember 1957.

Frau wird mit größerer Wahrscheinlichkeit das volle Vertrauen zu sich selbst und ihrem Körper haben, wenn sie weiß, was vor sich geht, und nicht von Anweisungen abhängig ist, die von außen kommen, sondern wenn sie ihre körperlichen Erfahrungen selbst interpretieren kann und ohne Zweifel oder Zögern weiß, wie sie sofort auf sie reagieren muß. Zudem wird sie, wenn sie vorher schon etwas über die Art der Muskeltätigkeit gelernt hat, die in der Austreibungsphase der Geburt erforderlich ist, jene Muskeln nicht anspannen, die beim Prozeß der Austreibung nicht beteiligt sind. Sie lernt, wie sie ihre Schultern nach vorn gerundet läßt, wie ihr Kinn zur Brust hin gebeugt bleibt (sie vergißt es häufig, und ihr Mann sollte es in diesem Fall wieder für sie herunterbeugen), wie sie ihren Kiefer entspannt, ihre Arme und Hände locker läßt und vor allem die Muskeln des Beckenbodens entspannt, wenn sie den unteren Teil der Wirbelsäule beim Pressen flach gegen das Bett drückt; dabei sollte sie ihren Rücken eher abrunden als nach innen biegen, so daß das Becken automatisch nach vorn kippt. Nach jeder Wehe entspannt sie sich völlig.

Die Frau, die vorher gar nicht oder unzureichend vorbereitet wurde, reckt oft ihr Kinn nach oben, spannt ihren Nacken und ihre Schultern und ballt die Fäuste, und manchmal macht sie auch ein Hohlkreuz und spannt die Muskeln des Geburtsausgangs an. Wenn sie sich angestrengt bemüht, nach unten zu pressen, ächzt sie, so heftig ist die Spannung in ihrer Kehle. Sie verschwendet nicht nur kostbare Energie, sondern schafft tatsächlich auch ein Hindernis für die Geburt des Babys, indem sie den Beckenboden anspannt und das damit verbundene Gewebe, das die Wände der Vagina festhält, übermäßig belastet.

Wenn eine Frau am Ende ihrer Kräfte und schon ganz verzweifelt ist und ohne Erfolg preßt, sollte sie einfach den *Versuch* zu pressen aufgeben und zulassen, daß sie mit der Schmetterlingsatmung auf den Wehen reitet, und häufig kommt dann der Drang, das Baby hinauszuschieben, von selbst und kraftvoll, und nach kurzer Zeit kann sie das Pressen gar nicht mehr verhindern. Sie erkennt dann, was ihr Körper von ihr verlangt, und wird die übrigen Wehen mit neuer Energie und Tatkraft in Angriff nehmen.

Wenn eine Frau weiß, was sie zu tun hat, sammelt sie sich für jede Wehe, indem sie einen oder zwei tiefe Atemzüge nimmt, sobald sie beginnt. Wenn sie die Art der Wehe und der Empfindungen, die sie auslöst, erkannt hat, geht sie sofort zur leichten Atmung über. Nähert sie sich dem Höhepunkt, so weiß sie genau, ob sie mit dieser Wehe pressen muß oder nicht, oder ob sie vielleicht nur ganz sanft mitschieben soll. Wenn es eine starke Wehe ist, wird sie feststellen, daß sie ihren Atem unwillkürlich anhält, daß ihre Rippen und das Zwerchfell sich nicht mehr bewegen, wie sie es in den Kursen geübt hat, und daß sie mit dem Zwerchfell auf die Gebärmutter hinunter-drückt und die Bauchmuskeln entspannt. Dieser Druck kommt ausschließlich von oben, und weiter unten ist nicht die geringste Spannung. Die Atmung ist in der Abbildung auf Seite 170 dargestellt.

Einige Berichte über die Austreibungsphase

Erstes Baby:

Diese Phase . . . war überhaupt nicht schmerzhaft, selbst dann nicht, als der Kopf durchtrat. Mein Mann saß am Kopfende des Bettes, und er hatte die Arme um mich gelegt, um mich zu stützen. Ich fühlte mich sehr behaglich und war nicht im geringsten müde. Und ich hatte überhaupt keine Schmerzen. Ich konnte den Kopf des Babys hinter dem Enddarm spüren, als sei es ein sehr harter Klumpen. Zwischen den Wehen war ich so entspannt, daß ich nicht antworten konnte, wenn jemand mit mir sprach. Ich wußte, daß ich die Wehen gut handhabe, und die Hebammen äußerten sich darüber und bemerk-ten, wie gut entspannt ich war.

Erstes Baby:

Ich begann die Geburt wirklich zu genießen. Es war eine wunderbare Sache, daß ich mich in der Lage fühlte, die Kraft der Wehen zu benützen, um das Baby herauszubekommen. Ich glaube, ich habe noch nie mit solch einem Gefühl der Kraft und der Gewißheit des Erfolgs gearbeitet... Eine überaus befriedigende und lohnende Erfahrung.

Erstes Baby:
Es war die herrlichste Arbeit, aber sie war sehr hart. Mein Mann konnte bald den Kopf sehen. (Die Schwestern meinten, sie brauche Lachgas, und stülpten ihr die Maske über das Gesicht), aber ich stieß sie weg und sagte: »Nein, danke, ich habe keine Schmerzen. Ich brauche das nicht«. Ich glaube nicht, daß ich mit dem Lachgas solch ein großes Vergnügen an der Geburt gehabt hätte.

Zweites Baby, nach einer sehr schmerzhaften ersten Geburt:
Die Austreibungsphase war leicht. Zwei großartige Preßwehen – keinerlei verschwendete Energie.

Erstes Baby:
Ich kann ehrlich sagen, daß ich keine echten Schmerzen hatte, nur leichte Rückenschmerzen.

Erstes Baby, beim Beginn der Austreibungsphase:
Oh, ist das nicht phantastisch aufregend?

Drittes Baby:
Ich dachte, daß ich spüren konnte, wie sich die Fruchtblase in den Geburtskanal drängte, und zugleich hatte ich das heftige Bedürfnis zu pressen. Die Hebamme öffnete die Fruchtblase, während der Kopf auf den Enddarm drückte, und sie bat mich zu hecheln. Das schnelle, flache Atmen stellte sich mit Leichtigkeit ein. Beim nächsten Pressen kam der Kopf des Babys heraus.

Erstes Baby, (eine Risikogeburt, bei der alles für einen Kaiserschnitt bereit war, falls er nötig werden sollte. Doch die Mutter brachte das Kind ohne Schwierigkeiten zur Welt):
Es war wundervoll, es war solch ein schöner Rhythmus. G. (ihr Mann) sagte bei jeder Wehe: »Atme ein, atme aus, atme ein, halte die Rippen und das Zwerchfell ruhig, und presse«, und zwischen den Wehen wusch er mein Gesicht mit kaltem Wasser. Er hatte den Arm hinter meinem Kopf und drückte ihn bei jeder Wehe nach vorn. Ich bekam Lachgas, und das war eine große Hilfe. Bei jeder Wehe preßte ich viermal.

Erstes Baby:

Was für ein herrliches Gefühl, endlich pressen zu können! Bei einer Wehe inhalierte ich entweder nicht genug Lachgas, oder ich preßte fester, als die Wehe es verlangte, und war deshalb sehr benommen. Zwischen den Wehen erfrischte es mich ungeheuer, wenn mein Gesicht und meine Lippen befeuchtet wurden und ich einen Schluck Wasser trank – das war sehr belebend. Fünf oder sechs Wehen kamen. Sie waren unterschiedlich lang und kamen in unregelmäßigen Abständen. Die Stärke der Wehen variierte ebenfalls; manche erforderten schrecklichen Kraftaufwand beim Pressen; bei anderen genügte eine mäßige Anstrengung. Bei einigen Wehen preßte ich drei- oder viermal, bei anderen nur ein- oder zweimal.

Kommentar eines Vaters:

Ich konnte sehen, wie der Scheitel des Babys erschien. Er sah aus wie eine Ölpfütze.

Zweites Baby:

Ich fand es so herrlich, sie zu bekommen. Ich kann es kaum erwarten, noch ein Baby zu bekommen (mein Mann sagt, ich werde sie bis zu den Wechseljahren produzieren!) Ich empfand die Austreibung diesmal als viel leichter, da ich wußte, wie ich pressen mußte. Ich war nicht im geringsten müde, als es zu Ende war, sondern nur sehr glücklich und entspannt.

Erstes Baby:

Alles lief so natürlich und perfekt, daß ich über mich selbst erstaunt war.

Zweites Baby:

Schmerzen hatte ich schon, ja, aber ohne die Angst und Spannung, die normalerweise körperliche Schmerzen begleiten. Ich glaube, mein Mann empfand das auch so. Er sagte, es sei eine wundervolle Erfahrung gewesen. Wir erlebten gemeinsam etwas sehr Wirkliches und Ursprüngliches. Ich glaube, die Schwestern dachten, ich sei wohl verrückt geworden, weil ich dauernd zu P. sagte, daß ich ihn liebe, und wollte, daß er mich zwischen den Preßwehen küßte . . .

Erstes Baby, nach einer sehr langwierigen Geburt, während der das Baby die Lage verändert hatte. Mit Lachgas:

Obwohl ich immer noch alles spüren konnte, machte es mich sehr entspannt und glücklich, und gleichzeitig war es eine große moralische Unterstützung für mich ... Ich wurde von einer einfach riesenhaften Wehe aufgeschreckt, und dann war ich wesentlich wacher. Sehr bald danach begann ich plötzlich zu pressen, ganz unwillkürlich, genau am Ende einer Wehe. Von da an ging alles einfach prächtig. Ich spürte, daß das Pressen sehr erfolgreich war und daß es dabei keine unangemessene Spannung und keine Schmerzen gab. Zuerst geriet ich mit dem Atmen ein wenig durcheinander, aber bald fand ich meinen Rhythmus und preßte dann zwei- oder dreimal bei jeder Wehe.

Erstes Baby, hintere Hinterhauptslage:

Ich wurde plötzlich hellwach, und die nächsten fünfundvierzig Minuten waren voller harter Arbeit und Aufregung. Zwei junge Medizinstudenten kamen herein. Plötzlich wurde mir klar, daß die Hebamme ihnen in aller Ausführlichkeit erklärte, was geschah – was sie mir zuliebe nie getan hätte! Die Zeit verging wie im Flug und es schien, daß ich mit jedem Pressen gewaltige Fortschritte machte.

Erstes Baby:

Die Austreibungsphase begann zunächst mit einigem Hin und Her, aber dann durfte ich pressen, wenn ich mich danach fühlte, und dann war es unendlich viel besser.

Erstes Baby:

Das Gefühl, wenn der Kopf gegen den Damm drückt, ist seltsam; er war wie ein Ball, der durch eine zu kleine Öffnung hindurch soll und jedesmal zurückschnellte, und dann versucht man es noch einmal und noch einmal, und jedesmal rückt er ein bißchen weiter. Es war nicht schmerzhaft; gewiß war es unangenehm, aber auch nicht mehr. Man konnte es mit einer Welle vergleichen, die an der Meeresküste hochzüngelt und jedesmal ein bißchen weiter hinaufreicht.

Erstes Baby, 8 Pfund, 200 Gramm:

Es war Zeit zum Pressen. Ich muß sagen, daß das für mich schwere Arbeit war, und ich fand es recht angenehm, daß ich mich an meinen Mann anlehnen konnte. Wir hatten den Garderobenspiegel und eine Lampe aufgebaut, so daß ich jeden Zentimeter des Geburtsausgangs sehr genau sehen konnte.

Wir dachten, daß der Kopf des Babys sichtbar würde, aber Dr. L. erklärte, das sei die Fruchtblase, die noch intakt war. Darin sahen wir die Haare des Babys schwimmen. Die Preßbewegungen waren eigenartig angenehm, obwohl ich mich erinnere, daß ich ziemlich ängstlich zum Arzt sagte: »Ich hoffe, daß ich nicht reiße«, aber er beruhigte mich ganz und gar. Mein Mann half mir außerordentlich, indem er darauf achtete, daß ich in dieser sehr aufregenden Phase richtig atmete.

(Sie hatte keinen Riß.)

Kommentar eines anderen Vaters:

Ich konnte den Kopf des Babys herauskommen sehen, feucht und faltig – wie eine große Meeresschnecke.

Zweites Baby, hintere Hinterhauptslage, spontane Geburt:

Die Hebammen fragten mich von Zeit zu Zeit, ob ich das Bedürfnis zu pressen hätte, aber ohne mich zu drängen, wenn ich nein sagte. Als der Drang dann *kam,* war ich überrascht von der Stärke der unwillkürlichen Muskeltätigkeit wie auch der willentlichen Anstrengung, die man mit hineinlegt. Ganz eindeutig bestimmte die Gebärmutter das Tempo, und es schien ganz natürlich, meine Bemühungen dem anzupassen, was die Gebärmutter gerade tat. Ich hatte bei jeder Wehe ziemlich heftige Rückenschmerzen, aber es war eine riesige Hilfe, selbst aktiv zur Geburt beitragen zu können.

Zweites Baby:

In der Austreibungsphase war ich einmal kurz weggetreten. Aber sonst genoß ich jeden Augenblick der halben Stunde und fand das Pressen weniger ermüdend und anstrengend als ich erwartet hatte und *bei weitem* angenehmer, als einen Berg hinaufzuklettern. Jede Wehe schien den benötigten Kraftaufwand zu diktieren, und ich überließ es einfach meinem Körper, die Arbeit zu tun – es bedurfte dazu keiner geistigen Energie. Mein Mann hielt einen Spiegel hoch, damit ich das erste Erscheinen des Kopfes meines Babys sehen konnte.

Wehen der Austreibungsphase werden mit einem tiefen Atemzug empfangen, dem ein leichtes, schnelles Atmen folgt. Das leichte Atmen wird auch eingesetzt, wenn die Hebamme der Mutter empfiehlt, die »Wehen wegzublasen«; statt des Pressens erfolgt dabei ein scharfes Ausblasen des Atems. Auf diese Weise kann ein zu schnelles Passieren des Geburtskanals vermieden und die Geburt des kindlichen Kopfes verlangsamt werden. (Babys können auch zu schnell, nicht nur zu langsam geboren werden). Ich glaube, daß das gewaltsame »hiev-ho«-Atmen, das oft gelehrt wird, im allgemeinen nur »Schall und Wahn, nichts von Bedeutung« ist. Manche Babys fallen geradezu heraus, und es ist eine Lust für die Mutter und die Hebamme, sie sanft und langsam kommen zu lassen. Das sollte eher durch die Kontrolle des Preßdrangs geschehen als durch das Zurückhalten des kindlichen Kopfes, was niemals gut ist. Mehrgebärende, die bereits drei oder vier Babys geboren haben – zumal, wenn sie kurz nacheinander kamen und noch ziemlich klein sind – *können* diese Art von Geburt erleben. (Andererseits können sie von zu viel Hausarbeit, unterbrochenen Nächten und dem konstanten Druck der Familie erschöpft sein – und auch die Gebärmutter selbst ist vielleicht erschöpft und träge – und haben eine langwierige Geburt. Man kann niemals im voraus sagen, wie eine Geburt sein wird). Ihr Beckenboden kann sehr gelockert sein, und das heißt nicht nur, daß das Baby leicht hindurchschlüpft, sondern auch, daß die Muskeln selbst sehr sanft behandelt werden sollten. In diesem Fall ist es sinnvoll, wenn die Frau darauf vorbereitet ist, in der Austreibungsphase der Geburt die Schmetterlingsatmung statt die tiefe Atmung einzusetzen und nur am Ende der Wehen tief zu atmen.

Man muß betonen, daß eine überstürzte Austreibungsphase für die Mutter und für das Kind schlecht sein kann, wenn sie deshalb schnell verläuft, weil die Mutter das Baby zu heftig ausstößt. Wenn sie jedoch schnell vor sich geht, weil die Mutter entspannt ist und das Baby kommen läßt, ist das eine ganz andere Sache.

Manchmal kann man sehen, wie der Damm hart und glänzend wird, wenn der Kopf des Babys den Beckenboden ausdehnt. Unter diesen Umständen ist es mehr denn je notwendig, den Prozeß zu verlangsamen, so daß der Beckenboden Zeit hat, sich nach und nach zu dehnen, und das Passieren des kindlichen Kopfes ohne Riß oder die Notwendigkeit eines Dammschnitts ermöglicht, falls letzterer nicht um des Kindes willen nötig ist, damit es schnell geboren wird. Gelegentlich sind die Wehen selbst so stark, daß man nur wenig tun kann, aber die Mutter sollte nur dann pressen, *wenn der Drang dazu unwiderstehlich ist.* Sie sollte sich darum bemühen, ganz mit Pressen aufzuhören, und *sie sollte bei den folgenden Wehen leicht hecheln und auf ihrem Höhepunkt den Atem ausblasen,* um den Preßdrang unter Kontrolle zu halten, bis der Damm nicht mehr straff gespannt ist. Auf diese Weise wird sich der Geburtsausgang wahrscheinlich so weit öffnen, daß die Geburt des kindlichen Kopfes ohne Riß möglich ist.

Da Kreuzbein und Steißbein durch den Druck des Kopfes, der sich durch den Beckenboden drängt, nach oben und hinten gedrückt werden, hat die Frau möglicherweise zeitweilig Kreuzschmerzen und versucht vergeblich, ihre Stellung zu verändern, damit sie bequemer wird.

Aber sie sollte froh darüber sein, denn diese Schmerzen sind ein Zeichen dafür, daß sich der Kopf des Babys bereits tiefer unten befindet. Bei hinteren Hinterhauptslagen sind die Rückenschmerzen im allgemeinen wesentlich schlimmer. Sie spürt vielleicht den Stoß, mit dem der Kopf bei jeder Wehe tiefer rückt, und das Zurückweichen beim Abflauen der Wehe. Das ist unangenehm, so, als liege sie auf einer gesprungenen Feder in der Matratze oder auf einem Leintuchknäuel, aber es ist nicht schmerzhaft.

Die Mutter spürt den Druck des kindlichen Kopfes gegen den Enddarm, wenn er noch tiefer rückt und den tiefsten Punkt der Kurve auf seiner Reise erreicht. Er fühlt sich wie eine Grapefruit an – und hat auch tatsächlich eine vergleichbare Konsistenz, da die Knochen des Schädels einander an den Fontanellen leicht überlappen, um den Weg in die Welt zu erleichtern. Die Form des kindlichen Kopfes unmittelbar nach der Geburt rührt von mehreren Faktoren her, die darauf eingewirkt haben: vom Druck, den der Geburtskanal ausgeübt hat, von der Eigenart und dem Ausmaß des Drucks der Wehen und von dem Kraftaufwand der Mutter in der Austreibungsphase.

Wenn die Frau in der Austreibungsphase heftig preßt, weil sie das Gefühl hat, daß man dies von ihr *erwartet,* und nicht, weil die Wehen es verlangen, oder weil sie sich einer Atmosphäre der Hast oder des Drängens ausgesetzt fühlt, oder auch weil sie gegen einen noch unzureichend geöffneten Damm preßt, wird sie ein Gefühl außerordentlichen Unbehagens haben. Das kann natürlich im Falle, daß die Damm-Muskulatur einer Frau hart ist und Widerstand leistet, nicht vermieden werden, und vor allem nicht bei Frauen über dreißig, die ihr erstes Kind bekommen, oder dann, wenn die Mutter ein ungewöhnlich großes Baby gebiert.

Obwohl diese wenigen Augenblicke meist schnell nach der Geburt des Babys vergessen werden, sind sie nicht angenehm, und viele Frauen haben das Gefühl, daß in diesem Stadium ihre Selbstkontrolle am meisten gefährdet war. Sie fühlten sich, als ob sie »gleich platzen« würden und beschrieben die Empfindung als »absurd«. Wenn die Austreibungsphase jedoch sanft und rhythmisch verläuft, gibt es dabei keine Empfindungen, die man hinterher vergessen möchte.

Sobald der Kopf des Babys durchzutreten beginnt, muß die Mutter bereit sein, mit Pressen aufzuhören, selbst dann, wenn sie noch möchte. Dann wird der Kopf sanfter geboren. Vielleicht spürt sie es, oder kann, wenn sie zuschaut, selbst sehen, wenn das geschieht, und hört dann auf. Wenn ihr noch nicht bewußt geworden ist, daß die Geburt unmittelbar bevorsteht – wenn sie zu sehr mit Pressen beschäftigt ist oder aus einem anderen Grund nicht hinschauen möchte – muß sie bereit sein, augenblicklich aufzuhören, sobald der Geburtshelfer oder die Hebamme es ihr sagen. Sie kann dann hinunterschauen und sehen, wie ihr Baby erscheint. Das wird sie so glücklich machen, daß es ihr dann nicht schwerfallen wird, sich zu entspannen.

Die Geburt

Die Morgensterne sangen im Chor, und
alle Söhne Gottes jauchzten vor Freude.
Das Buch Hiob

Man glaubt im allgemeinen, das Durchtreten des Kopfes sei
einer der schmerzhaftesten Augenblicke der Geburt, und viele
unvorbereitete Frauen sehen ihm mit Furcht entgegen. In
manchen Fällen tritt der Kopf nicht langsam durch. Wenn die
Mutter heftig und ohne Sensibilität preßt und die Hinweise der
Gebärmutter ignoriert, und wenn sie versäumt, auf das
gemächliche Zurückgleiten des Damms zu warten, ist es
möglich, daß der Kopf stattdessen ruckartig herausstößt wie ein
Korken aus einer Sektflasche. Dann reißt der Damm auf und
muß genäht werden. Bei der idealen Geburt verlaufen das
Durchtreten des Kopfes, seine Geburt und die darauffolgende
Geburt des Körpers langsam und sanft.

Die Frau fühlt, wie sie sich nach und nach öffnet, gleich einer
Knospe, die sich zur vollen Blüte entfaltet – eine eigenartige
Erfahrung, die für eine unvorbereitete Frau nahezu beängstigend sein kann. Diese Empfindung wird vielleicht vom Gefühl
eines warmen Prickelns oder Brennens begleitet, wenn der
Kopf den Damm vorzuwölben beginnt. Das Gefühl ist sehr
heftig, und manche Frauen finden es unerträglich; es ist für sie
einfach »schockierend«. Die Erfahrung ist so intensiv, daß sie
nicht wissen, ob es Lust ist oder Schmerz, ob sie es begrüßen
oder davor zurückschrecken sollen. Für manche ist es fast so,
als würde ihnen Gewalt angetan, und hier wird die Verbindung
zwischen der sexuellen Grundeinstellung der Frau und ihrer
Fähigkeit, ihre körperlichen Erfahrungen und die Aktivität
ihres Körpers beim Gebären zu akzeptieren, sichtbar – vor
allem in diesem Augenblick unmittelbar vor der eigentlichen
Geburt. Die (körperlich und *emotional*) gut auf die Erfahrung
der Geburt vorbereitete Frau begrüßt diese Empfindung, mit
der sich die Geburt des Babys ankündigt, voller Entzücken.

Da der Kopf der größte Teil des Babys ist, ist die Vulva soweit wie irgend möglich gedehnt und bleibt oft einige Minuten lang so, bis eine, zwei oder drei Wehen den ganzen Körper herausgepreßt haben. Wenn die Vulva sich nicht auf natürliche Weise dehnt, macht der Geburtshelfer einen schnellen Schnitt während einer Wehe. Dann kann der Kopf des Kindes leicht herausschlüpfen, ohne die Mutter zu verletzen, und es bleibt nur ein kleiner gerader Schnitt – anstatt eines unregelmäßig gezackten Risses –, der später ohne Schwierigkeiten genäht werden kann. Es gibt keinen Grund, weshalb ein Dammschnitt die Freude am Gebären beeinträchtigen sollte, und keine Mutter muß sich deswegen Sorgen machen. Obwohl er idealerweise nicht nötig sein sollte, ist er unter den Umständen des modernen Lebens oftmals um der zukünftigen Gesundheit des mütterlichen Beckenbodens willen unzweifelhaft wünschenswert. Mit unserer Vorbereitungsmethode kann die Mutter jedoch alles nur Mögliche tun, um es dem Geburtsausgang zu ermöglichen, sich natürlich und leicht zu öffnen, und ich kenne Mütter, die ihr erstes Kind, das mehr als acht und neun Pfund wog, ohne jede Verletzung des Damms zur Welt brachten.

Der Geburtshelfer kann eine Spritze geben, um den Scheidenausgang zu betäuben, und einige geben der Mutter eine Vollnarkose, wenn das Baby austritt, was aber in diesem Land[6] nicht oft gemacht wird. Man gibt häufig eine Lokalanästhesie – ähnlich derjenigen, die der Zahnarzt gibt, wenn er bohrt –, bevor der Dammschnitt gemacht wird, obwohl die meisten Mütter, die einen Dammschnitt brauchen, wegen des Drucks, den der Kopf des Babys ausübt, in diesem Bereich bereits empfindungslos sind.

Für die bewußt wahrnehmende Frau, die sich aktiv an der Geburt beteiligt, ist der Augenblick, in dem der Kopf durchtritt, zutiefst erfreulich und sehr erregend.[7] Der Damm kann

[6] Gemeint ist England.
[7] Wie viele andere, die Geburtsvorbereitung lehren, pflegte ich den Müttern zu sagen, daß sie ein Gefühl des »Platzens und Brennens« haben würden, bis eine Mutter, die kurz zuvor entbunden hatte, mir schrieb, daß sie überhaupt nichts

wegen des Drucks, den der Kopf ausübt, hochgradig sensibilisiert sein, und die Empfindung ist nicht die des Schmerzes, sondern eines extremen Druckes. Ist der Kopf des Babys groß und der Druck heftig, so spürt die Mutter häufig nichts außer einem »Wölben«, da der Damm des starken Drucks wegen völlig unempfindlich ist. Bei kleineren Babys, die mehr Platz haben, spürt die Mutter oftmals mehr und ist in der Lage, jeden einzelnen Teil ihres Babys genau wahrzunehmen, wenn es sich aus dem Geburtskanal herausarbeitet. Das Durchtreten des Kopfes stellt sich viel schneller ein, als man erwartet; entweder tritt er mit einer Wehe in Erscheinung oder dann, wenn die Mutter gebeten wird, *zwischen* den Wehen zu pressen. Und wenn sie die Rundung des Kopfes ihres Babys und die feuchten, dunklen Haare sieht, vergißt sie sich plötzlich völlig und ist nur noch auf das Baby konzentriert. Der Kopf des Babys sieht erstaunlich groß aus, und wenn sie nichts über den Mechanismus des Gebärens wüßte, würde sie sich wahrscheinlich fragen, wie er da herauskommen solle. Er dreht sich stetig, so daß er mit dem kleinsten Durchmesser austritt und leicht herausgleiten kann. Dieser Teil der Geburt soll nicht überstürzt verlaufen, und sie muß bewußt die Kontrolle aufrechterhalten, um geduldig zu bleiben und dem Baby zu erlauben, allein durch die Wehen geboren zu werden, ohne daß sie es erzwingt. Sobald der Kopf sichtbar geworden ist, kann die Mutter die Hebamme fragen: »Was soll ich bei der nächsten Wehe tun?« Wenn die Hebamme wünscht, daß sie preßt oder sanft drückt, wird sie es ihr gewiß sagen. Im anderen Fall kann sie sicher sein, daß sie *nicht* pressen soll.

Die Mutter sollte hoch in der Brust leicht hecheln und »das Baby ausatmen«, aber wenn sie die Geburt selbst beobachtet,

Derartiges gespürt habe und daß es sehr erfreulich gewesen sei. Danach beschrieb ich die Empfindung des Vorwölbens ohne irgendeinen Hinweis darauf, daß das Durchtreten des Kopfes selbst nicht genußvoll sein könnte, und seit damals habe ich festgestellt, daß wenige Mütter sich darüber beklagten. Tatsächlich gibt es in fast keinem Fall einen Grund, weshalb es nicht ein erregender und sehr beglückender Abschnitt der Geburt sein sollte.

ist sie vielleicht so sehr davon in Anspruch genommen, daß sie das nicht länger als ein paar Sekunden lang zu tun braucht. Ich erinnere mich, daß viele Mütter, die ich vorbereitet habe, sich dabei ertappten, daß sie in diesem Augenblick mit dem Baby oder mit ihrem Mann sprachen. Die Mutter, die ganz flach auf dem Rücken liegt oder in der Seitenlage nicht genügend nach vorn gebeugt ist und darum die eigentliche Geburt nur teilweise wahrnimmt, mag es als sehr schwierig empfinden, zu diesem Zeitpunkt die Kontrolle aufrechtzuerhalten. Um nicht zu pressen, sollte sie sich auf die leichte Hechelatmung konzentrieren, wie sie es gelernt hat. Wenn sie auch dann noch während der Wehen einen fast unwiderstehlichen Preßdrang spürt, muß sie den Atem kräftig ausblasen, sobald die Empfindung sehr heftig wird. Sie wird feststellen, daß sie sich beherrschen *kann* und daß es ihr möglich ist, die Geburt sanft und ohne Forcieren vor sich gehen zu lassen.

Dagegen kann die Mutter, wenn sie in einem Winkel von 40 bis 60 Grad hochgestützt ist, oder auch, wenn sie auf der Seite liegend gut nach vorn abgewinkelt ist, (obgleich das in dieser Lage schwieriger ist), genau *sehen,* inwieweit sie den Weg freigeben kann, und wenn der Geburtsausgang nicht künstlich anästhesiert ist, kann sie den Augenblick *spüren,* in dem der Kopf des Babys sanft freigegeben werden muß. Dies ist um so eher der Fall, wenn die Hebamme den Damm nicht massiert oder führt, wie es bei manchen üblich ist (wobei die Mutter darum bitten kann, daß sie aufhört, wenn es störend ist). Dies sind auch sehr wichtige Minuten für die Hebamme, die eine perfekte Geburt haben möchte. Es ist verständlich, daß manchmal eine junge und nicht sehr erfahrene Hebamme aufgeregt wird oder in ihrer Stimme ein Hauch von Panik mitschwingt; aber die Eltern sollten sich dadurch nicht in Verwirrung bringen lassen. Die Hebamme braucht den Kopf des Kindes kaum zu berühren, wenn sie es mit einer sanften, kontrollierten Geburt dieser Art zu tun hat.

Während dieser ganzen Zeit ist es wichtig, die Muskeln des Geburtsausgangs gut entspannt zu lassen. Sie sollten sich weich und locker wie eine Hängematte anfühlen. Und die Mutter sollte sie aktiv entspannen, so daß sie das Gefühl hat, daß sie dem Kopf ihres Babys hilft, sich hindurchzuschieben. Denken Sie daran, daß genau das die Funktion des Geburtskanals ist – das Baby hindurchzulassen. Eben für diesen Zweck ist dieser Teil des Körpers geschaffen, und die Anlagen, die eine Frau dafür mitbringt, genügen völlig: deshalb sollte sie sich entspannen und ihren Körper seine Arbeit verrichten lassen.

Die Frau hat das Gefühl, als ob ihr ganzer Körper für ihr Kind zu einem Torweg in die Welt geworden sei. Der Kopf beginnt hinauszugleiten. Vielleicht bittet man sie, sanft *zwischen* den Wehen zu drücken, um so bei diesem Vorgang mitzuhelfen. Die Tore schwingen auf und öffnen sich weit. Dies ist der Augenblick des Triumphes und der Ekstase. Das Baby gleitet nach unten. Der Kopf ist bis zum Kinn geboren. Er sieht ganz blau aus, fast violett. Das Kind hat seinen ersten großen Atemzug noch nicht getan. Wenn die Nabelschnur, wie es manchmal geschieht, um den Hals geschlungen ist, lockert die Hebamme sie mit dem Finger oder klammert und durchtrennt sie sofort. Zuerst wird die vordere Schulter geboren, und dann kommt die andere nach. Die warmen, feuchten Arme des Babys liegen auf den Schenkeln der Mutter, und dann gleitet der ganze weiche, sich windende Körper heraus. Aber noch bevor der Körper geboren ist, kann der Brustkorb zu zittern beginnen, schwillt dann an, und das Kind öffnet weit seinen Mund und schreit – ein hoher, klagender Schrei. Er wird plötzlich rot und die Mutter seufzt vor Freude darüber – über seinen ersten Gruß, seine erste Reaktion darauf, daß er aus der warmen, schwingenden Behaglichkeit ihres Körpers ins Leben hinausgestoßen wurde. Sie möchte ihn augenblicklich in die Arme nehmen, um ihn festzuhalten und zu trösten. Die Beine des Babys gleiten heraus, und sein Geschrei wird immer lauter, und alle Muskeln seines kleinen Körpers scheinen sich zusammenzuziehen vor Protest und Entrüstung darüber, daß er geboren wurde. Seine Mutter lacht; er sieht so geplagt, so hilflos aus, sein Zorn ist so vergeblich, und sie möchte ihn vor

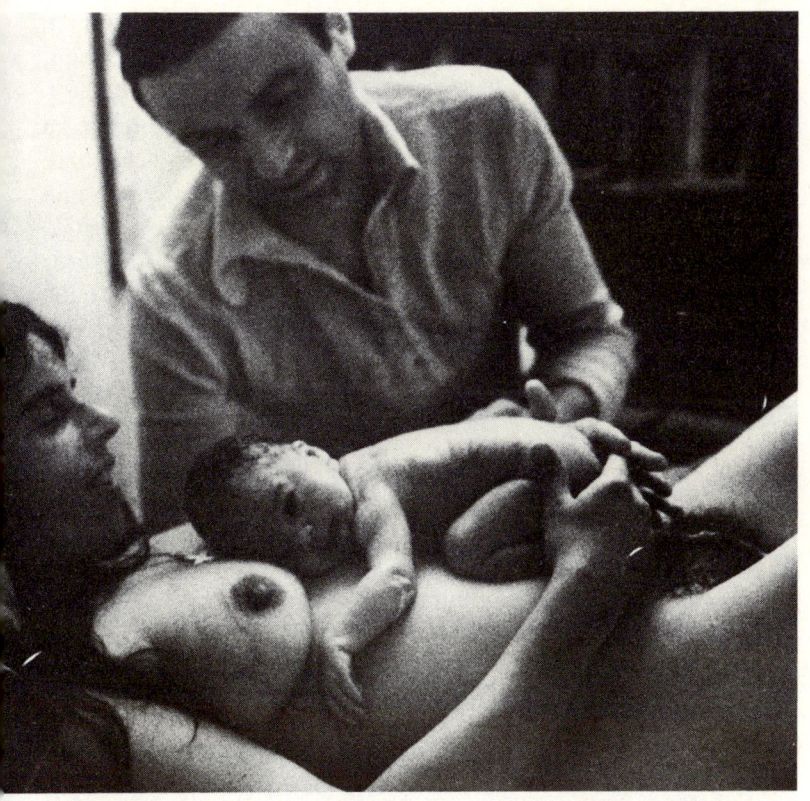

Ein anderes Paar: Gleich nach der Geburt wird das Baby der Mutter auf den Bauch gelegt – noch pulsiert die Nabelschnur. So lernen Mutter und Kind einander »kennen« – auch für den Vater ein wichtiges Erlebnis.

sich selbst und vor seinen eigenen gewalttätigen Emotionen beschützen. Ob es ein Junge ist oder ein Mädchen – sie erkennt, daß dieses genau das Kind ist, das sie sich gewünscht hat.

Die Hebamme wartet, bis die Nabelschnur aufgehört hat zu pulsieren, so daß das Kind noch so viel Blut wie möglich erhält. Die Finger ihrer linken Hand liegen auf der Nabelschnur, und ihre rechte Hand ergreift die Schere, mit der sie diese gallertige, spiralig gedrehte Masse durchschneidet; manchmal sind sogar lose Knoten in der Nabelschnur, die einen Beweis für die Aktivität liefern, welche die Mutter innerhalb der Gebärmutter gespürt hat, für das Puffen und Treten, das Drehen und Purzelbäumeschlagen, als es in ihrem Körper schwamm wie ein Fisch im Meer.

Die Nabelschnur wird an zwei Stellen abgebunden oder abgeklemmt und in etwa zehn Zentimeter Entfernung vom Baby zwischen den zwei Klemmstellen durchschnitten. Manchmal erlaubt die Hebamme dem Vater, dies zu tun. Jetzt ist das Kind ein eigenes Individuum.

Das Aussehen des Babys

Das Baby ist wahrscheinlich mit einer weißen, cremigen Substanz, der Käseschmiere (Vernix), bedeckt, die seine zarte Haut in der Gebärmutter geschützt hat. Diese Käseschmiere läßt sich abwaschen und geht beim ersten Bad fast vollständig weg. Manche Hebammen sind der Meinung, daß sie in den ersten Lebenstagen einen guten Schutz bilde und versuchen sie nicht abzuwischen. Manchmal haben die Babys am ganzen Körper eine feine Behaarung (lanugo), die ebenfalls den Zweck zu haben scheint, dem Baby innerhalb der Gebärmutter Schutz zu geben. Man sieht sie auf den Armen und am unteren Rücken, an der Stirn und an den Seiten der Wangen. Diese Haare gehen nach und nach aus. Der erste Haarschopf verschwindet im allgemeinen ebenfalls, um einem neuen Wuchs Platz zu machen, der dann oft eine andere, hellere Farbe hat. Wenn dies geschieht, sehen manche Babys aus, als würden sie rote Haare bekommen.

Manchmal ist die Fruchtblase über dem Kopf der Babys unversehrt, und das Baby wird mit einer Art Haube über der Schädelwölbung oder sogar über dem ganzen Kopf geboren.

Das Baby, das nicht durch eine Betäubung der Mutter oder durch überstarke Dosen von Analgetika beeinträchtigt ist, schreit im allgemeinen sofort. Es ist wichtig, daß ein Kind so bald wie möglich nach der Geburt zu atmen beginnt, sonst können Gehirnzellen wegen zu geringer Sauerstoffzufuhr geschädigt werden. Zwischen 35% und 67% (je nach Studie) der Babys von medikamentös unterstützten Müttern atmen nicht sofort nach der Geburt, während nur 2% der Babys von Müttern, die keine Anästhetika oder Analgetika erhielten, nicht sofort atmeten.[8] Die Hebamme und der Geburtshelfer haben verschiedene Methoden, mit denen sie das Baby zum Schreien und damit zum Atmen bringen. Im allgemeinen muß nicht mehr getan werden, als die Luftwege von Schleim zu befreien, und es kann genügen, das Baby mit dem Kopf nach unten zu halten, um ihn ablaufen zu lassen. Die Hebamme säubert die Augen, Nase und Mund des Babys mit Tupfern; es wird in ein warmes Tuch oder in eine Decke gewickelt und der Mutter gegeben, die es in ihre Arme nimmt und die Vollkommenheit eines jeden Details, die winzigen muschelfarbenen Fingernägel und die zarten Augenwimpern und Brauen bewundert. Das Kind schließt seine kleine Hand fest um ihren Finger, und vielleicht entschlummert es an ihrer Brust.

Die Geburt der Plazenta

Inzwischen hat sich im allgemeinen die Plazenta von der Gebärmutterauskleidung gelöst und ist in die Vagina hinabgeglitten, wo sie darauf wartet, mit sanftem Pressen ausgestoßen zu werden, oder es kommen ein paar Wehen, die sie ausstoßen.

[8] H. B. Atlee, *The Gist of Obstetrics,* Thomos, Illinois, 1957.

Es ist selten nötig, daß man der Gebärmutter hilft, die Plazenta auszustoßen; in diesem Fall drückt die Hebamme auf den Bauch der Mutter. Gelegentlich folgt die Plazenta dem Baby sofort und tritt zusammen mit ihm als ein einziges großes Bündel aus.

Die Plazenta ist rot und fleischig und von Blutgefäßen durchzogen. Die Hebamme untersucht sie und legt sie in eine Wanne oder einen Eimer. Sie kann im Ofen verbrannt oder im Garten vergraben werden. Die Gebärmutter zieht sich schnell zusammen und sinkt im Körper der Mutter von Stunde zu Stunde tiefer, bis sie nach zehn Tagen oder sogar eher kein Organ des Bauches, sondern wieder des Beckens ist. Nach sechs Wochen hat sie ihren normalen Zustand wieder erreicht, oder ist – wenn es das erste Kind war – ein wenig größer als vor der Empfängnis.

Nachdem das Baby geboren ist, beginnt der Wochenfluß, die »Lochien«. Dieser Wochenfluß ist der Beweis dafür, daß Gebärmuttergewebe von selbst heilt. Am ersten Tag ist er im allgemeinen hellrot, wird dann einige Tage (oder Wochen) lang blaßrosa, und schließlich stellt die Mutter fest, daß er nur noch nach dem Stillen auftritt. Die Reizung der Brüste führt zum Zusammenziehen der Gebärmutter (die sogenannten »Nachwehen«, die unangenehm sein können, und für die sie vielleicht Schmerzmittel und Wärmflaschen auf den Unterbauch braucht). Diese mit dem Stillen verbundenen Wehen sind wichtig, um die Gebärmutter schnell wieder zu ihrer früheren Größe zurückzubilden und damit die Mutter schnell und vollständig wiederherzustellen. Wenn die Mutter frühzeitig wieder aufsteht, fördert dies ein schnelles Abgehen dieses Wochenflusses aus der Gebärmutter.

Die meisten Mütter empfinden es meiner Erfahrung nach in den Stunden nach der Geburt als sehr schwierig, eine Bettpfanne zu benützen, und stehen lieber auf und hocken über einen Topf. Danach sind sie im allgemeinen imstande, zur Toilette zu gehen, wenn sie sich in derselben Etage befindet. Es ist ganz normal, vier oder fünf Tage lang keinen Stuhlgang zu haben.

Einige Geburtsberichte

Erstes Baby:
Ich spürte, wie das Baby sanft herausglitt. Es gab kein Gefühl von Platzen – nur ein sanftes Aufgehen. Das Baby schrie. Ich bat darum, ihre Hand halten zu dürfen.

Erstes Baby:
Ich sah den Kopf, als ich mich für die nächste Wehe aufsetzte. Das war phantastisch. Dann öffnete sich der Mund sehr, sehr weit, und es schrie.

Erstes Baby:
Es war wunderbar. Ich hatte drei Wehen, bei denen ich preßte. John (ihr Mann) half, sie zu holen, und sie wurde schreiend geboren.

Erstes Baby:
Der Kopf erschien, und ich schaute hinunter, um es zu sehen, und dann kam eine weitere Wehe, und es war durch. Noch immer keine Schmerzen oder auch nur das Gefühl von Ziehen – es fühlte sich nur hart an... Das Baby wurde geboren, und ich hatte noch immer keine Schmerzen, und es war sehr aufregend zu sehen, wie es geboren wurde, und meinen Mann sagen zu hören, daß es ein Mädchen sei. Sie schrie laut, sobald sie geboren war, und die Nabelschnur wurde abgeschnitten, und ich hielt sie im Arm.

Erstes Baby:
Ich konnte spüren, wie sie mit den Füßchen trat, und hörte ihren ersten Schrei. Es war der wunderbarste Augenblick in unserem Leben.

Erstes Baby – als sie das Herausgleiten und Drehen des Kopfes ihres Babys sah:
Oh, wie hinreißend! Oh, Liebling, wie hinreißend! Es ist mein Baby!

Drittes Baby:
Das leichte Hecheln gab mir beim Sichtbarwerden des Kopfes ein echtes Gefühl von Sicherheit. Ich sah hinunter, als der Kopf geboren wurde, und hörte ihn schreien, während sein Körper noch in mir war. Es war sehr aufregend, auch für meinen Mann. Ich genoß es richtig... Das Baby wurde auf meinen Bauch gelegt, und es war warm und feucht und voller Leben.

Erstes Baby – der Ehemann über die Geburt seiner Tochter:

Ich werde niemals den Ausdruck auf ihrem Gesicht vergessen, als das Baby herausglitt. Er war wundervoll. Triumph, Wohlbehagen und Freude... Man könnte ihn niemals auf einem Photo festhalten... Es war die wunderbarste Erfahrung – etwas, das ich niemals vergessen werde.

Erstes Baby, »Hohe Zange« mit Kaudalanästhesie:

Der Arzt schnitt den Rand des Muttermundes ein, und das Baby wurde mit der Zange geholt. Mein Mann sah, wie sie geboren wurde, und besonders Freude machte es ihm, zu sehen, wie sie sich streckte, als sie aus dem Geburtskanal kam. Er nannte mir ihr Geschlecht. Ich war sehr begeistert und hatte nichts von der Geburt gespürt außer einem Gefühl des Ziehens, während das Baby geholt wurde.

Kommentar eines Vaters:

Alles, was ich sehen konnte, war ein winziger Teil vom Kopf des Babys, der leicht mit schwarzen Haaren bedeckt war. Meine Frau und ich nahmen einen Atemzug und preßten. »Preß, Liebling, es kommt, preß, preß, halt an, halt an«.

Dann der großartige Augenblick, als das kleine Wesen die Vagina verlassen hatte. »Es ist ein Mädchen«, schrie ich. »Es ist ein Mädchen, Liebling!« Ich war außer mir vor Freude. Ich hatte mit meiner Frau die Geburt vollbracht. Es war herrlich, einfach herrlich. Wir sind so ungeheuer glücklich. Diese Erfahrung hat ein Band zwischen uns geschaffen, wie keine gewöhnliche Geburt, noch überhaupt irgendeine andere Erfahrung es vermocht hätte. Turbulent und aufregend, wie das Ganze ist – es macht uns so glücklich.

Die Mutter bei der Geburt ihres zweiten Babys, nach einer traumatischen ersten Geburt, als der Kopf des Babys sichtbar wurde:

»Oh, wie schön!«

Erstes Baby, Steißlage:

Dann waren plötzlich eine Menge Leute da, und es herrschte viel Betrieb, und die Halter für die Beine wurden hereingebracht und was sonst noch alles, und ich war plötzlich ganz wach ... man sagte mir dann, daß ich eine Narkose bekommen sollte, da für das Baby Gefahr bestand, und so überließ ich natürlich alles den Ärzten... Ich ging ganz schön los. Ich weiß, daß ich ein gutes Stück seiner unteren Hälfte selbst herausgebracht habe. Dann gaben sie mir die Narkose. Als ich wieder zu mir kam, hörte ich das Baby schreien und wollte kaum meinen Ohren trauen. Mein Mann kam herein und sah das Baby als erster, und das war schön.

Erstes Baby, hintere Hinterhauptslage, drehte sich gegen Ende der Eröffnungsphase in eine vordere Hinterhauptslage. Der Ehemann:
Ich stand hinter dem Bett und erlebte dies als einen wundervollen Augenblick. Sie hatte die ganze Zeit keine Medikamente bekommen und sah entspannt und wunderbar glücklich aus; sie konzentrierte sich ganz auf dieses kleine Geschöpf und streckte liebevoll ihre Arme nach ihm aus. Das ist für den Ehemann ein Augenblick der Achtung und Wertschätzung, der Zärtlichkeit und der Erfüllung.

Erstes Baby, 8 Pfund, 200 Gramm:
Der Kopf trat durch. Die Hebamme sagte mir, ich solle hecheln, und ich tat es sofort. Noch ein paar Mal preßte ich sanft, und der Kopf des Babys war da (mein Mann war atemlos vor Entzücken und Begeisterung), und bald wand sich ihr ganzer Körper heraus, und M. schrie auf: »Es ist ein kleines Mädchen«, und er drückte uns beide ganz ekstatisch, und währenddessen kam die Plazenta mit ein paar weiteren Preßwehen heraus. Catherine begann sofort zu schreien, aber man mußte ein wenig Schleim entfernen. Die Hebammenschülerin machte die Entbindung, und sie war ungeheuer aufgeregt, aber ich hatte das Gefühl, daß sie sehr sorgfältig vorging. Es war ihre erste Hausgeburt. Dr. L., Fräulein P. und Schwester W. hatten viel Freude an der Geburt, und alle waren erstaunt, daß wir dieses große Baby ohne Reißen herausbekommen hatten.

Erstes Baby, hintere Hinterhauptslage bis zum Beginn der fünf Minuten dauernden Austreibungsphase:
Die Vulva dehnte sich aus. Es war ein sehr gutes Gefühl, sehr angenehm. Sie dehnte sich sehr gut. Als der Kopf durchtrat, streichelte ich ihn. Der Kopf wurde geboren; ich riß nicht; ich sah ihn größer und größer werden. Es war ein wunderschönes Gefühl der Wärme. Ich war so aufgeregt. Meine Müdigkeit verschwand. Es war schön.

Erstes Baby, tiefer Querstand. Baby 5 Pfund, 100 Gramm. Zangengeburt mit Lokalanästhesie für den Dammschnitt:
Ich war überhaupt nicht ängstlich, und J. war hinter mir und machte mir Mut. Der Arzt bot mir Trilene an, das ich zurückwies. Ich war sehr entspannt und lächelte immer noch und redete, als er die Zange einführte. Es war ein wunderbares Gefühl, als ich wußte, daß das Baby

in ein paar Minuten draußen sein würde. Der Geburtsausgang fühlte sich warm und weich an, und die einzige Empfindung, die ich von der Zange hatte, war so, wie wenn man mit dem Fingernagel über einen Kamm fährt – überhaupt nicht unangenehm. Bei der nächsten Wehe preßte ich, und der Kopf des Babys wurde geboren, und er war groß wie ein Kürbis, nicht wie eine Grapefruit, und er hatte eine Kapuze. Ich faßte hinunter, um seinen Kopf zu fühlen, und bei der nächsten Wehe preßte ich seinen niedlichen, warmen, glitschigen Körper heraus, und er krabbelte fast auf meinen Bauch... Obwohl ich die Zange brauchte, haben wir ein wunderbares Gefühl des Erfolges.

Erstes Baby:

Mir fiel ein, daß ich hinschauen wollte, und ich sah ihren Kopf. Ich hatte mich mit Geschichten gewappnet, wie enttäuschend neugeborene Babys sind, aber sie sah einfach wunderschön aus!

Erstes Baby, sehr schwierige Geburt, die durch Kaiserschnitt beendet wurde:

Herr B. kam herein, untersuchte mich und brachte mich sofort in den Operationssaal. Ich war völlig glücklich, da ich ihm absolut vertraute und wußte, daß alles gutgehen würde. Ich bekam eine Vollnarkose, so daß ich nicht weiß, was als nächstes geschah, aber mein Mann war die ganze Zeit bei mir, und er sah, wie seine Tochter geboren wurde... Er redete die ganze Zeit mit meinem Mann und erklärte ihm, was vor sich ging. Mein Mann war der letzte Mensch, den ich sah, bevor die Narkose über mich kam, und er war da, als ich aufwachte, um mir zu sagen, daß wir ein kleines Mädchen hatten. Ich erinnere mich, daß ich sagte: »Ich liebe euch beide«, bevor ich wieder weg war und weiterschlief! Obwohl das Baby schließlich nicht in der Lage war, auf natürliche Weise zu kommen, war es ein vollständiges und unbeschreiblich wundervolles Erlebnis für uns beide. C. war phantastisch, und so sanft und ruhig während der ganzen Zeit. Ich freue mich wirklich schon auf das nächste Mal. Ich habe das Gefühl, daß dies *unser* Baby ist, da wir ihre Geburt so ganz und gar gemeinsam erlebt haben. Es ist eine ganz, ganz wundervolle Sache, und wir möchten es um nichts in der Welt missen.

Erstes Baby:

Ich hatte das Gefühl, als würde ich aus den Nähten platzen (nach einem Dammschnitt). Ich konnte spüren, wie ihr Kopf den ganzen Damm einnahm. Der Kopf trat schnell und leicht durch. Nach etwa fünfzehn Sekunden sagte Dr. C.: »Pressen«, und ich sah ihren Kopf.

Dr. C. saugte den Schleim aus ihrem Mund ab und sie schrie, als ich den Rest ihres Körpers herauspreßte. Nach einer Ewigkeit (die eine Minute dauerte) brachten sie mir die kleine Katharine und legten sie mir in den Arm. Wie glücklich und entspannt ich war! – Viele Tränen der Freude. Ich wünschte mir nur, daß J. (ihr Mann) auch hätte dabeisein können. Eine phantastische Erfahrung – ich würde das alles gleich morgen noch einmal machen wollen.

Erstes Baby:

Sie waren bereit für einen Dammschnitt, aber ich sagte, ich hätte das Gefühl, daß ich mich genügend entspannen könne, um ihn nicht zu brauchen. Ich befolgte die Anweisungen von Schwester L., wann ich sanft pressen und wann ich hecheln sollte, und der Kopf wurde ohne Schnitt oder Riß geboren. Ich war so aufgeregt und begeistert, daß ich tatsächlich lachte, als der Kopf geboren wurde. Ich konnte spüren, wie ich mich öffnete. Das war der erregendste Augenblick – als der Kopf sich drehte und zugleich schrie, und dann rutschte der Körper heraus, ohne auf ein weiteres Pressen zu warten. Mein Mann rief entzückt: »Schau nur, schau, es ist ein Junge«. Wir waren beide sehr mit uns zufrieden. Das Personal war sehr freundlich und arbeitete bereitwillig mit uns zusammen. Sie brachten meinem Mann sogar um 3 Uhr eine Tasse Tee, und wir sonnten uns gemeinsam im Wohlgefühl getaner Arbeit.

Zweites Baby, hintere Hinterhauptslage, spontane Geburt:

Ich fand das Gefühl herrlich, als der Rest des Babys herausglitt ... Mein Mann war die ganze Zeit bei mir, und Schwester N. dankte ihm hinterher für seine Unterstützung. Es war eine große Hilfe, ihn dazuhaben, mit seinem Arm um meinen Rücken, vor allem, als ich so lange pressen mußte. Er erinnerte mich ständig an alles mögliche, um mir beim Atmen und Entspannen zu helfen, wenn ich dem Ende zu vergaß, was ich zu tun hatte.

Erstes Baby:

Innerhalb einer Zeit, die mir sehr kurz erschien, begann ich das Ausdehnen des Geburtsausgangs zu spüren, und dann sagte mir die Hebamme, ich solle mich bereitmachen, bei der nächsten Wehe zu hecheln. Ich tat es und fühlte den Kopf des Babys herausgleiten. Ich war gerade dabei, die Hebamme zu fragen, ob ich bei der nächsten Wehe pressen sollte, als ich hörte, wie sie zu der Schülerin sagte, sie solle »das Baby zum Bauch der Mutter hochheben«, und mit einem plötzlichen Aufwallen spürte ich, wie der Rest des Körpers herausglitt. Ich hatte meine Augen geschlossen, weil ich von der Menge der

Zuschauer ziemlich eingeschüchtert war, und ich vergaß ganz, sie aufzumachen, als das Baby geboren war. Dennoch war es ein wundervoller Augenblick. Ich war so glücklich und begeistert, daß es einige Minuten dauerte, bis ich daran dachte, zu fragen, ob es ein Junge oder ein Mädchen sei. Sobald die Nabelschnur durchtrennt war, gab man sie mir in den Arm, und mein Mann und ich verbrachten die nächsten zwanzig Minuten damit, unseren Sproß zu bewundern. Ich kann auf meine Entbindung als auf eine ganz wunderbare, wenn auch nicht schmerzlose Erfahrung zurückblicken.

Erstes Baby:

Ich legte mich auf die linke Seite, da die Hebamme sagte, das würde die Geburt erleichtern. Obwohl ich das zu diesem Zeitpunkt nicht wußte, machte sie einen Dammschnitt, und der Kopf wurde sehr bald darauf geboren. Es war erregend; ich sah den Rest des Babys, der mit zwei weiteren Wehen geboren wurde, und er kam sehr leicht heraus. Obwohl der Schrei eine oder zwei Sekunden später kam, schien es für mich Stunden zu dauern. Die Nabelschnur war zweimal um den Hals gewickelt und mußte abgeschnitten werden, als der Kopf geboren war. Ihr erster Schrei war der aufregendste Ton, den ich mir vorstellen kann, der willkommenste Schrei, den man sich nur wünschen kann. Die Schwester wickelte sie in eine Flanellwindel und gab sie mir, und die Freude und das Glück, das sie C. und mir in diesen wenigen Minuten gab, waren etwas, das wir nie vergessen werden.

Zweites Baby: Vorderhauptslage, drehte sich kurz vor der Geburt nach einer dreißig Stunden dauernden Geburtsarbeit:

Der Kopf wurde sichtbar und glitt dann sanft heraus, und das Baby begann zu atmen ... Alle Müdigkeit verschwand augenblicklich, und ich glaube, ich war von allen diejenige, die sich am muntersten fühlte. Ich bedauerte den Arzt, als er ein paar Minuten später eintraf – es gab nichts mehr für ihn zu tun.

Zweites Baby, nach einer traumatischen ersten Geburt

Die Hebamme war gerade dabei, ihren Mantel auszuziehen und mich zu untersuchen, als ich im Magen plötzlich einen Ruck spürte, und ich sagte, ich müsse pressen. In der ganzen Hetze, den Koffer aufzukriegen und mir Zellstoff unterzulegen, war der Kopf des Babys durchgetreten. Ich fragte noch, ob ich pressen oder hecheln sollte, da mußte ich schon pressen, und der Kopf wurde geboren, und als ich ihn ansah, drehte er sich, und es schien mir phantastisch, wie er sich drehte, und da glitt mein Sohn heraus auf das Bett wie eine Rakete, die auf ihre Umlaufbahn geschossen wird! Er verkündete seine Ankunft mit einer Wasserfontäne und lautem Gebrüll, und die Nachgeburt rutschte gleich nach ihm heraus. Ich habe nie zuvor solch ein Glück und eine Freude und dieses Gefühl von persönlicher Leistung erlebt.

Erstes Baby, hintere Hinterhauptslage, spontane Geburt:
Mein Mann war die ganze Zeit über bei mir, und er war mir eine große Stütze und Hilfe. Er kühlte mein Gesicht und versicherte mir, daß ich es gut machte; beides half mir sehr! Die Schwester sagte, ich solle mich auf die Seite rollen – ich wollte es nicht, aber sie sagte, ich müsse es machen, da das Baby der verkehrten Richtung zugewandt sei, und es wäre so sicherer; also drehte ich mich, aber war das eine Anstrengung! Als der Kopf sichtbar wurde, empfand ich das Hecheln als Hilfe, wenn die Schwester sagte, ich solle nicht pressen – er erschien und dann kreischte er energisch, und mein Mann sagte, er habe dunkle Haare. Ich sah, wie der Rest von ihm geboren wurde. Er kam ganz leicht mit einem weiteren sanften Pressen heraus. Es war wunderbar, und ich fühlte mich so toll! Er wog siebeneinhalb Pfund. Es war eine ganz schön harte Arbeit gewesen, aber sie hat sich auch gelohnt. Nichts kam überraschend, und ich erkannte jede Phase, sobald sie begann, und ich war die ganze Zeit über recht glücklich.

Nach der Geburt

Die Hebamme beginnt aufzuräumen; die Mutter, die bei der Geburt bei Bewußtsein war, die aktiv mitgearbeitet hat und bei der Geburt ihres Babys zusehen konnte, ist jetzt strahlend und verklärt. Weit davon entfernt, sich erschöpft zu fühlen, erfährt sie das innere Glühen der Gesundheit und des Wohlbefindens und eine überwältigende Freude. Sie fühlt vielleicht, daß ihr die Gelegenheit gegeben wurde, am Werk der Schöpfung teilzuhaben. Sie empfindet Liebe für ihren Mann, der bei ihr war und ihr geholfen hat, so daß sie beide wissen, daß sie es gemeinsam vollbracht haben; ein Gefühl großer Dankbarkeit ist in ihr.[9] Wie eine Mutter sagte: »Ich fühlte mich überschwemmt von

[9] Simone de Beauvoir beschreibt in ihrem Buch »Das andere Geschlecht« (rowohlt, Hamburg 1973) die Gefühle einer Frau, die mit Sicherheit unter

Liebe und Zuneigung für die Welt... Es war für mich – und auch für H. (ihren Mann) – eine so allumfassende Erfahrung, und darum bin ich irrsinnig verliebt in das Kind«. Manchmal sind es andere, weniger leicht zu bestimmende Emotionen, etwa ein Anflug von Bedauern, daß sie ihr Baby nicht von einer Sekunde auf die andere lieben kann, oder es ist das matte Gefühl nach dem Höhepunkt. Sie braucht ganz gewiß nicht Gefühle zu heucheln, die sie nicht empfindet, und sie hat das Recht, aufrichtig zu sein, was ihre Emotionen betrifft, und die Dinge einfach so sein zu lassen, wie sie sind.

Die Hebamme geht, und Mann und Frau sind mit ihrem Kind allein. Sie haben voller Stolz die Großeltern angerufen, und nun erleben sie plötzlich den Frieden ihres Beisammenseins in ihrem stillen Heim mit ihrem schlafenden Kind. Jetzt sind sie eine Familie. Sie haben gemeinsam etwas unbegreiflich Wunderbares erfahren – einen Höhepunkt der Freude in ihrem Eheleben, der für sie vielleicht immer ein Symbol der tiefsten Liebe bleiben wird, die sie kennen. Ihre Ehe hat dadurch etwas gewonnen; in den Monaten der Schwangerschaft und in dem kurzen Zeitraum jener paar Stunden, in denen ein neues Leben auf die Welt kam, wurden sie mit einer Fülle von Freude bereichert, die sie niemals – welche Fehler und Mißverständnisse auch später zwischen sie treten mögen – ganz werden vergessen können. Eine Geburt dieser Art, die von Mann und Frau gemeinsam erlebt wurde, hat für beide eine Bedeutung, die weit über den Akt der Geburt selbst hinausreicht, und die über die Familie als Mittler ihre Auswirkung auf die Gesellschaft als Ganzes hat.

Narkose entbunden hat, so sehr unterscheidet sich ihre Erfahrung von der einer Frau, die eine natürliche Geburt hatte. »Manche Frauen leiden unter der Leere, die sie jetzt in ihrem Körper fühlen: es kommt ihnen vor, als habe man ihnen ihren Schatz gestohlen... Doch welchen Anteil hat eigentlich die Mutter an dem außerordentlichen Ereignis gehabt, mit dem eine neue Existenz in die Welt gekommen ist? Sie weiß es nicht... Erstaunt und traurig sieht sie es frei, von ihr gelöst. Das ist fast immer eine Enttäuschung für sie.«

11 Die Mutter und ihr Baby

Die Nähe von Mutter und Baby

Wenn das Baby geboren ist, streckt die Mutter ganz natürlich die Arme aus, um es an sich zu nehmen. So bald wie möglich möchte sie das Baby nahe bei sich haben, es in ihre Armbeuge betten und sein Köpfchen an ihrer Brust fühlen. Sie betrachtet das Baby mit Verwunderung und Ehrfurcht; kann etwas so Vollkommenes von ihr geboren worden sein? Dieses winzige, kompakte Wesen, das so lange in der Geborgenheit ihres Körpers gelebt hat – sie hat es gekannt und doch nicht gekannt. In der Schwangerschaft und bei der Geburt haben sie beide die feinsten Rhythmen des anderen Körpers kennengelernt, aber das Baby war so unlösbar ein Teil von ihr, daß sie nicht in der Lage war, es als eine von ihr getrennte Person zu sehen. Wie heftig besitzergreifend die Mutter in den ersten Wochen nach der Geburt auch sein mag (und es liegt oft eine leidenschaftliche Zärtlichkeit in der Art und Weise, wie sie ihr Kind beschützen möchte) – das Durchtrennen der Nabelschnur kündigt dennoch den Beginn einer eigenen Existenz, eines individuellen Lebens für dieses Kind an.

Eben weil sie jetzt verschiedene und getrennte Wesen sind und das Baby nicht mehr in der Dunkelheit der Wiege ihres Körpers ruht, ist diese sich gegenseitig ergänzende Beziehung von Liebe und Bedürfnis möglich, die ihren vollkommensten Ausdruck im Erlebnis des Stillens findet. Das Baby beginnt durch die Mutter eine Beziehung zur Welt aufzubauen. »In dem Kontakttrieb (Trieb zunächst nach taktiler, sodann nach optischer »Berührung« eines anderen Wesens) wirkt sich das eingeborene Du sehr bald aus, so daß er immer deutlicher die Gegenseitigkeit, die »Zärtlichkeit« meint.«[1]

[1] Martin Buber, *Ich und Du,* Leipzig: Insel 1923.

Seine ersten Erfahrungen von Liebe und Füreinander-da-Sein macht das Baby in dieser Zeit an der Brust der Mutter, und sie finden ihren ersten Ausdruck im körperlichen Kontakt, wenn das Baby zum erstenmal seinen Blick auf das Gesicht der Mutter richtet.

Für das Kind mag die Geburt eine Überraschung gewesen sein, aber wir haben keinen Beweis, daß sie in jedem Fall ein traumatisches Erlebnis ist und daß sie die Urangst auslöst, die das Muster für alle späteren Reaktionen auf eine Bedrohung liefert, wie Otto Rank behauptete. Falls das aber wahr ist, so befindet sich das Kind, das auf natürliche und leichte Weise geboren wird, offensichtlich im Vorteil. Ein neugeborenes Kind kann kein begriffliches Verständnis für seine Reise durch den Geburtskanal haben, aber wahrscheinlich ist sein Nervensystem in einem Zustand großer Erregung. Bei der Geburt begrüßt es das Leben mit einem Geburtsschrei, und es streckt seine Ärmchen aus und greift zu, als würde es in dieser neuen, fremden, verwirrenden Welt voller ungewohnter Reize nach menschlichem Kontakt suchen.

Frederic Leboyer[2] beschreibt eine Form der Geburt, die einfühlsam auf die Bedürfnisse des Babys eingeht. Er meint, daß man nur gedämpftes Licht verwenden und die Geburt in größter Ruhe leiten sollte. Er findet es gut, wenn das Baby gleich in ein Bad von warmem Wasser kommt und dort massiert wird. Auch wenn wir dahingestellt sein lassen, ob die Mutter alle Einzelheiten einer Geburt im Leboyer-Stil gutheißen mag, ist doch auf jeden Fall solch eine Atmosphäre auch für sie besser als eine Situation voller Hast und Geschäftigkeit, in der die Geburt erst an zweiter Stelle nach der Krankenhausroutine kommt und in der die Individualität einer Mutter und eines Babys und ihrer beider Bedürfnis nach Frieden und ruhigem Zusammensein nicht berücksichtigt werden.

In mancher Hinsicht geht Leboyer meiner Meinung nach nicht weit genug. Er konzentriert sich auf die Bedürfnisse des Babys

---

[2] *Der sanfte Weg ins Leben* – Geburt ohne Gewalt, München: Desch 1974.

unter Ausschluß der Mutter und des Vaters; da aber das Baby nicht nur gefahrlos entbunden werden soll, sondern danach auch ernährt werden muß, ist es unbedingt notwendig, die Bedürfnisse von allen dreien zu berücksichtigen, damit eine Beziehung zwischen ihnen entstehen kann.

Auch konzentriert er sich auf das Baby *nach* der Geburt. Aber wir könnten ebensogut nach der Wirkung der vorgeburtlichen Umgebung des Babys in der Gebärmutter während der Schwangerschaft und bei der Geburt fragen. Üben wir auf den Fötus durch eingreifende Geburtshilfe Gewalt aus, wenn die Geburt eingeleitet oder beschleunigt wird, oder wenn man der Mutter Tranquillizer, Morphiumabkömmlinge und andere Medikamente gibt, die in den fötalen Blutkreislauf übergehen? Und wie ist es mit den Vorrichtungen, die benützt werden, um seine Herztätigkeit mit dem Herzton-Wehenschreiber zu überwachen? Wir wissen noch nicht alles über die Einflüsse, denen der Fötus im Leib der Mutter ausgesetzt ist. Eine Haltung der Gewaltlosigkeit dem neuen Wesen gegenüber, das geboren werden soll, muß sich schon *vor* der Geburt manifestieren; und sie sollte die Voraussetzung sein, unter der die gesamte Technologie der modernen Geburtshilfe einer Überprüfung ihres Wertes unterzogen wird.

Aber es ist bemerkenswert, wie schnell das neugeborene Baby zu schreien aufhört, sobald die Mutter es in den Armen hält, wie bald sich sein Protestgebrüll beruhigt und wie willig es saugt, als kehre es zur Brust zurück, anstatt sie zum erstenmal zu finden, wenn es wie in einem schützenden Hafen an ihrer Brust ruht.

Obwohl man im allgemeinen meint, daß das Kind in etwas hineingeboren würde, das es als »eine tosende, dröhnende Verwirrung«[3] empfinden müsse, wissen wir heute, daß sich das Neugeborene, das nicht durch Medikamente beeinträchtigt ist und sich in einem ruhigen, aufgeweckten Zustand befindet

---

[3] William Jones, *Principles of Psychology,* New York, 1890.

– wie das gewöhnlich in den ersten fünfundvierzig Minuten nach der Geburt der Fall ist – mit seiner Umgebung vertraut macht und den Menschen, die es umgeben, Signale sendet, auf die sie, wenn sie aufmerksam sind, antworten können. So werden die ersten »Gespräche« eingeleitet. Das Verhalten des Babys ist angelegt, und bevor wir die Interaktion zwischen der Mutter und ihrem Baby verstehen können, müssen wir die spontanen und folgerichtigen Verhaltensschritte, die für das Neugeborene charakteristisch sind, richtig einschätzen lernen. »Die Aufgabe der zur Sozialisierung erziehenden Eltern ist es ... nicht, ein Verhalten aus dem Nichts heraus zu erschaffen, sondern vielmehr, eine Übereinstimmung mit dem Verhalten, das bereits angelegt ist, zu ermöglichen«.[4]

Das Baby sucht die Umgebung ab, bis es etwas Interessantes zum Anschauen findet. Es hat lieber gemusterte als einheitliche Wände, selbst wenn sie intensive Farben haben. Das Interessanteste von allem ist zweifellos das menschliche Gesicht, insbesondere die Augen. Babys sind bei der Geburt bereits »programmiert«, das menschliche Gesicht zu suchen und davon fasziniert zu sein.

Das Neugeborene kann nahezu ebenso gut hören wie der durchschnittliche Erwachsene, und es liebt die menschliche Stimme, vor allem die der Frau, die zumeist eine hohe Tonlage hat. Viele Leute heben ihre Stimme an, wenn sie mit Babys sprechen. Auf der Tonbandaufnahme von der Geburt meines letzten Kindes und den Augenblicken danach sprach mein Mann mit mir in seiner normalen Stimmlage, und dann wandte er sich seiner neuen Tochter zu, als sie in meinen Armen lag, und ohne sich bewußt zu sein, daß sich seine Stimme veränderte, sagte er in sehr hoher Tonlage: »Und wie sollen wir dich nennen, Kleines?«

Das Baby braucht zu seiner optimalen Entwicklung Reize von seiner Umgebung. Durch die Art und Weise, in der Mutter und Vater zu dem Neugeborenen sprechen und in der sie ihr Kind

[4] Rudolph Schaffer, *Mothering*, Fontana/Open Books, 1977.

berühren, teilen sie ihm (oft ganz unbewußt) mit, wie die Welt ist: ob sie ein feindlicher und furchterregender oder ein sicherer und liebevoller Ort ist. Auf diese Weise wird das Kind in die menschliche Kultur eingeführt. Ist die Mutter ängstlich, so wird sie kaum vermeiden können, dem Baby mit dem Klang ihrer Stimme, mit dem Schlag ihres Herzens, mit ihrem ungleichmäßigen oder angespannten Atem und ihren eigenen Muskelspannungen wortlose Botschaften zu vermitteln.

Die Frau, die imstande ist, sich zu entspannen, während sie ihr Baby im Arm hält – und vor allem, wenn sie es stillt – gibt ihm Ruhe und Zufriedenheit, und sie hat wahrscheinlich weniger Schwierigkeiten mit dem Stillen, als eine Frau, die sich nicht entspannen kann.

Tatsächlich ist die Entspannung nach der Geburt ebenso wichtig wie vor und während der Geburt.

Erstes Baby:

Ich sah nicht auf die Uhr und ließ mich nicht ablenken, und Stephen und ich sind so glücklich. Die Schwestern sind sehr nett und legen sich nicht auf die Zeiten fest, und so stille ich ihn, wenn er etwas haben möchte, und wir lassen uns Zeit, so lange er mag; und wenn er dann frisch gewindelt ist, scheint er noch ein paar Schlückchen zu mögen, und dann schläft er ein.

Erstes Baby:

Ich glaube, als ich das Baby zum erstenmal im Arm hielt, erlebte ich nicht dieses plötzliche Überschwemmtwerden von mütterlichen Gefühlen. Sie stellten sich erst nach und nach ein, und dann, etwa am fünften Tag nach der Geburt, war es mir wirklich klar. Es war, wie wenn man sich zum erstenmal verliebt.

Erstes Baby:

Piers war offensichtlich hungrig, und es war kurz vor der Zeit der Visite, und so sagte ich zur Schwester: »Wenn Sie nichts dagegen haben, ziehe ich schnell die Vorhänge zu und lege das Baby ein paar Minuten an die Brust, um ihn zu beruhigen«. Sie hatten alle viel Verständnis für meinen Standpunkt, und wir kamen ganz friedlich miteinander zurecht.

Nach einer Zangengeburt mit Vollnarkose, erstes Baby, tiefer Querstand:

Ich freue mich schon auf die nächste Schwangerschaft! Ehrlich gesagt kann ich es kaum erwarten ... ich muß ständig an dieses Wunder denken... Es ist eigentlich das größte Geschenk, das eine Frau jemals einem Mann, den sie liebt, machen kann. Es ist merkwürdig, aber oft spüre ich den Drang, mein Baby zu gebären, als wäre es immer noch in meinem Leib.

Einige Schwierigkeiten

Unter manchen Umständen ergibt sich für das Baby ein unvorteilhafter Start, und dann ist das Stillen möglicherweise kein Vergnügen. Das kann der Fall sein, wenn die Geburt lang und schwierig war, wenn das Baby eine Frühgeburt war und sein Nervensystem noch nicht genügend ausgereift ist, um es zu befähigen, mit der Welt fertigzuwerden, oder wenn es unter dem Einfluß von Betäubungsmitteln steht, die man der Mutter bei der Geburt gegeben hat, und vor allem, wenn es an Sauerstoffmangel gelitten hat. Das erste Bedürfnis, das die Mutter und das Baby nach einer schwierigen Entbindung haben, ist offensichtlich Ruhe, aber danach sollte das Baby zur Mutter gebracht werden und bei ihr bleiben, damit sie ihm die Liebe geben kann, die in ihr aufwallt, und es streichelt und liebkost, wie alle Babys gestreichelt und liebkost werden sollten. Wenn die Mutter bei der Geburt Schmerzmittel bekommen hat, braucht sie nicht das Gefühl zu haben, daß sie nichts tun kann, um die Situation zu verbessern. Sie kann viel tun, um der Wirkung, die diese Mittel auf das Baby haben, entgegenzuarbeiten. Das neugeborene Baby braucht eine Umgebung, die anregend und liebevoll ist. Nehmen Sie darum das Baby an sich, sprechen Sie mit ihm, wiegen und streicheln Sie es und nehmen Sie es mit in Ihr Bett, um es zu liebkosen. Nehmen Sie jede Gelegenheit zu kleinen Gesprächen wahr, wenn das Baby die Augen offen hat. Nach und nach wird er oder sie für längere Zeitabschnitte wach sein und munterer werden. Ein Baby, das diese Chance einer innigen und zärtlichen Beziehung zu seinen Eltern von Anfang an hat, ist anderen Kindern gegenüber im Vorteil, die im Kinderbettchen verstaut werden und die man nur herausnimmt, um sie zu füttern und ihre Windeln zu wechseln – ein sozialer Vorteil, der die Nachteile der Medikamente bei der Entbindung durchaus aufwiegen kann. Man kann einem Baby das Vergnügen, ein menschliches Wesen zu sein, vom Augenblick der Geburt an vermitteln.

Wenn nicht ernsthafte und gewichtige Gründe bestehen, deretwegen Mutter und Kind getrennt werden müssen – und eine Frühgeburt ist nicht notwendigerweise ein solcher –, sollte die Mutter die Freiheit haben, in den ersten Tagen die enge Wechselbeziehung von Liebe und Bedürfnis zu schaffen, die, wie von den Psychologen angenommen wird, die Basis für jegliche befriedigende Persönlichkeitsentwicklung darstellt. Wahrscheinlich werden sich beim Stillen Schwierigkeiten einstellen; das Baby ist vielleicht apathisch und will nicht trinken, aber die Mutter hat die Möglichkeit, ihr Baby in einer Weise zu beobachten und kennenzulernen, wie das niemals möglich ist, wenn man es in dem sterilen Säuglingszimmer eines Krankenhauses isoliert. Wenn sie nicht das Gefühl haben muß, daß sie innerhalb von zehn oder zwanzig Minuten eine ganz bestimmte Menge Milch in ihn hineinbringen muß, wie es oft vorkommt, wenn die Babys nur in den Fütterungszeiten zu ihren Müttern gebracht werden, wird sie keinen Grund zum Verzweifeln haben. Will das Baby gerade zu dieser Zeit nicht saugen, kann es später die Brust bekommen, und vielleicht möchte es lieber eine Reihe von kleinen anstatt vier oder fünf große Mahlzeiten.

Eine gute Möglichkeit, um ein offenbar reaktionsschwaches Kind dazu zu bringen, daß es sich der Brust zuwendet und die Brustwarze annimmt, ist die, sanft und zart seine Wangen nahe am Mund zu streicheln. Ein Baby reagiert darauf mit einer saugenden, suchenden Bewegung. Es ist auf gar keinen Fall gut, das Baby gegen die Brustwarze zu drücken, seinen Mund gewaltsam zu öffnen, Glyzerin oder Honig auf die Zunge des Babys zu streichen oder Milch in seinen Mund zu spritzen.

Wenn man dem Baby Klapse gibt, seine Füße kitzelt oder es rüttelt, erreicht man damit zwar, daß es schließlich kurzfristig aufwacht, aber sein Appetit wird dadurch nicht angeregt. Das überaktive, schreiende Baby, das gegen die Brust zu kämpfen scheint, soll man sinnvollerweise gut festhalten[5], damit es ruhig bleibt, aber es ist unwahrscheinlich, daß es zu seiner Zufriedenheit beiträgt, wenn man seine Ärmchen mit einem Tuch festbindet, seinen Kopf wie in einem Schraubstock hält und ihn fest umwickelt wie eine ägyptische Mumie. Babys fürchten sich nicht vor ihren Ärmchen, wenn sie damit vor ihrem Gesicht herumfuchteln, wie manche Leute glauben. In Wirklichkeit interessieren sie sich vielmehr für sie und entdecken sie als brauchbares Spielzeug, und deshalb ist auch das kein Grund, ein Baby zu einem festen, unbeweglichen Bündel zusammenzuwickeln. Manche Babys zerkratzen heftig ihr Gesicht, aber man sollte lieber ihre Fingernägelchen schneiden, anstatt ihre Arme festzubinden. Manche Mütter machen sich Sorgen darüber, wie ihr neugeborenes Baby grunzt und schnauft und niest, und sie liegen in der ersten Nacht wach und lauschen auf die Geräusche und Veränderungen des Atems, von denen sie sicher sind, daß sie nicht normal seien. Obwohl dies tatsächlich ein Alarmzeichen für die Eltern sein kann, ist es im allgemeinen ganz normal und sollte keine Angst erregen. Das Niesen ist eine praktische Methode, die Nasengänge freizumachen, und kleine Babys pflegen ausgiebig zu niesen.

---

[5] Ein übererregtes Kind stillt man am besten dann, wenn es schläfrig ist, und auf jeden Fall, bevor es Zeit hatte, sich in einen Zustand der Panik hineinzuschreien. Manchmal ist es das Beste, wenn solch ein Baby vor dem Stillen so wenig wie möglich bewegt wird. Vielleicht möchte es lieber in einem verdunkelten Raum oder zumindest in einiger Entfernung zu hellem Licht gestillt werden. Die Mutter wiegt es vielleicht im Arm beim Stillen oder singt ihm leise etwas vor, und dies ist eine spontane und oft unbewußte Antwort auf sein Bedürfnis nach einer friedlichen Atmosphäre. Jede Mutter wird selbst lernen, was für ihr Baby am besten geeignet ist.

Mütter sind manchmal auch wegen kleiner wunder Stellen an der Haut des Babys besorgt. Das Baby sollte sorgfältig gewaschen und in allen Körperfalten trockengetupft werden, vor allem am Po, hinter den Ohren, in den Nackenfalten, an den Armen und Beinen und zwischen den Fingerchen. Nach dem Bad kann man eine ganz kleine Menge Puder oder Creme verwenden, aber die Haut muß vollkommen trocken sein, sonst hat das Kind bald Puder- oder Cremebrösel in allen Hautfalten, und das kann zu wunden Stellen führen. Babypuder oder -creme werden für das Baby auch dann unangenehm, wenn man es zu warm zudeckt oder wenn es sich beim langen Schreien stark erhitzt.

Baden sollte man es in aller Ruhe in einem warmen Raum. Dann braucht die Mutter sich nicht zu beeilen und mit dem Baby hastig umzugehen, und beide können die Prozedur genießen. *Alles sollte vorher vorbereitet werden und zur Hand sein,* und die Mutter sollte dabei bequem sitzen können. Im Badewasser selbst kann die Mutter das Baby nicht richtig säubern, da sie sich darauf konzentrieren muß, daß schlüpfrige Bündel festzuhalten; darum sollten, bevor es ins Badewasser kommt, sein Po mit einer Babyseife und die Hautfalten sanft mit einem Läppchen aus Baumwolle gereinigt werden, während es noch auf dem großen Badetuch auf dem Schoß der Mutter liegt – zuerst die Augen und das Gesicht, der Po zuletzt, und für jeden Bereich wird das Läppchen frisch ausgedrückt. Dann kann sie seine Haare waschen, wenn es nötig ist, indem sie seinen Kopf über die Schüssel hält und einen Topf mit frischem Wasser zum Spülen nimmt, während sein Körper in das Badetuch gehüllt ist.

Rohbaumwolle sollte nicht auf die Dauer in Berührung mit dem Po des Babys bleiben, da sie ankleben und das Baby auch überhitzen kann. Gut ausgespülte Musselinwindeln, die an der frischen Luft getrocknet wurden, oder häufig gewechselte Wegwerfwindeln sind am besten geeignet für Babys Po.

Die Haare sollten mit einer festen Bürste mit abgerundeten Borstenenden – nicht mit einer sehr weichen Babybürste

– gebürstet werden, und nach dem Waschen mit Seife brauchen sie eine sehr gründliche Spülung, sonst kann sich Schorf bilden.

Darüber hinaus gibt es sehr wenig, was eine Mutter über die Pflege ihres Babys wissen muß, da seine wesentlichen Bedürfnisse das Ernährt- und Geliebtwerden sind. So sind die Themen dieses Kapitels weiterhin das Stillen und Probleme in der Still-Beziehung.

Erfolgreiches Stillen

Das einzig wirklich Wichtige, woran man beim Stillen denken muß, ist die Tatsache, daß sich fast immer *das Angebot nach der Nachfrage richtet.* Sie können die Milch nicht für das Baby aufsparen. Wenn Sie mehr Milch haben wollen, müssen Sie das Baby öfter stillen; falls nur wenig Milch kommt, sollten Sie etwa vierundzwanzig Stunden lang alle zwei oder drei Stunden stillen, und mit größter Wahrscheinlichkeit werden Sie Ströme von Milch produzieren. Diese einfache Regel wird allzu leicht vergessen, vor allem, wenn Sie Zweifel haben, ob Sie stillen können, oder wenn Sie sich von entgegengesetzten Ratschlägen verschiedener Leute verwirren lassen.

Das Stillen kann während der ersten zehn Tage recht schmerzhaft sein, und keine Frau sollte sich Sorgen machen, wenn es sich nicht als reines Vergnügen erweist.

Eine der Schwierigkeiten, mit denen die Mutter in den ersten Tagen oft zu tun hat, ist eine Stauung der Milch in den Brüsten. Obwohl das schmerzhaft ist, *ist es ein gutes Zeichen für erfolgreiches Stillen.*

Wenn sich beim Einschießen der ersten Milch irgendwann nach den ersten vierundzwanzig Stunden ein Milchstau ergibt, kann das möglicherweise heftige Schmerzen mit sich bringen. Die Brust füllt sich und wird heiß, hart und riesig. Seilartige Knoten treten an der Seite unter den Armen hervor, und die Brustwarze weicht in der umgebenden entzündeten Masse zurück, so daß das Baby sie nicht mit den Lippen ergreifen kann. Es muß nicht nur die Brustwarze selbst in den Mund bekommen, sondern auch den Warzenhof (den braunen Bereich, der die Brustwarze umgibt). Häufig bessern Eisbeutel diesen Zustand. Man legt einfach Eiswürfel aus dem Kühlschrank in eine Windel und rollt die Enden zusammen; dann befestigt man sie unter dem Nachthemd und wickelt Handtücher darum, die das Schmelzwasser auffangen.

Wenn die Frau gelernt hat, wie man das Kolostrum in den letzten Schwangerschaftsmonaten ausdrückt, wird sie ein wenig Milch herausdrücken können, um sich diese Unannehmlichkeit zu erleichtern, und zwar *augenblicklich,* sobald sie bemerkt, daß die Stauung beginnt. Es ist wichtig, daß man das selbst kann, da es mitten in der Nacht losgehen kann, wenn keine Hebamme aufzutreiben ist, um zu helfen. Und manche Frauen mögen es nicht, daß ihre Brüste einfach als Milchmaschinen behandelt werden, und wollen sie nicht von Schwestern berühren lassen, wenn es sich vermeiden läßt.

Man hält die Brust in einer gerundeten Hand und drückt rhythmisch mit dem Daumen und Zeigefinger der anderen auf die Bereiche gerade über und unter dem Warzenhof, und dabei *denkt man an das Strömen der Milch.* Bald sickern große Milchtropfen heraus – in eine Tasse oder ins Waschbecken. Wenn Sie das sehen, haben Sie das Gefühl, als ergieße sich ein Sturzbach von Milch von irgendwoher in der *anderen* Brust – das ist der Let-down-Reflex oder Milchfluß-Reflex[6].

Bald strömt es dann unaufhaltsam aus der Brust, die Sie gerade »melken«, und das bringt große Erleichterung. Sie werden wahrscheinlich das rhythmische Drücken nicht fortsetzen müssen, da ein einfacher Druck auf die Brust schon genügen kann, um die Milch herausschießen zu lassen.

---

[6] Durch diese Stimulierung wird das Hormon Oxytozin von den Hinterlappen der Hirnanhangdrüse ausgeschüttet. Dadurch ziehen sich die glatten Muskelfasern der Milchgänge zusammen, wodurch die Milch in die Milchreservoirs gepreßt wird und durch die Brustwarzen austritt. Siehe M. Newton und Niles Newton »the let-down reflex in human lactation«, *Journal of Pediatrics* 33: 698, 1948. Niles Newton und M. Newton, »Relation of the let-down reflex to ability to breast feed«, *Pediatrics* 5: 726, 1950.

Wenn es Ihnen nicht gelingt, durch einfaches Herausdrücken das Fließen in Gang zu bringen, muß die Brust zuerst ein wenig massiert werden. Legen Sie eine Hand wie eine Schale unter die Brust und reiben Sie fest mit der Handfläche von einer Seite zur anderen über ihre Oberseite. Versuchen Sie es dann noch einmal mit dem Ausdrücken. Wenn immer noch nichts geschieht und Sie große Beschwerden haben, sollten Sie vielleicht vorsichtig heißes Wasser über die Brüste laufen lassen. Beugen Sie sich über ein Waschbecken oder eine Wanne, tauchen Sie einen Schwamm ins Wasser, das so heiß ist, daß Sie es noch gut ertragen können, und lassen Sie das Wasser über die gestauten Brüste und deren Randbereiche laufen, bis die Milch gleichmäßig zu tropfen beginnt. Sie können das Fließen der Milch durch einen stetigen Druck der Finger einer Hand aufrechterhalten, während sie die Brust mit der anderen Hand stützen, bis Sie sich wohler fühlen. Hören Sie dann auf, da ein übermäßiges Ausdrücken die Brust dazu anregt, noch mehr Milch zu produzieren. Wenn all das nichts genützt hat, wird Ihnen eine Milchpumpe Erleichterung verschaffen, wenn Sie Ihren Arzt oder die Hebamme darum bitten.

Wenn die Brustwarzen zu irgendeinem Zeitpunkt wund werden, müssen Sie darauf achten, daß sie immer eingeölt oder eingesalbt sind, damit sie geschmeidig bleiben; und wenn es möglich ist, gehen Sie hinaus in die Natur und nehmen Sie ein Sonnen- oder Luftbad. Man kann einen UV-Strahler benützen, wenn man *sehr* vorsichtig ist, aber man muß daran denken, daß jeder Körperteil, der normalerweise bedeckt ist, schnell einen Sonnenbrand bekommen kann. Es ist außerdem wichtig, die Augen zu schützen und das Baby in ein anderes Zimmer zu bringen. Die Mutter sollte es der Hebamme oder dem Arzt sagen, wenn die Beschwerden länger als einen Tag anhalten. Wenn die Brustwarzen in den ersten Wochen des Stillens an der Luft oder in der Wärmestrahlung der Nachttischlampe trocknen können, wird dies der Mutter helfen, ein Wundwerden zu vermeiden.

Falls die Brüste zwischen den Mahlzeiten tropfen – und bei den meisten Frauen ist dies in den ersten sechs Wochen der Fall – brauchen Sie Stilleinlagen, die im Büstenhalter getragen werden. Man kann sie fertig kaufen, aber sie sind ziemlich teuer, da man sie jedesmal nach dem Stillen wechseln muß. Die meisten dieser fertig gekauften Stilleinlagen sind undurchlässig. Manche Frauen haben aber die Erfahrung gemacht, daß sie die Milch allzu sehr in der Brust zurückhalten und daß die Brustwarzen leicht aufgeweicht werden. In diesem Fall sind Wegwerfeinlagen aus Zellstoff geeigneter. Das Tropfen der Brüste bedeutet übrigens nicht, daß eine Frau zuviel Milch hat. Tragen Sie waschbare Kleidung, wechseln Sie oft die Unterwäsche und baden Sie häufig, sonst riecht die stillende Frau bald wie ein Käsemarkt. Geschenke wie gute Seife, Badesalze und Talkum sind bei stillenden Frauen sehr beliebt. Und sie braucht täglich einen frischen Büstenhalter. Ein zu enger Büstenhalter – und das gilt auch für die Kleidung – drückt auf die Brüste, so daß die Milch herausgepreßt wird, wenn sich die Brüste zu den Stillzeiten füllen. Es ist auch nötig, häufig die Bettwäsche zu wechseln, da die Brüste beim Schlafen auf das Bett gedrückt werden können und Milch herausläuft. Sie bemerkt den Geruch vielleicht nicht, aber er ist für ihren Mann wahrscheinlich nicht sehr erquicklich. In den Tagen nach dem Einschießen der Milch ist es sinnvoll, unter die obere Hälfte des Körpers ein Handtuch zu legen.

Die Mutter wacht vielleicht frühmorgens mit sehr vollen und weichen Brüsten auf. Wenn das Baby schläft, sollte sie etwas Milch herausdrücken, denn dann kann sie wahrscheinlich auch noch ein bißchen schlafen. Sie sollte noch nichts trinken, solange die Brüste so voll sind und das Baby noch schläft, sonst wird sie sich noch weniger wohlfühlen. Dieses Problem tritt nicht nur in den ersten Wochen auf, sondern auch vielleicht dann, wenn das Baby sich entschließt, nachts durchzuschlafen. Aber das Milchangebot wird sich der veränderten Situation bald anpassen.

Einige Stillrituale von zweifelhaftem Wert

Die meisten Fachleute und Babybücher empfehlen, die Brustwarzen vor und nach dem Stillen mit gekochtem Wasser und
Baumwolltupfern zu waschen, aber ich kenne wenige Frauen,
die das tun. Es ist dies ein Aspekt einer überentwickelten
Brustwarzenpflege in einer Gesellschaft, die nicht sonderlich
erfolgreich mit ihren Stillmethoden ist.

Niles Newton, die über die Unterschiede zwischen ausgesprochen erfolgreichem Stillen und dem Stillen mit unzureichendem Erfolg schrieb[7], sagt:

»Erfolgreiches Stillen ist die Art, in der die Mehrzahl der Mütter
überall auf der Welt ihre Babys nährt. Es ist eine einfache und
bequeme Angelegenheit. Wenn das Baby hungrig ist, gibt man ihm
einfach die Brust und läßt es saugen. Die Milch ist im Überfluß da, und
das Angebot an Milch paßt sich von selbst dem Wachstum des Kindes
und später auch seiner zusätzlichen Aufnahme von anderer Nahrung
an. Es geschieht nie, daß die Mutter sich Sorgen macht, ob das Baby
auch genug bekommt. Die Milch ist bereit und wartet darauf, die
Bedürfnisse des Babys zu befriedigen. Sowohl die Mutter als auch das
Baby genießen das Stillen so sehr, daß das Entwöhnen eher
hinausgezögert als übereilt wird.

Stillen mit unzureichendem Erfolg ist die Art der Brusternährung, die
für die in der Stadt lebende moderne Mutter Amerikas typisch ist.
Diese Art zu stillen ist eine schwierige und dürftige Angelegenheit. Es
besteht ständig die Sorge, daß nicht genug Milch für das Baby da ist.
Man erwartet von der Mutter, daß sie ihre Ernährung und ihre Schlaf-
und Lebensgewohnheiten bestimmten Regeln unterwirft, damit ihre
Milch gut und reichlich fließt. Sie macht sich Sorgen um das Waschen
der Brustwarzen und darum, welche Brust sie geben soll, und wann
und wie lange das Stillen dauern darf oder muß. Oft legt sie das Baby
vor und nach dem Stillen auf die Waage, um zu sehen, ob es genug
bekommen hat, und man empfiehlt ihr, die Milch, die in der Brust
zurückgeblieben ist, nach jedem Füttern mit der Hand auszudrücken
– ein mühseliges Geschäft. Oft ist das Angebot an Milch so
ungenügend, daß man zur Ergänzung der Brustmilch die Flasche
braucht. Brustentzündungen, Milchstau und Brustwarzenschrunden
verursachen häufig außerordentliche Schmerzen. Diese Schmerzen,

---

[7] »*Maternal Emotions*«, Hoeber, USA, 1955.

die Arbeit und die Besorgnis über ungenügende Milchproduktion machen das frühzeitige Abstillen zu einem typischen Symptom des unzureichenden Stillens.«

Aus Gründen wie diesen müssen wir den Wert der Stillrituale, die in unserer Gesellschaft üblich sind, neu überdenken und herausfinden, ob sie uns beim Stillen tatsächlich helfen, oder ob sie nur hinderlich sind. Mütter, die Milch in reichlicher Menge haben, sollten nicht meinen, daß sie sich die Mühe machen müssen, ihre Brüste – oder zumindest je eine – nach jeder Mahlzeit zu entleeren, wie viele Säuglingsbücher behaupten. Für manche Frauen erweist sich das als praktische Unmöglichkeit, da die Milch immer weiter fließt, und wenn sie die Brust wechseln, spüren sie sofort den Milchfluß-Reflex (Let-down-Reflex) in der anderen. Es scheint darum so zu sein, daß ein »völliges Entleeren der Brüste«, sei es durch das Baby allein oder durch das Baby und das Herausdrücken mit der Hand hinterher, nicht nötig ist und nur in den Fällen nützt, in denen die Mutter eine bessere Milchproduktion anregen will.

Eine der gefährlichsten Meinungen, die zur Zeit verbreitet sind, ist die, daß das Stillen selbst dann, wenn die Mutter »auf Verlangen« nährt, mit der Uhr reguliert werden müsse – daß das Baby so und so viele Minuten an einer Brust trinken soll und dann für ebensoviele Minuten an die andere Brust angelegt wird; wonach das Stillen dann abrupt beendet ist, das Kind sein »Bäuerchen« machen muß, gesäubert und trockengelegt wird und bis zur nächsten Fütterung in sein Bett kommt.

Wenn jedoch Mutter und Baby die Zeit des Stillens genießen und Vergnügen an ihrer Beziehung zueinander haben, ist das Stillen nicht ein isolierter Akt, der auf bestimmte Zeiten des Tages und auf eine vorher festgelegte Zahl von Minuten beschränkt ist. Das Kind ist kein Auto, dessen Tank mit Benzin gefüllt werden muß. Ebensowenig ist es ein gefährliches Tier, wenn auch vielleicht diejenigen, welche die Mutter betreuen, es für einen kleinen Tyrannen halten, der ihre Brustwarzen zernagt und ihr alle Kraft aussaugt.

Das neugeborene Kind ist wirklich hilflos. Alle seine Empfindungen sind in seinem Mund zentriert, in den tastenden, sensiblen Lippen und in der Zunge, und hier findet es seine allererste Befriedigung. Es von seiner Mutter zu trennen bedeutet, es von der Quelle seines Lebens wegzureißen. Es muß die liebevolle Fürsorge seiner Mutter erfahren, indem sie zärtlich zu ihm ist und es mit ihrem eigenen Körper wärmt, indem sie seine Glieder und winzigen Fingerchen und den zarten Flaum auf seinen Wangen streichelt, und indem sie auf seine Suche nach der süßen Milch antwortet, die nur sie ihm geben kann.

Es ist schrecklich für die Mutter und für das Kind, wenn ihnen diese erste Befriedigung in ihrer Beziehung entzogen wird. Das wird vom Baby nicht weniger heftig empfunden als von der Mutter, unabhängig davon, ob es gestillt oder mit der Flasche ernährt wird. Aber es gibt vielleicht auch im Hinblick auf die Gesundheit der Mutter Gründe, weshalb sie, wenn sie dazu imstande ist, ihr Baby stillen sollte[8]. Es ist kaum zu glauben, daß Menschen es für ihre Pflicht halten können, Mutter und Kind zu trennen und die Beziehung, die sich zwischen ihnen entwickelt, zu beeinträchtigen, nur weil Krankenhausregeln es verlangen.

Die Mutter möchte ihr Baby kennenlernen und Vertrauen zu sich selbst als Mutter gewinnen. Die Grundlage allen Vertrauens, das sie zu sich selbst als Mutter hat, wird zu diesem Zeitpunkt geschaffen. Sie möchte die Möglichkeit haben, in aller Ruhe und in der ihr gemäßen Zeit – und ohne Einmischung – ihren Weg zu ihrem Kind zu finden. Sie beginnt zu lernen, daß es nicht einmal genügt, ihr Baby zu lieben; sie muß es durch ihre warme körperliche Gegenwart, durch Hautkontakt und durch ihre Reaktion auf sein Bedürfnis nach Zärtlich-

---

[8] Das Stillen scheint die Gesundheit der Brust aufrechtzuerhalten, und man nimmt an, daß das Unterlassen des Stillens dem Brustkrebs Vorschub leistet. Siehe F. E. Adair, »Etiological factors of mammary cancer in 200 women«, *New york State Journal of Medicine,* 34: 61, 1934. H. J. Bagg, »Experimental Studies concerning the functional activity of the breast in relation to mammary carcinoma in mice«, *Journal of Cancer Research,* 9: 498, 1925.

keit und nach Milch *wissen* lassen, daß sie es liebt. Was hat es gern? Was mag es nicht? Sehr oft möchte sie ganz allein mit ihm sein, wenn sie es füttert, so daß sie ein wenig experimentieren kann, ohne das Gefühl haben zu müssen, daß sie von Experten ihrer Unbeholfenheit wegen kritisiert werden könnte. Geduldig beobachtet sie ihr Baby und entdeckt, wie es gehalten werden möchte und ob es das akzeptiert, wenn sie dabei liest, oder ob es ihre ganze Aufmerksamkeit wünscht. Sie sucht sich eine Haltung, die bequem für sie ist. Vielleicht möchte sie mit einer Expertin über einige der Stilltechniken reden, und gelegentlich kann jemand, der ruhig dabeisitzt und der Mutter beim Stillen zuschaut, Vorschläge machen, wie das Stillen möglicherweise noch einfacher und angenehmer für beide sein könnte. Aber es ist nicht die Aufgabe der Hebamme, geschäftig das Kommando über den Stillvorgang zu übernehmen, die Brustwarze in den Mund des Babys zu stecken und ihn an die Brust der Mutter zu halten, so gerne sie das auch tun möchte und so sehr sie auch das Gefühl haben mag, daß sie das alles so viel besser machen könnte – und sie sollte sich vielleicht nach der Motivation dieses ihres inneren Dranges fragen. Es ist möglich, daß sie selbst Sehnsucht nach einem Baby hat – und daran ist nichts Schlimmes. In unserer Gesellschaft ist viel vom Sexualtrieb die Rede, aber kaum von einem Verlangen, das nicht weniger heftig sein kann und das Frauen dazu veranlassen mag, eine bestimmte Berufswahl zu treffen, bei der sie mit der Betreuung von Kindern zu tun haben – das Verlangen, eine Mutter zu sein.

Stillen und Flaschenernährung

Die Beziehung zwischen dem Brustkind und seiner Mutter ist nicht einfach die des Nährens und der Nahrungsaufnahme – wie jede Mutter weiß. Aber Bücher über Säuglingspflege befassen sich, abgesehen von einem empfehlenden Hinweis auf den psychologischen Nutzen für das Baby, den man dem Stillen zubilligt, kaum mit Details über die Art der Beziehung oder über die psychologischen Auswirkungen auf die Mutter.

Einerseits sagt man uns, das Stillen sei wichtig und wünschenswert, und es sei unsere Pflicht, unsere Babys selbst zu nähren, sofern es uns möglich ist; denn die Muttermilch, so wird argumentiert, ist steril (was oft nicht zutrifft) und genau das Richtige für das Baby, sie hat die richtige Temperatur und gibt ihm das Wohlgefühl der Geborgenheit in unseren Armen und unsere völlige Aufmerksamkeit. Andererseits heißt es, daß es überhaupt nichts ausmache, wenn wir unsere Babys nicht selbst nähren können, weil Kuhmilch und moderne künstliche Babynahrung – in den Händen einer intelligenten Mutter – steril und hygienisch seien.

Aber natürlich vermitteln Brüste – glücklicherweise – ein ganz anderes Gefühl als Flaschen, und die Kommunikation durch Muskelbewegungen, durch die Anpassung der Brustwarzen an den Mund des Babys, durch das Fließen der Milch und durch andere unwillkürliche körperliche Erscheinungen ist nur möglich, wenn ein Baby gestillt wird. Das ist der große Vorteil, den das Stillen der künstlichen Ernährung gegenüber haben kann, aber es hat auch seine offenkundigen Nachteile für eine Mutter, die unter starker Belastung steht, oder die aus irgendeinem Grund das Gefühl hat, daß sie dem Baby keine Milch *geben* kann.

Ein Grund, weshalb manche Mütter das Stillen ablehnen, ist der, daß sie das Gefühl haben, es sei – wie das Gebären – etwas »Primitives«, eine zu elementare Erfahrung für eine zivilisierte Frau, als daß sie davon erwarten könne, daß sie genußvoll sei[9]. Das Stillen gibt solch einer Mutter das Gefühl, als sei sie eine

---

[9] Es gibt in dieser Hinsicht große kulturelle Unterschiede zwischen den verschiedenen Ländern und sozialen Klassen. Kurz nachdem mein erstes Kind geboren war, rief mir ein französischer Minister bei einem diplomatischen Dinner über den Tisch hinweg zu: »Und haben Sie viel Milch für das Baby?« – in England ein geradezu unerhörtes Verhalten! In USA dagegen, wo die Frauen in vielen Krankenhäusern vor der Geburt Routine-Injektionen bekommen, um die Milchbildung zu verhindern, wäre es als positiv schockierend empfunden worden.

»Bäuerin« oder eine »Kuh«, herabgewürdigt auf eine fast tierische Existenzebene. Die Formulierungen mancher Bücher, die Ratschläge über das Stillen geben, sind nicht immer eine Hilfe; die Leserin wird angewiesen, es möglichst den Kühen gleichzutun – ein besonders unglücklicher Vergleich, wenn die Frau, die in der Schwangerschaft und bei der Geburt brav eine Erfahrung ertragen hat, die sie als erniedrigend empfand, sich danach sehnt, wieder sie selbst zu sein wie zuvor. Man braucht nicht besonders empfindlich zu sein, um es abzulehnen, mit einer Kuh verglichen zu werden. Es ist jedoch zu erwarten, daß dieses Gefühl selten bei Frauen auftritt, die sich auf die Geburt vorbereitet haben und für die die Geburt viel eher ein freudiges als ein entwürdigendes Ereignis war. Wenn dieses Gefühl jedoch existiert und intensiv erlebt wird, muß man es als Kontra-Indikation gegen das Stillen betrachten; denn diese Beziehung zum Kind ist eine persönliche Angelegenheit, und wenn die Frau Widerstände dagegen hat, während sie zugleich darum ringt, es dennoch zu tun, weil sie sich dazu verpflichtet fühlt, baut sie wahrscheinlich für sich und das Baby viele Schwierigkeiten auf. Wenn sie sich entspannen kann und ihre Freude daran hat, ihr Baby mit der Flasche zu füttern, ist das Problem wohl gelöst. Schließlich ist es nicht so wichtig, womit, sondern wie es gefüttert wird. Es ist ihre liebevolle Berührung, die es braucht, und erfolglose Stillversuche können für die Mutter wie für das Baby eine sehr frustrierende Erfahrung sein. Das Stillen kann zwar die beste Art der Ernährung sein, aber erfolgloses Stillen nimmt wohl einen recht schlechten zweiten Platz ein hinter einer Ernährung mit der Flasche, bei der beide Teile glücklich und zufrieden sind.

Für manche Mütter ist das Stillen eine nahezu erotische Erfahrung. »Die Verschmelzung, die in den Armen des Mannes gesucht wird – jetzt nicht mehr gewährt, sondern entzogen – wird von der Mutter erlebt, wenn sie ihr Kind in seiner Schwere in sich ruhen fühlt oder wenn sie es an ihre schwellenden Brüste drückt... Das Kind befriedigt diese aggressive Erotik, die in der männlichen Umarmung nicht die vollkommene Erfüllung findet«.[10] Sie finden ausgesprochenes Vergnügen an dem Gefühl, ihr Kind an der Brust zu haben, und einige wenige sprechen offen von einem intensiven Lustgefühl, das sie dabei haben.[11] Ich kannte eine Mutter, die sich auf diese Weise von einem recht unbefriedigenden Ehemann ab- und ihrem Baby zugewandt hat. Andere Frauen erkennen zwar das erotische Element beim Stillen, haben aber eine große Abwehr dagegen. Sie wünschen nicht, daß zwei verschiedene Erfahrungsebenen – denn so getrennt erleben sie Sexualität und Mutterschaft – durcheinandergeraten, und aus diesem Grund kann das Stillen unangenehm für sie sein. Dr. Mavis Gunther[12] sagt, daß »manche es geradezu als einen Inzestakt betrachten, dem Baby die Brust zu geben«. Andere Frauen, die psychologische Probleme haben, deren Wurzeln in der ehelichen Beziehung zu liegen scheinen, wollen ihre Babys nicht stillen, oder sie versuchen sich aus der Beziehung zu ihrem Mann zurückzuziehen und können sich deshalb auf die Erfahrung des Stillens nicht völlig einlassen. Andere Frauen wiederum vermögen die Stimulierung ihrer Brüste durch ihren Mann nicht als sexuell lustvoll zu empfinden, solange sie noch stillen. Wenn sie nicht erkennen, daß dies ein ganz normales Gefühl ist, macht es ihnen möglicherweise ein wenig Angst. Manche Mütter fragen sich tatsächlich, ob die Geburt ihr Eheleben ruiniert hat. Die Ärzte erwähnen dieses Thema selten in den kurzen Gesprächen, die sie mit ihren Patientinnen führen. Hebammen halten

---

[10] Simone de Beauvoir, *Das andere Geschlecht,* Reinbek: Rowohlt 1978.

[11] Das Stillen regt – wie die sexuelle Erregung – uterine Kontraktionen und damit auch die schnelle Rückbildung der Gebärmutter zu ihrem nicht-schwangeren Zustand an. Oft bemerken Mütter in den Tagen nach der Geburt heftigere »Nachwehen« gerade dann, wenn sie stillen. Frauen, die diese Wehen haben, werden mit größerer Wahrscheinlichkeit erfolgreich stillen können als diejenigen, bei denen sie nicht auftreten. Siehe Chassar Moir, »Recording the contractions off the human pregnant and non-pregnant uterus«, *Transactions of the Obstetrics Society,* 54: 93, 1934; Niles Newton und M. Newton, »Relation of the let-down reflex to ability to breast-feed«, *Pediatrics,* 5: 726, 1950.

[12] *Infant Feeding,* Methuen, 1970.

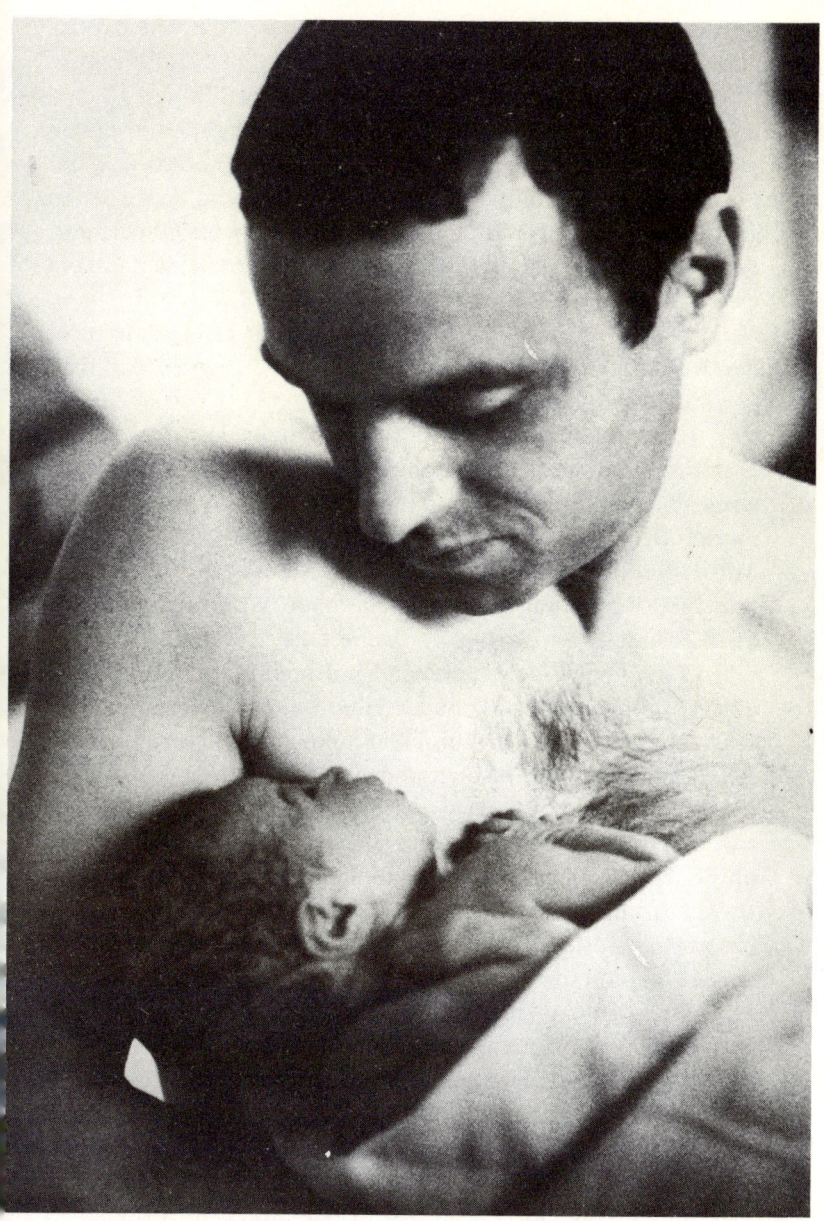

Erster Hautkontakt mit dem Vater: Das Baby schaut ihn an.

es meist für lästig und unwichtig, und es ist kein Thema, das eine junge Frau für bedeutsam genug hält, um sich berechtigt zu fühlen, deshalb eine »Autorität« um Rat zu fragen.

Es betrifft aber auch den Ehemann. Manche Männer haben eine unmittelbare Freude an den mütterlichen Funktionen der Frau, und ihnen gefällt die Frau in ihrer Mutterrolle. Sie haben gar nichts gegen das Stillen um zehn oder zwölf Uhr nachts. Aber viele Männer können nicht vermeiden, daß sie dann ein wenig eifersüchtig auf das Baby sind.

Verständnis für dieses Problem widerspricht ganz gewiß nicht der Bereitschaft zum Stillen; es bedeutet lediglich, daß man gewillt ist, sich darauf einzustellen.

Wir haben gesehen, daß das Kind nicht nur wegen der Ernährung an die Brust genommen wird, und die Technik der ausreichenden Nahrungsaufnahme ist nicht das einzige, was es an der Brust lernt. Die Arme seiner Mutter sind für ihn die Mitte seines Universums. Sie ist das, was Leben gibt und erhält, und ihre Berührung ist die Quelle allen Wohlbefindens und aller Freuden. Es ist tragisch, wenn eine Mutter ihr Kind als einen Feind behandelt, als einen Eindringling, der sie aussaugt und erschöpft und ihr alle Jugend und Schönheit nimmt, der sie schwach und verbraucht zurückläßt, um nach ein paar Stunden schon nach mehr zu brüllen und sich wieder an ihr zu mästen wie ein Blutegel. Ein gewisser John Bratby malte eine sich aufopfernde Madonna – in einem Zustand vollständiger physischer Auflösung in einer unaufgeräumten Küche voller Babynahrungsdosen und anderer Ritualgegenstände, wobei sie ein großes, fettes, strammes Baby füttert, das der SOHN ist, den sie anbetet, das verehrte Kind, dem sie ihr Leben zu Füßen legt. Dies ist eine nicht unvertraute Szene im Heim vieler gewissenhafter Mütter, die sich im Kampf mit dem Baby fühlen. Es ist vielleicht gar nicht so unüblich, daß der Mutter unter diesen Umständen der Rat gegeben wird, »dem Baby zu zeigen, wer der Herr im Hause ist«, oder »ihm klarzumachen, daß du hier bestimmst«. Doch sind dies seltsame Worte im Zusammenhang mit dieser zärtlichsten und zartesten aller menschlichen Beziehungen, und sie bieten schwerlich eine Antwort auf das Bedürfnis des Kindes nach seiner Mutter und seine innige Liebe zu ihr.

Das Kind an der Brust lernt, was Vertrauen zum Leben ist

»Dazu muß jedoch gesagt werden, daß die Summe von Vertrauen, die das Kind seinen frühesten Erfahrungen entnimmt, nicht absolut von der Quantität an Nahrung und Liebesbezeugungen, sondern eher von der Qualität der Mutter-Kind-Beziehung abhängt. Ich glaube, daß die Mutter in dem Kinde dieses Vertrauensgefühl durch eine Pflege erweckt, die ihrer Qualität nach mit der einfühlenden Befriedigung der individuellen Bedürfnisse des Kindes zugleich auch ein starkes Gefühl von persönlicher Zuverlässigkeit innerhalb des wohlerprobten Rahmens des Lebensstils in der betreffenden Kultur vermittelt. Hier formt sich die Grundlage des Identitätsgefühls, das später zu dem komplexen Gefühl wird, daß man ›in Ordnung‹ ist, daß man ein Selbst besitzt und daß man das Vertrauen der Umwelt rechtfertigt, indem man so wird, wie sie es von einem erwartet.«[13]

Ian Suttie betrachtet die Angst, den Haß und die Aggression, von denen Freud meinte, daß sie primäre, in der menschlichen Natur festgelegte Instinkte seien, und das Streben nach Macht, von dem Adler meinte, daß es das eigentliche Charakteristikum der menschlichen Natur sei, als pathologische Folge der Verweigerung der Mutter, sich dem Kind zuzuwenden, oder ihres Rückzugs vom Kind, wenn es sie braucht, und wenn ihre Abwesenheit entsetzliche Einsamkeit und Verlust an Sicherheit zur Folge hat. Aggression, so sagt er, ist keine angeborene Emotion. Die gute Mutter ist die warme, zugewandte Mutter, die Mutter, die da ist, wenn das Kind sie braucht, die Mutter, die ihre Gefühle der Zärtlichkeit dem Kind gegenüber nicht verleugnet und die diese Gefühle zum Ausdruck bringen kann, die das Kind mit spontaner Zuneigung küßt und herzt und streichelt. (Es gibt nicht weniger Mütter, die ihren Kindern – oder einem bestimmten Kind – gegenüber »frigide« sind, als

---

[13] Erik Erikson, *Kindheit und Gesellschaft,* Stuttgart: Klett, 4. Aufl., 1971, S. 243.

es Frauen gibt, die sich ihren Männern gegenüber frigide verhalten). Es ist keineswegs so, daß im Baby von Geburt an Aggression bereitliegt, die nur darauf wartet, auszubrechen. Sie erwächst aus der Mutter-Kind-Beziehung, und wenn ein Kind abnormal aggressiv ist, muß etwas zwischen Mutter und Baby geschehen sein, das dazu führte, daß die Mutter das Kind emotional zurückwies oder daß das Kind Angst bekam, die Mutter könnte es zurückweisen.

»Unser erwachsener, geiziger, materialistischer Geist hat entschieden, daß das Kind in der Partnerschaft mit der Mutter entschieden im Vorteil sei, und wir sprechen von der ›Aufopferung der Mütter‹. Die Mutter-Kind-Beziehung ist jedoch (in der Erfahrung des Kindes) eine echte, gleichgewichtige Symbiose; und *das Bedürfnis zu geben* ist deshalb ebenso lebensnotwendig *wie das Bedürfnis zu nehmen*«.[14]

Das Spiel an der Brust

Eine der wichtigsten Erfahrungen, die das Kind an der Brust machen kann, ist die des *Spielens*. Mag eine Frau es auch sehr eilig haben und sich für noch so tüchtig halten, so sollte sie doch realisieren, daß das Baby nicht nur da ist, um wie eine Maschine zu saugen. In erster Linie will das Kind mit seinen Lippen und mit seiner Zunge spielen, und erst später wird es das Vergnügen kennenlernen, ihre Brust oder den Stoff ihres Kleides mit seinen Fingerchen und der Handfläche zu streicheln, gegen ihre Brust zu »patschen« und zu trommeln oder sogar zu schlagen und ihre Elastizität und Weichheit zu genießen.

Am Anfang ist der Sitz seines lebhaftesten Vergnügens im Bereich des Mundes, und schon von den ersten Wochen lustvollen Saugens an wird es versuchen, zu lecken, zu knabbern, die Brustwarze zwischen seinen Lippen zu rollen

---

[14] Ian Suttie, *The Origins of Love and Hate,* Kegan Paul, 1935.

und kleine schnalzende Bewegungen mit den Lippen gegen die Brust zu machen, wenn man ihm erlaubt, im Arm seiner Mutter zu liegen und mit ihrem Körper zu spielen. Daran ist nichts Schockierendes oder Ungesundes, auch wenn Hebammen gelegentlich über dieses Spiel beim Stillen die Stirn runzeln und befürchten, daß die Mutter mit schmerzenden wunden Brustwarzen enden wird. Wund werden die Brustwarzen bei demjenigen Baby, das sich sofort auf die Brustwarzen stürzt, wenn es zu seiner Mutter kommt, vom Hunger bedrängt und brüllend – und nicht, wenn es zwanglos mit seiner Mutter spielen kann, wann immer ihm danach zumute ist, und die Nähe ihrer Haut genießen darf, wenn die Befriedigung des Hungers nicht sofort nötig ist.

Die Planung des Tages

Es ist wahr, daß die Mutter, um diese Art von Kommunikation mit ihrem Kind möglich zu machen, ihren Tag eher um das Baby herum organisieren muß, als daß sie darum kämpfen sollte, das Baby in eine vorgefertigte Routine einzupassen, die von irgend jemand Außenstehendem empfohlen oder aus einem Buch entnommen wurde. Das Baby muß an erster Stelle kommen. Das mag hart klingen; aber sobald man sich entschlossen hat, eine entspannte Haltung zur Hausarbeit und zur häuslichen Routine – und auch zu den außer-häuslichen Tätigkeiten, mit denen sich die Mutter (ganz zu Recht) zu befassen versucht – einzunehmen, wird es eher leichter als schwieriger, eine Routine aufzubauen, die einigermaßen mit dem Bedürfnis des Babys nach Aufmerksamkeit zu vereinbaren ist. Das neugeborene Baby hat einen bestimmten Rhythmus des Schlafens, Essens und der Schmusezeit, den man erkennen muß, bevor man die günstigsten Zeiten herausfinden kann, um die Windeln zu wechseln, einen Kuchen zu backen oder einkaufen zu gehen. Die Mutter, die gegen ihr Baby kämpft und sich immer mehr verkrampft, während sie auf sein Schreien hört, wird die meisten Schwierigkeiten haben, die Zeit für alle Dinge zu finden, die sie tun muß, um daheim eine friedliche und beglückende Atmosphäre für ihren Mann zu schaffen. Wenn man es mit einem winzigen Baby zu tun hat, ist der einfachste Weg für alle Beteiligten der, alles »sollte« und »müßte« zu vergessen und sich der Freude an dem Baby, wie es ist, zu überlassen.

Menschliche Wesen sind wichtiger als der Staub unter dem Bett und unabgewaschenes Geschirr, und es ist wirklich gleichgültig, was andere Leute sagen. Wenn es der Mutter nicht gleichgültig ist, kann sie immer ein Zimmer aufgeräumt und sauber halten, so daß sie weiß, daß sie einen Ort hat, wo sie Gäste empfangen und den Anschein eines gutgeführten Haushaltes geben kann.

Selbst die physische Gesundheit eines Babys kann ebensosehr – oder noch mehr – von der zärtlichen, liebevollen Betreuung abhängen, wie von seiner hygienischen Umgebung. Es gibt eine klassische Studie von René Spitz[15] an einundneunzig Babys in einem Kinderheim, denen man alle erdenkliche körperliche Pflege angedeihen ließ, deren Ernährung sorgfältig überwacht wurde und denen sich »keine Person nähern durfte, deren Hände und Kleider nicht sterilisiert waren«, denen jedoch die Zuwendung der Mutter oder einer Ersatzperson fehlte. Darin ist zu lesen, daß vierunddreißig dieser Babys starben und die meisten der Überlebenden in ihrer Entwicklung stark zurückblieben. In der Kontrollgruppe unehelicher Kinder, die bei ihren Müttern – meist ungebildete Arbeiterinnen – gelassen wurden, entwickelten sich die Babys normal, und nicht ein einziges starb.

Die tägliche Routine ist weitgehend davon bestimmt, wann das Neugeborene gefüttert werden will, und Mutter und Baby kommen am leichtesten miteinander aus, wenn das Kind in den ersten Wochen zu jeder Zeit »nach Verlangen« gefüttert wird.

---

[15] »Anaclitic Depression«, The Psychoanalytic Study of the Child, vol. II. Internat. Universities Press, 1946.

Nach und nach stellt die Mutter fest, daß das Baby es aushalten kann, ein bißchen auf seine Mahlzeit zu warten, und wenn sie anfängt, den Faden ihres sozialen Lebens und ihrer Aktivitäten außer Haus wiederaufzunehmen, kann sie die Fütterungszeiten ein wenig ihren Bedürfnissen anpassen, falls es sich nicht herausstellen sollte, daß dies das Baby sehr unglücklich macht; in diesem Fall ist es noch nicht reif dafür. Man sollte ein Baby niemals vor Wut und Angst brüllen lassen; kleine Babys sind nicht »unartig«, wenn sie schreien. Sie haben entweder Schmerzen oder Angst, oder sie sind frustriert. Das Baby weiß noch nicht, daß der ganze Tag der Mutter so organisiert ist, daß es mit Sicherheit zu seiner Nahrung, zur nötigen Wärme und zu trockenen, sauberen Windeln kommt. Für ihn ist das Universum noch vollkommen unorganisiert und schattenhaft. Nach einigen Wochen beginnt es, ein Muster zu erspüren und bestimmte Aktivitäten zu erwarten. Wenn seine Mutter es hochnimmt und es in einer Weise in ihren Arm bettet, die ihm bekannt ist, weiß es, daß es jetzt gefüttert wird. Wenn es Wasser rauschen hört und den angenehmen Geruch der angewärmten Badetücher wahrnimmt, ist es Badezeit. Nach und nach beginnt es, an der Sicherheit eines einigermaßen festgelegten Tagesablaufs Gefallen zu finden.

Aber wir können uns vorstellen, daß der Hunger für das neugeborene Baby eine furchtbare Erfahrung ist. Er tut nicht nur weh, sondern das Baby weiß auch nicht, ob die Qual jemals enden wird. Manche Erwachsene lächeln mit amüsierter Toleranz, wenn sich sein Jammern zu einem wütenden Wehgeschrei erhebt, aber wer in der Lage ist, in der Vorstellung diese Erfahrung der frühesten Kindheit wieder aufleben zu lassen, sich in sie einzufühlen, wird nicht lächeln. Denn das Kind ist in heller Panik. Er weiß um nichts als um sein Bedürfnis. Er fühlt sich vollkommen isoliert und verloren.

»Das Baby kann nicht unterscheiden zwischen ›ich‹ und ›nicht ich‹; seine eigenen Gefühle sind seine Welt, *die* Welt; wenn es friert, hungrig oder einsam ist, gibt es keine Milch, kein Wohlgefühl und kein Vergnügen auf dieser Welt – die Dinge, die dem Leben seinen Wert geben, sind verschwunden. Und wenn es von seinem Verlangen oder von zorniger Erregung gequält wird, von wildem, erstickendem Schreien und schmerzvollen, brennenden Entleerungen, ist seine ganze Welt nur die des Leidens; sie bedeutet Brennen, Stechen und Zerreißen.«[16] Bücher über Säuglingspflege, die das regelmäßige Wiegen – sogar vor und nach dem Füttern – nahelegen, können der Mutter nicht sagen, wann ihr Baby hungrig ist. Nur das Baby selbst kann das tun. Bevor das Kind von seiner Mutter zu lernen beginnt, muß die Mutter vom Baby lernen.

Es gibt eine sichere Regel für jede junge Mutter, an die sie sich halten kann: *wenn ein neugeborenes Baby schreit, will es fast immer gefüttert werden.* Es ist tatsächlich so einfach. Die angebliche Sicherheitsnadel, die in seiner Windel stecken soll – von der man in vielen Säuglingspflegebüchern liest – ist wohl kaum der Grund. Höchstwahrscheinlich ist das Baby hungrig. In manchen Fällen ist ein leicht erregbares Baby völlig zufrieden, wenn es hochgenommen und herumgetragen oder geschaukelt wird, oder wenn man es einfach im Arm hält, wo es den gleichmäßigen Herzschlag der Mutter hören kann, wie es das in seiner vorgeburtlichen Existenz in der Gebärmutter gewöhnt war. Meine ersten vier Babys mochten das nicht und waren glücklich, wenn sie hingelegt wurden, nachdem sie an der Brust eingeschlafen waren. Ich dachte, das käme daher, w-eil ich mit meinen Babys so gut umzugehen wußte. Ich hatte unrecht. Mein fünftes Baby war von Anfang an gesellig und vor allem an den Abenden recht munter. Die Kommentare anderer Mütter und älterer Frauen sind oft so geartet, daß eine Frau sich geradezu schuldig fühlt, wenn sie ihr Baby aufbleiben läßt. Aber es ist nichts Falsches daran, wenn sie selbst es erträgt, und nach etwa drei Monaten beginnt das Baby, sich auf einen »normalen« Lebensrhythmus einzustellen. Es ist viel besser, wenn Sie akzeptieren, daß Ihr Baby eben nun einmal so und nicht anders ist, anstatt es zu quälen und es zu bekämpfen.

[16] Joan Riviere, *Love, Hate and Aggression*, Hogarth Press, 1962.

Etwa vom vollendeten ersten Lebensmonat an kann ein kleiner geneigter Sitz sehr geeignet sein, den man auf die Geschirrablage oder auf den Tisch stellen kann, wo immer die Mutter gerade arbeitet, und später ist eine Wippe von unschätzbarem Wert, wenn man sie dort aufhängt, wo das Kind der Mutter einige Zeit bei ihrer Hausarbeit zuschauen kann – in guter Entfernung von heißem Wasser, Kochtöpfen, Messern und elektrischen Steckern und Kabeln! Doch so nützlich Stühlchen auch sind – die meisten Babys wollen angefaßt und herumgetragen werden und das Gefühl haben, daß sie dazugehören! Vielleicht ist das der Grund, weshalb sich so viele Babys abends stundenlang aufregen und schreien und nur glücklich sind, wenn man sie hochnimmt und liebkost, Musik hören und fernsehen und am Familienleben teilnehmen läßt. Ein Baby-Tragegestell oder Tragetuch ist etwas, ohne das viele Eltern nicht auskommen könnten. Denn damit kann das Baby mit ihnen lange Spaziergänge machen, auf Fahrradtour gehen oder sogar auf Berge steigen, oder sie können es mit sich herumtragen, während sie den Teppich saugen oder die Wäsche in die Maschine räumen.

Wenn ein Baby schreit, kann der Grund auch ein anderer als Hunger sein. Vielleicht sagt es Ihnen damit, daß es Behaglichkeit, Liebe und Körperkontakt braucht. Babys scheinen immer wieder eine Bestätigung dafür haben zu wollen, daß sie zur Menschheit dazugehören.

Das Nachfüttern mit der Flasche

Wenn das Baby zwischen den Mahlzeiten schlaflos und unruhig ist, oder wenn es nicht zu wachsen scheint, nicht dicker und größer wird und »mickrig« aussieht, können Sie versuchen, ihm zusätzliche Nahrung zu geben, indem Sie nach dem Stillen mit Kuhmilch nachfüttern. Das ist ein so offenkundiger Ausweg, daß es eigentlich unnötig ist, darüber zu reden; aber es ist erstaunlich, wie viele Mütter meinen, daß sie zwischen Stillen und Flaschennähren ihre ausschließliche Wahl treffen müßten und daß die kombinierte Methode zu viel Arbeit bedeute. Manche Babys wollen nur nach der Nachmittagsmahlzeit nachgefüttert werden, wenn die Mutter vielleicht recht erschöpft und nicht mehr in der Lage ist, dem Baby so viel Milch zu geben wie zu den früheren Stillzeiten des Tages. Das ist keine Schande.

Die Milch zum Nachfüttern kann man vor dem Stillen in einer Flasche, einer Tasse oder sogar in einem Weinglas bereitstellen. Das Baby kann sie saugen, von einem Löffel oder aus einer Tasse trinken. Etliche kleine Babys vertragen Vollmilch nicht gut, deshalb sollte man sie ein wenig verdünnen. Sie mögen sie auch gern gesüßt. Bis das Baby einige Monate alt ist, sollte die Milch gekocht werden, auch wenn sie pasteurisiert ist. Das Nachfüttern wird natürlich Ihr Angebot an Milch nicht erhöhen. Wenn Sie viel nachfüttern, wird es sich sogar verringern. Falls Sie also überhaupt nachfüttern, ist es gut, zugleich etwas für die Milchproduktion zu tun.

Die einzige mir bekannte Methode hierfür ist die, den Reiz, den das Saugen des Babys ausübt, zu verlängern, indem man es öfters stillt und das Nachfüttern auf ein Minimum herabsetzt. Das Verlängern jeder Stillzeit kann ein wenig helfen, aber im allgemeinen ist der Reiz größer, wenn man einfach mehr Mahlzeiten über den Tag verteilt. Für manche Babys ist es gerade das richtige, wenn sie alle zwei oder drei Stunden gestillt werden. Wenn man das ein paar Tage lang macht, wird es eine überwältigende Wirkung auf Ihre Milchproduktion haben. (Mehr über das Anregen der Milch im nächsten Abschnitt.) Außer bei sehr heißem Wetter oder in einem überhitzten Krankenhaus ist es unwahrscheinlich, daß ihr Baby zusätzlich Wasser trinken muß.

Es hilft nicht, riesige Mengen von Flüssigkeit zu trinken, wenn man stillt. Eine Mutter sollte gerade so viel trinken, wie sie möchte. Viele Frauen sind durstig, wenn die Milch fließt, und trinken gern zur selben Zeit wie das Baby. Bei heißen

Getränken muß sich die Mutter darauf einstellen, daß der Tag kommt, an dem das Baby mit seiner kleinen Faust herumfuchtelt, wenn sie gerade gar nicht darauf gefaßt ist, und ihre Tasse trifft. Sobald ein Baby mit den Ärmchen stößt und zappelt, ist es unklug, etwas Heißes zu trinken, während man es in den Armen hält; dasselbe gilt natürlich auch für andere Personen, die das Baby halten.

Wie man das Milchangebot erhöht

Das Beste, was Mütter tun können, um ihre Milchbildung anzuregen, ist ein tägliches Sonnenbad – und sich von einem liebevollen Ehemann verwöhnen und hätscheln zu lassen; aber da beide, Sonne und liebevoller Mann, unter Umständen abwesend sein können, und da die Mutter wahrscheinlich mehr zu tun hat als je zuvor, muß sie andere Mittel ausfindig machen, um ihr Milchangebot zu erhöhen, wenn sie befürchtet, daß sie nicht genug hat, um die Nachfrage zu befriedigen.

Je mehr die Brüste durch das Saugen des Babys stimuliert werden, desto wahrscheinlicher ist es, daß sie mit der Produktion von Milch reagieren. Ein hungriges Baby möchte oft gefüttert werden, und auf diese Weise wird das Angebot erhöht. Die Nachfrage regelt das Angebot auf ganz natürliche Weise. Man braucht keine einzige Uhr im Haus zu haben, um imstande zu sein, das Baby zu seiner Zufriedenheit zu stillen. Es ist nicht nötig, nach der Zeit zu sehen oder zu überlegen, wie lange die letzte Mahlzeit zurück liegt, oder gar aufzuschreiben, wie oft es in den letzten vierundzwanzig Stunden gestillt wurde, auch wenn andere Leute ständig danach fragen. Das Festlegen der Stilldauer ist gefährlich, weil die Mutter mehr die Uhr als das Baby im Auge hat und sich nicht darauf konzentriert, Milch zu geben und das Vergnügen ihres Fließens zu genießen, wie sie es tun würde, wenn sie nicht so unsicher wäre und mehr Selbstvertrauen hätte. Sie kann das Baby an der anderen Seite anlegen, wenn die eine ziemlich leer ist, das heißt, wenn es angestrengt saugen muß, bis es den Mund voll hat, oder wenn es seinen Blick umherschweifen läßt und sich für andere Dinge zu interessieren beginnt. Eine Mutter mag das vielleicht gar nicht bewußt beobachten; sie fühlt einfach, daß es Zeit zum Wechseln wird, und reagiert unbewußt auf die Veränderung im Rhythmus. Dann läßt sie das Baby an der anderen Brust so lange trinken, wie es will. Wenn es anfängt, herumzuspielen, läßt sie sich noch ein bißchen Zeit, um sich an dem Baby zu freuen und es mit der Brust spielen zu lassen, und wechselt dann seine Windeln.

Da ein Baby nicht gern auf seine Mahlzeit wartet, ist es das beste, erst nach dem Füttern die Windeln zu wechseln, oder vielleicht, nachdem es eine Brust leergetrunken hat, und es ist auch besser, es nach dem Füttern zu baden, wenn es dabei nicht allzusehr herumgeschüttelt wird. Bei manchen Babys kommt die Nahrung leicht wieder hoch, bei anderen nicht; aber die Eltern können grundsätzlich helfen, indem sie eine Technik entwickeln, die es ihnen ermöglicht, das Baby ohne unnötiges Bewegen auszuziehen. Das beste wäre, das Baby nur beim Anziehen umzudrehen, aber das hängt natürlich von der Art der Babykleidung ab. Es ist praktisch, wenn die Halsöffnung weit genug ist, daß man die Sachen von unten anziehen kann, oder man nimmt Jäckchen, die am Nacken oder über Kreuz zu binden sind. Solch eine Technik des Ausziehens und Badens kann man in Elternkursen lernen, bevor das Baby da ist, oder man kann es sich hinterher von der Hebamme zeigen lassen.

Um zu ihrer nötigen Ruhe zu kommen, tut die Mutter gut daran, es sich zur Gewohnheit zu machen, ihr Baby auf dem Bett oder auf einer Couch mit hochgelegten Füßen zu füttern. Dabei sollte sie es sich mit einer Decke oder einem Fell – wenn ihr kalt ist, auch mit einer Wärmeflasche – und mit einem Getränk und einem Buch so bequem und angenehm wie möglich machen. Ein Sofa in der Küche kann von großem Nutzen sein, da es eine ganze Reihe von Hausarbeiten gibt, die man im Liegen erledigen kann.

Wenn die Dinge ihr über den Kopf zu wachsen drohen – und zeitweise tun sie das –, sollte sie so schnell wie möglich alles liegen und stehen lassen und sich ins Bett legen, um ein wenig auszuruhen. Zehn Minuten Entspannung und Ruhe genau zu diesem Zeitpunkt sind besser als stundenlanges Liegen zu einem späteren Zeitpunkt, wenn es schon so weit gekommen ist, daß sie sich schwach und elend fühlt.

Widersprüchliche Ratschläge

Eine der größten Gefahren des Stillens, vor allem für eine Mutter, die ihr erstes Baby bekommen hat, sind die guten Ratschläge von anderen, die selbst nie ein Baby gestillt haben oder die nicht in der Lage waren, längere Zeit zu stillen. Die diversen Ratschläge sind fast immer widersprüchlich und können eine Frau so sehr in Verwirrung bringen, daß sie schließlich das Gefühl hat, es sei das beste, alles aufzugeben und das Baby mit der Flasche zu füttern.

Die anderen Frauen sind im allgemeinen die ersten, die Zweifel laut werden lassen, ob die junge Mutter wohl genügend Milch habe und ob sie »sättigend« genug sei. Oft bekommt sie das von ihrer Mutter oder Schwiegermutter zu hören. Auch bei einem Arzt, dessen Frau es nicht fertigbrachte, ihre Babys zu stillen, sind die Erfolgschancen seiner Patientinnen, was das Stillen betrifft, zweifelhaft. Wenn irgendwelche Leute Ihnen Ratschläge zum Stillen geben, so fragen Sie zuerst, ob *sie* Freude am Stillen hatten, oder wenn es ein Arzt ist, ob seine Frau ihre Babys gestillt hat.

Rückbildung

Die Hebamme wird der Mutter eine Liste mit Übungen geben, die sie machen soll, oder, falls sie im Krankenhaus ist, wird die Krankengymnastin kommen und den Müttern, die gerade entbunden haben, geeignete Übungen für die Zeit des »Wochenbetts« (so werden die sechs Wochen, die der Geburt folgen, genannt) vorstellen. Im allgemeinen beginnt man damit einen Tag nach der Entbindung, und sie sollten nach und nach gesteigert werden, so daß man die Muskeln trainiert, ohne sie zu belasten. Solche Übungen wurden wahrscheinlich schon in der Schwangerschaft gemacht und sind jetzt sehr nützlich.

Eine der wichtigsten Übungen besteht darin, die Muskulatur des Beckenbodens wieder zu spannen. Jetzt ist das Anspannen dieser Muskeln wichtiger als ihre Entspannung. Wenn eine Mutter einen Dammschnitt oder -riß hatte, ist sie dazu vielleicht zunächst noch nicht imstande, da es schmerzhaft sein kann, aber sie sollte zu üben anfangen, sobald es nicht mehr weh tut. Es ist allerdings wichtig, dieses Anspannen des Beckenbodens nicht nur als eine Übung für bestimmte Zeiten des Tages zu betrachten – obwohl es gut ist, immer beim Abwaschen oder immer beim Stillen zu üben, damit man sicher sein kann, es nicht zu vergessen. Vielmehr sollte es zur Gewohnheit werden, diese Muskeln gestrafft zu halten. Wenn die Mutter ihre Muskeln während der Schwangerschaft gut vorbereitet hat und in der Austreibungsphase der Geburt die Kontrolle nicht verloren hat und übermäßige Anstrengung vermeiden konnte, und wenn sie dann in der Zeit des Wochenbetts ihre Muskeln sorgfältig trainiert, können ihre Beckenorgane wieder so klein werden, wie sie vor der Empfängis ihres Kindes waren. Vielleicht wird sie beim Anpassen eines neuen Diaphragmas (empfängnisverhütendes Scheidenpessar) feststellen, daß sie kein größeres benötigt als zuvor.

Die Ernährung der Mutter

In der Zeit des Wochenbetts leiden viele Frauen unter Verstopfung, und es ist üblich, daß die Hebammen am dritten oder vierten Tag nach der Geburt zu Abführmitteln raten. Um es deutlich zu sagen: das sollte nicht nötig sein, und wenn man frühzeitig wieder aufsteht und die Rückbildungsübungen macht, die den Bauch innerlich »massieren«, benötigt die Mutter oft nichts anderes als frisches Obst, Ballaststoffe wie Haferflockenbrei und Kleie, und, wenn sie will, abführende Nahrungsmittel wie geschmorte Zwetschgen oder Feigen. Sie sollte auf der Toilette jegliche Anstrengung vermeiden, da dies einen bereits gedehnten Beckenboden übermäßig belastet.

Die stillende Mutter sollte nicht meinen, daß sie sich während der ganzen Zeit des Stillens Sorgen über ihre Ernährung machen müsse. Es ist nicht nötig, riesige Mengen von Protein in Form von Fleisch oder Fisch zu sich zu nehmen, um ein Baby stillen zu können, obwohl sie vielleicht feststellt, daß sie mehr Milch trinken möchte. Es sind jedoch keineswegs große Milchmengen nötig, um Milch zu produzieren; eine Kuh trinkt selbst auch keine Milch. Viele Vegatarierinnen haben nicht die geringsten Schwierigkeiten mit dem Stillen.[17] Wenn die Mutter abnehmen möchte, kann sie sich auf frisches Obst, Gemüse und Salate beschränken und Kohlehydrate meiden, wie ihr jeder Zeitschriftenartikel über das Schlankwerden verraten wird. Wenn sie zwischen den Mahlzeiten hungrig ist, kann sie Käse in Stückchen wie Schokolade essen.

Rund um die Babypflege

Die Mutter muß viele gute Ratschläge von fast allen Leuten, mit denen sie in Berührung kommt, über sich ergehen lassen – von Freundinnen, Verwandten, von Leuten, die sie beim Einkaufen trifft, von der Tageshilfe, von Frauen, die nie ein Baby gehabt haben, und vor allem von ihrer Mutter. Aber man würde sich als Mutter eines ersten Babys ohne alle diese Ratschläge entsetzlich isoliert vorkommen, und sie sind ein

[17] Die Autorin, die selbst Vegetarierin ist, stillte ihre Zwillinge neuneinhalb Monate lang, ohne ihre Gesundheit zu belasten oder gar zu schädigen.

Zeichen der Liebe der Menschen zu kleinen Babys und ihres Wunsches, etwas für sie zu tun. Wenn man dies erkennt, kann man selbst die aufdringlichsten Vorschläge dankbar annehmen. Man muß das Baby schreien lassen, und die Mutter muß sich ausruhen, sagt man ihr, denn wenn das Kind nicht schreit, »dehnen sich seine Lungen nicht aus«. Aber eine Mutter ist wohl kaum imstande, sich auszuruhen, während ihr Baby schreit, und sie sollte es auch gar nicht erst versuchen. Wenn sie sich hinlegen will, kann sie es mit in ihr Bett nehmen. Die Lungen des Babys werden sich trotzdem hervorragend ausdehnen.

Sie muß gewisse Dinge essen, die sie nicht ausstehen kann, sonst wird ihre Milch versiegen. Wenn das Baby nicht wollene Söckchen, Mützchen und Handschuhe trägt, wird man ihr fast mit Sicherheit sagen, daß es friert, und alle werden besorgt seine Hände und Füße anfassen. Es soll nicht auf dem Bauch liegen, sonst wird es ersticken. Es sollte gewogen werden und Kolikarznei, zusätzliche Vitamine, feste Nahrung, Magnesium, Wasser zwischen den Mahlzeiten und Getreideschleim bekommen – all dies und noch mehr wird empfohlen.

Je einfacher die Babykleidung ist, desto besser. Am einfachsten ist es, wenn alle Sachen entweder vorn oder hinten zu öffnen sind, so daß das An- und Ausziehen keine Mühe macht. Lange Bänder und Schnüre sollte man weglassen, da das Baby bald anfängt, daran zu lutschen. Wenn es nicht windig ist, wird das Baby keine Mütze brauchen. Söckchen werden immer weggestrampelt, sobald das Kind sich bewegt, und Handschuhe hindern es daran, seine Fingerchen zu erforschen. Sie werden ebenfalls angelutscht und sind sehr bald schmutzig.

In den ersten Monaten sollten die Jäckchen lieber aus einem Baumwoll-Wolle-Gemisch sein anstatt aus reiner Wolle, da die Haut von kleinen Babys oft sehr reizempfindlich ist. Es kann von der Wolle des Ausgehjäckchens einen Ausschlag unter dem Kinn bekommen, und dann muß man die Haut mit einem weichen Lätzchen oder einem Baumwolltuch schützen.

Jäckchen, Windeln, Windelhöschen, durchgehende Strampelanzüge, dazu warme Schals oder eine Decke, um es darin einzuwickeln, wenn es von einem Zimmer ins andere getragen wird – mehr ist wohl nicht nötig. Sobald es zu strampeln beginnt, sollte es einen warmen, weiten Strampelsack bekommen.

Um festzustellen, ob das Baby warm genug hat, kann die Mutter seinen Nacken befühlen, wo es angenehm warm sein sollte. Wenn sie nicht sicher ist, sollte sie auch den Bauch und den Rücken anfassen. Obwohl man Babys natürlich nicht blau vor Kälte werden lassen soll, versteht es sich von selbst, daß sie ebensowenig rot vor Hitze werden dürfen.

Manche Mutter ist sich nicht im klaren darüber, in welcher Stellung ihr Baby liegen soll. Sie kann es hinlegen, wie sie will, vorausgesetzt, daß es kein Kopfkissen hat. Selbst winzig kleine Babys können ihren Kopf von einer Seite zur anderen drehen und ihre Lage zurechtrücken, wenn man sie auf den Bauch legt; wenn sie also möchte, daß ihr Baby seine Lage selbst ein wenig mitbestimmen kann, legt sie es wahrscheinlich in der amerikanischen Art auf den Bauch mit zur Seite gedrehtem Köpfchen. In dieser Haltung wird das Baby seine Winde leichter los, als wenn es auf dem Rücken liegt, und es besteht weniger die Gefahr, daß es seine erbrochene Milch einatmet; es mag allerdings notwendig sein, das Laken öfters zu wechseln.

Der Gebrauch der Waage ist weder für die Mutter noch für das Baby eine Hilfe, und man sollte die Zeit lieber mit Liebkosen und Spielen verbringen. Nur wenn das Baby krank ist (oder wenn die Mutter meint, es sei krank), kann das Wiegen von Nutzen sein.

Ein gestilltes Baby unter drei Monaten wird kaum etwas anderes brauchen. Selbst nach diesem Alter ist es unwahrscheinlich, daß es irgendeine andere Nahrung benötigt, bis die Mutter das Gefühl hat, daß es alt genug ist, um verschiedene Geschmacksrichtungen entdecken zu wollen. Wenn eine Mutter sehr unsicher ist und meint, sie könne möglicherweise keine gute Milch produzieren, wird sie bald anfangen, ihr Kind mit anderen Dingen vollzustopfen. Das mag ja ganz gut sein, wenn es den Erfolg hat, das Selbstvertrauen der Mutter zu stärken; aber es dient mehr dem Wohl der Mutter als dem des Babys. Nach etwa sechs Wochen kann sie ihm Lebertran oder Tropfen mit Vitamin A und D und einen Vitamin C-reichen Saft geben, aber sie sollte daraus kein Ritual machen. Das Baby wird höchstwahrscheinlich ohne das genauso gut gedeihen. Aber jede festere Nahrung, die sie dem Baby gibt, wird ihr Milchangebot verringern.

Oft sind es ältere Frauen und bedauerlicherweise auch in den Mütterberatungsstellen tätige Kinderschwestern ohne eigene Stillerfahrung, die als erste die Vermutung äußern, daß das Baby wohl nicht genug Milch bekomme und zusätzliche Getreidenahrung brauche. Es lohnt sich wirklich, diesen Rat zu vergessen! Es macht mehr Arbeit, läßt das Baby fett werden – was nachhaltige Auswirkungen auf seine Gesundheit selbst bis ins Erwachsenenalter haben kann – und macht manchen Babys Beschwerden, weil sie durch diese feste Nahrung, die sie nicht richtig verdauen können, belastet werden.

Wenn eine Frau Freude daran hat, ihr Baby zu stillen, sollte sie ihr eigenes Gefühl und die Fähigkeit des Babys, neue Erfahrungen dieser Art zu genießen, zum Ratgeber nehmen, wann sie mit dem Abstillen anfangen soll. Mann muß dabei keinem Lehrbuch folgen. Sie sollte lediglich daran denken, neue Geschmacksrichtungen nach und nach einzuführen und alles wegzulassen, was das Baby nicht mag. Wenn sie unter Abstillen mehr das Einführen neuer Geschmacksrichtungen und weniger den Entzug der Brustmilch versteht, wird sie feststellen, daß es keinen plötzlichen Wechsel und keine »Entwöhnungskrise« gibt. Viele Leute tun so, als würde beim Abstillen dem Baby etwas *weggenommen,* was es noch haben möchte; aber es geht vielmehr darum, *den Erfahrungsspielraum des Kindes zu erweitern.* Wenn es andere Nahrung wirklich mag, wird es diese sicherlich gern vor dem Stillen essen, und danach wird es weniger Muttermilch trinken. Bis zu diesem Zeitpunkt ist es am besten, wenn es zuerst gestillt wird und dann ein oder zwei Löffel fein geriebenen Apfel oder Getreidebrei oder was die

Mutter will bekommt, nachdem er seinen ersten Hunger gestillt hat.

Das Baby braucht gar nicht unbedingt die Flasche, obwohl es ganz gut ist, eine im Haus zu haben. Wenn die Mutter ihr Kind für kurze Zeit der Obhut anderer überläßt, ist sie nützlich, falls es dann gewöhnt ist, die Milch notfalls auch aus der Flasche zu trinken. Es kann aber auch mit dem Trinken aus einer Tasse beginnen, sobald die Mutter ihm Kuhmilch geben will. Babys interessieren sich sehr bald für das, was ihre Mutter ißt und trinkt, und sie haben Spaß an kleinen Bissen von ihrem Teller und Schlückchen aus ihrer Tasse.

Wenn mit dem Stillen ganz aufgehört wird, heißt das, daß das Milchangebot zurückgeht. Wenn also eine Mutter ihr Baby weiterhin stillen will, sollte sie es bei jeder Mahlzeit ein wenig an die Brust nehmen oder die Muttermilch herausdrücken oder abpumpen, wenn sie nicht bei ihm ist.

Trotz anderslautenden Theorien hat die Erfahrung etliche Mütter gelehrt, daß ein Protest gegen das Abstillen nicht unvermeidlich ist. Es ist durchaus möglich, daß das Baby sich selbst abstillt, wenn man sorgfältig beobachtet, was es gerne ißt. Voraussetzung dafür ist, daß die Mutter es mit der Welt als einem überaus erfreulichen Ort bekanntmacht, und daß die Essenszeit für beide ein Vergnügen ist. Es kann der Mutter und dem Baby helfen, wenn beide zu gleicher Zeit essen. Neun Monate sind kein »magisches« Alter, nach dem die Mutter mit dem Stillen aufhören muß, und es ist nichts falsch daran, wenn sie ihr Baby länger stillt. Manche Babys genießen es, einige Wochen oder Monate länger zu saugen, und manche sind früher bereit, es aufzugeben. Wenn es ihrer eigenen Bequemlichkeit dient, mit dem Stillen aufzuhören, sollte sie das Kind die Flasche so lange genießen lassen, wie es will.

Wenn ein neun Monate altes Kind zum Stillen hochgenommen wird und es die Hand nach der Milch auf Mutters Tablett ausstreckt und sie ganz offensichtlich der Brustmilch vorzieht, ist es Zeit, das Stillen zu beenden. Das heißt jedoch nicht, daß ihm von dieser Stunde an die Brust entzogen werden muß. Es kann sein, daß es später am Tag diese Zeit mit ihr vermißt, und wenn es einen unglücklichen Eindruck macht, sollte sie es stillen. Es möchte vielleicht noch gelegentlich an ihrer Brust liebkost werden, selbst wenn keine Milch mehr da ist oder wenn es nicht trinken möchte. Es sieht nach einer unnötig puritanischen Haltung aus, wenn man ihm dieses Vergnügen verweigert.

Die Entwicklung der Beziehung

Wenn ein Baby älter wird, ist es imstande, auf sein Essen zu warten, ohne verzweifelt zu sein, und es wird Freude daran haben, die Zeit damit auszufüllen, daß es den Zweigen der Bäume im Wind, den wehenden Blättern, dem zitternden Gras, den sich bewegenden Schatten, vorübergehenden Leuten, den Vorhängen am Fenster oder der Wäsche an der Leine zuschaut. Die Mutter, die ihr Kind gut kennt, wird erkennen, wann dieses Stadium erreicht ist, und sie wird nach und nach anfangen, sich aus der engen Bindung zu lösen, die sie mit dem Neugeborenen hatte. Von dem Augenblick an, in dem das Kind geboren wurde, begannen die zwei, einander zu entwachsen, und nun ist ein zweiter Grenzstein erreicht. Das Kind braucht sie nicht mehr so dringend und ausschließlich; es fängt an, sich der Welt und ihren Wundern zuzuwenden. In den ersten Lebenswochen ist die Mutterliebe mächtig und besitzergreifend, aber dennoch muß sich die Beziehung weiterentwickeln. Ich habe die innige Nähe der Mutter-Kind-Beziehung nachdrücklich betont; aber es ist auch nötig darauf hinzuweisen, daß es eine lebendige, wachsende Beziehung ist, deren reichster Lohn die Erfüllung in der inneren Ausgeglichenheit und Unabhängigkeit des Erwachsenen ist. Das Kind kann nicht an die Mutter gebunden bleiben. Die Mutter muß wissen, wann sie das Kind an sich ziehen und wann sie es gehen lassen muß, und dazu bedarf es eines Feingefühls für den richtigen Zeitpunkt – nicht nur beim heranwachsenden Kind, sondern auch schon in den ersten Lebensmonaten.

12 Die Anpassung der Eltern

Psychologisch gesehen sind die ersten fünf Monate nach der Geburt des ersten Kindes eine Zeit, in der eine große Anpassungsleistung erforderlich ist. Die Mutter – auch wenn sie oft zögert es einzugestehen – hegt häufig einen heimlichen Groll gegen das Baby, das sie ihrer Freiheit beraubt hat und es ihr nicht mehr erlaubt, das ungebundene Junggesellenleben zu führen, wie es in abgewandelter Form auch in der ersten Zeit der Ehe bis zur Geburt des Kindes noch möglich war. Jetzt hat sie vielleicht kein eigenes Geld und kein Bankkonto mehr, und sie muß das Geld für ihre Kleider, für ihren persönlichen Luxus (wenn sie einen hat) und für Geschenke vom Haushaltsgeld abzweigen. Sie fühlt sich von der Mutterschaft und ihrer Häuslichkeit angebunden. Sie schlägt sich mit Problemen herum, die ganz neu für sie sind und die sich ihr tagtäglich mit monotoner Regelmäßigkeit von neuem stellen. Sie sehnt sich danach, wieder die unbekümmerte junge Frau zu sein, die sie war, und dieser Wunsch löst Schuldgefühle in ihr aus und macht die Belastung noch größer.

Auch das Baby wird sie mit Sicherheit gelegentlich zur Verzweiflung bringen, und selbst wenn es noch ganz winzig ist und sie meint, daß sie nur liebevolle Gefühle für es hegen dürfe, ist sie vielleicht schockiert, wenn sie entdeckt, daß sie es ebensosehr haßt wie liebt. Babys wollen nicht immer so wie wir, und wenn wir gerade ausgehen oder uns für eine Party anziehen wollen, verlangen sie statt dessen nach unserer Zuwendung.

Enttäuschung über das Baby

Obwohl die meisten Mütter zu ihren Emotionen von Ärger und Gereiztheit bei solchen Gelegenheiten stehen können, fällt es ihnen doch weniger leicht einzugestehen, daß sie von dem neugeborenen Baby enttäuscht sind, daß sie sich vorgestellt haben, es würde irgendwie ganz anders sein und alles in allem mehr dem inneren Bild von einem »idealen« Baby gleichen.

Während der Schwangerschaft und nach Bekanntmachung der Geburt des Babys wird die junge Mutter mit Säuglingspflegebüchern und guten Ratschlägen bombardiert und sieht sich plötzlich überall von Photos kleinerer und größerer Babys umgeben, die offensichtlich vor Gesundheit strotzen und so photographiert sind, daß sie besonders schelmisch und reizend aussehen. Sie schaut ihre eigene Kleine an, die vielleicht einen Ausschlag auf der Wange oder eine wunde Stelle hinter dem Ohr, ein fliehendes Kinn oder eine Blase an der Lippe vom heftigen Saugen hat, deren Blick sich noch nicht auf etwas Bestimmtes richten kann und deren Haut im Vergleich zu diesen rotwangigen Babys ganz blaß wirkt. Sie fragt sich, was sie denn da wohl produziert haben mag. Sie fühlt sich schuldig – erstens weil sie offenbar eine schlechte Mutter ist, da ihr Kind nicht wie die Reklame-Babys aussieht, und zweitens, weil sie mit Schrecken bemerkt, daß ihr das Reklame-Baby besser gefällt als das Baby in ihren Armen. Andere Mütter besuchen sie mit ihren Babys, die ein paar Wochen oder Monate älter sind und diese Ausschläge, wunden Stellen und andere Verunstaltungen überstanden haben und im allgemeinen außerordentlich niedlich, intelligent und munter aussehen. Die Mütter dieser anderen Babys erwähnen selten, daß ihre Kinder im Alter von drei Wochen kaum anders ausgesehen haben. Sie geben widersprüchliche Ratschläge, und die Mutter hat das sichere Gefühl, daß sie, wenn sie weggegangen sind, über die Vorzüge der eigenen Babys gegegenüber ihrer Kleinen reden werden.

Die Mutter sollte sich, auch wenn es ihr schwerfällt, entspannen und darüber lachen, daß sie das alles so ernst nimmt; und sie sollte sich über ihr kleines Mädchen freuen, so wie es jetzt, in diesem Stadium seines jungen Lebens ist. Damit fängt sie an, ihr Baby als Person kennen- und lieben zu lernen. Sie sollte ihrem Arzt von ihrer Besorgnis wegen der Haut des Babys und aller anderen Dinge, über die sie sich Gedanken macht, erzählen. Aber vor allem muß sie ihre kleine Tochter in ihrer Individualität, um ihrer selbst willen akzeptieren. In ein paar Wochen wird sie bei weitem mehr Ähnlichkeit mit den Reklame-Babys aus den Zeitschriften haben.

Diese Art von Belastung kann sich vor allem auf die Fähigkeit der Mutter, ihr Baby zu stillen, auswirken. Sie macht sich übermäßige Sorgen, oder sie wird ängstlich und konzentriert alle ihre geistigen Kräfte auf eine Aufgabe, die eigentlich ein spontaner Ausdruck der Mutterschaft ist. Vielleicht ist es auch so, daß sie nicht so sehr an das Baby gefesselt sein möchte, wie das beim Stillen unumgänglich ist; aber andererseits macht ihr die Gesellschaft auf mannigfaltige Weise und mit allen möglichen Mitteln deutlich, daß eben dies von ihr erwartet wird und daß sie ihr Baby schädigt, wenn sie ihm diese besondere Zuwendung vorenthält. Sie aber möchte ihre Milch behalten. Sie möchte, daß ihre Brüste ihr gehören und nicht dem Baby. Und da sie sich dessen oft halb bewußt ist, fürchtet sie, daß sie ihr Baby vielleicht nicht liebt – dieses fremde kleine Tier, an dem sie ein distanziertes Interesse hat und das sie dennoch beschützen will. Solche Frauen brauchen die Versicherung, daß sich die Zuneigung schneller entwickeln wird, sobald sie ihr Baby besser kennen. Und es ist wichtig, daß sie sich nicht zu Hause eingesperrt und von ihren Freunden abgeschnitten fühlen.

Die Eifersucht des Ehemannes auf das Kind

Der geheime Groll der Mutter dem Kind gegenüber kann noch durch die Eifersucht des Ehemannes auf das Kind genährt werden; diese kann aber auch ein Problem für sich sein. Der Mann mag das Baby nicht oder ist einfach nicht an ihm interessiert (das Baby ist in diesem Fall oft ein Junge. Der Vater macht der Mutter klar, daß ihr Sohn häßlich ist, daß er nicht die geringsten Anzeichen von Intelligenz zeigt, daß er zu den ungelegensten Zeiten schreit und daß sie ständig ihm anstatt ihrem Mann zur Verfügung steht).

Diese Zeichen von Abwehr dem Kind gegenüber scheinen in Fällen, in denen der Mann während der Schwangerschaft seiner Frau gebraucht wurde und ihr bei der Entbindung aktiv beistehen konnte, eher die Ausnahme als die Regel zu sein. Anstatt daß er nur das Gefühl hat, das Baby habe seinen rechtmäßigen Platz eingenommen, sieht er in ihm etwas, an dessen Erschaffung er beteiligt war, und zwar nicht nur durch die Befruchtung, sondern auch durch die liebevolle Aufmerksamkeit und die innere Unterstützung, die er seiner Frau in den Monaten ihrer Vorbereitung auf die Geburt und bei der Entbindung selbst geben konnte. Der Mann, der seiner Frau aktiv Beistand leistete, der vielleicht den faltigen Scheitel des kindlichen Kopfes als erster sah, der vielleicht auch der erste war, dem das Baby in die Arme gelegt wurde – er wird vermutlich kaum von dem Mißverständnis geplagt, daß er unnötig und überflüssig sei.

Aber wenn man den Ehemann während der Geburt im Krankenhausflur hin- und herrennen läßt und ihn danach als einen gefährlichen Mikrobenträger behandelt, der das Leben seiner Frau und seines Babys bedroht, ist es nicht überraschend, daß er auf das Baby eifersüchtig ist und sich überflüssig vorkommt. Der Arzt und die Hebamme haben einen Hang dazu, den Ehemann selbst bei der Geburt zu Hause als einen Störfaktor zu behandeln. Er wird von der Hebamme, dem Arzt, der Haushaltshilfe, den Großeltern, anderen Verwandten und

Freundinnen zur Seite gedrängt, und das Baby regiert als das Zentrum der Aufmerksamkeit aller dieser eifrig besorgten Eindringlinge in seinem Heim. Das alles bekommt noch einen zusätzlichen Akzent durch das vom Arzt oder der Hebamme ausgesprochene Verbot, die sexuelle Beziehung wieder aufzunehmen. Der Mann hat seine Frau alleinzulassen, abgesehen davon, daß er ihr Tee und Blumen bringen darf. Die Hebamme verlangt vielleicht, daß er in einem anderen Bett oder sogar in einem anderen Zimmer schläft.

Unter diesen Umständen sollte eine Frau nicht schockiert sein, wenn ihr Mann dem Baby gegenüber Eifersuchtsgefühle entwickelt. Er ist im allgemeinen nicht bereit, diese Eifersucht zu erkennen, und er wird sie nicht zugeben, wenn sie ihm direkte Fragen stellt. Aber sie sollte darüber nicht entrüstet sein. Die Isolation, in die er sich gedrängt fühlt, nachdem er seine Frau bis jetzt für sich gehabt hat, kann durch Kindheitserfahrungen der Ambivalenz gegenüber jüngeren Geschwistern, die er nie ganz überwunden hat, noch verstärkt werden. Er braucht die Bestätigung, daß er immer noch geliebt und gebraucht wird und daß er ein wunderbarer Ehemann und Vater ist.

Totgeburt

In diesem Buch lege ich viel Nachdruck auf die Freude am Gebären und versuche, den Frauen zu helfen, es möglichst in seiner ganzen Fülle erleben zu können. Aber wir müssen uns im klaren darüber sein, daß eine Entbindung manchmal weit davon entfernt ist, Freude zu machen, und daß Geburt möglicherweise sogar Tod bedeuten kann.

Ich möchte auch über diese Erfahrung schreiben, obwohl mir klar ist, daß manche Leserinnen dadurch – vielleicht zum erstenmal – mit Ängsten konfrontiert werden, denen sie sich nicht offen stellen wollen. Das große Tabu ist in diesem Fall nicht die Sexualität, sondern der Tod. Aber ein Baby zu verlieren ist für manche Frauen auch ein Teil der Erfahrung des Gebärens, und man kann in einer Weise damit umgehen, die nicht destruktiv ist, sondern den Eltern die Möglichkeit gibt, ein Potential großer Selbsterkenntnis und tiefen Verstehens darin zu entdecken.

Wenn ein Baby stirbt, verliert das Paar nicht nur das Baby, sondern es sterben mit dem Kind auch ihre Möglichkeit zur Elternschaft und die neuen Persönlichkeitsbilder, die ein jeder von sich und vom anderen in den Monaten der Schwangerschaft aufgebaut hat. Nichts kann das Leid verhindern oder verringern, das dieser Erfahrung folgt, wenn aber die werdenden Eltern daran denken, daß so etwas vorkommen kann, ist in einem solchen Fall der Schock vielleicht nicht ganz so schwer. Das ist vor allem dann der Fall, wenn der Arzt oder die Hebamme schon vorher wußten oder vermuteten, daß etwas nicht in Ordnung war, und die Schwierigkeiten offen und ehrlich mit den werdenden Eltern besprachen und ihnen beistanden, anstatt sie nur als Patienten zu behandeln, für die es »um so besser ist, je weniger sie wissen«.

Wenn etwas Leidvolles geschieht, gibt es keine »Lösung«, und man kann nichts tun, um die Qual, die man empfindet, auszulöschen. Manche Leute fragen, was sie tun oder sagen können, um das Leiden zu verringern. Aber die Menschen reagieren so unterschiedlich auf Verluste, daß alles, was wir geben können, darin besteht, daß wir uns den trauernden Eltern öffnen, ohne uns aus Angst, wir könnten uns bloßstellen oder von ihrem Kummer in Verwirrung gestürzt werden, zurückzuhalten, und daß wir bereit sind zuzuhören, wenn sie reden wollen.

Das mag einfach klingen, aber in Wirklichkeit kann es sehr schwierig sein, sich so zu verhalten, weil der Kummer sich nicht nur in Tränen und Traurigkeit äußern kann, sondern auch als dumpfer Schock, als Schuldgefühl und Wut, die in verschiedenen Phasen der Trauerarbeit erlebt werden. Es ist oft ganz einfach, denjenigen zuzuhören, die jammern und klagen, aber bei weitem weniger leicht, destruktive Selbstanklagen zu

akzeptieren; und noch schwieriger ist es, mit der Wut fertigzuwerden, in die sich auch Feindseligkeit gegen andere, und nicht
zuletzt gegen Ärzte und Schwestern, die zu helfen versuchten,
mischt.

Die Zeit unmittelbar nach dem Tod des Babys kann von einem
Zustand versteinerter halber Bewußtheit dessen, was geschehen ist, erfüllt sein, und es dauert oft bis zu drei Wochen, bevor
die anderen Phasen des Leidens beginnen. Manchmal ist es für
eine Mutter schwierig, um ein totgeborenes Baby zu trauern,
weil es nicht um eine wirkliche Person geht, die sie gekannt hat
und der sie nachtrauern könnte. Es kann noch schwieriger sein,
wenn sie das tote Baby gar nicht zu sehen bekam und sich ihr
somit keine Möglichkeit bot zu begreifen, daß sie ein Kind
geboren hat. Aus diesem Grund meinen manche Psychologen
und Kinderärzte, daß es für die Mutter gut sei, ihr totgeborenes
Kind zu berühren, und daß man sie sogar dazu ermutigen sollte.
Es wäre jedoch ein ungerechtfertigter Eingriff in das Recht
einer anderen Person, selbst zu bestimmen, was sie tun will,
wenn man sie dazu zwingen wollte. Man muß der Mutter und
dem Vater die Möglichkeit geben, ihr Baby in die Arme zu
nehmen, und man sollte ihnen genügend Zeit lassen, um es
kennenzulernen und sich der Tatsache ihres Verlustes bewußt
zu werden – aber es sollte grundsätzlich *ihrer* Entscheidung
überlassen bleiben. Die Krankenhäuser sollten eine Atmosphäre schaffen, die frei von Hast und Eile ist, eine Zuflucht-
stätte, wo die Menschen die Gewißheit haben, ohne Angst vor
Zwängen und Werturteilen fühlen zu dürfen, was immer sie
fühlen wollen. Es ist auch wichtig, daß das tote Baby im
Krankenhaus als ein Kind behandelt wird, das gestorben ist
oder nicht lebensfähig war, und nicht einfach als ein Körper,
den man wegwirft.

Manche Frauen haben hinterher das Gefühl, daß das Baby
vielleicht ein Trugbild ihrer Einbildung war und niemals
existiert hat. Es wurde entfernt wie ein Zahn, der Beschwerden
machte und gezogen wurde. Der Mutter mag der Gedanke
kommen, daß man mit dem Körper des Babys ebenso

gleichgültig umgeht, wie man auch mit einem unerwünschten Teil ihres Körpers umgehen würde. Wenn man sie nicht zu Rate zieht, liegt sie vielleicht da und fragt sich, was »sie« wohl mit ihm machen. Es ist deshalb wichtig für die Eltern, daß besprochen wird, welche Vorkehrungen für das Begräbnis des Babys getroffen werden sollen, wenn sie das wünschen. Manche wollen nicht wissen, wo das Baby begraben wird, aber manche legen Wert darauf. Es ist jeder Frau selbst überlassen, so viel oder so wenig zu erfahren, wie sie will.

Während der ganzen Schwangerschaft ist das Baby ein Teil vom Körper der Mutter. Eine Geburt kann sich psychisch so auswirken, als sei ein Teil ihrer selbst amputiert worden. Sogar nach einer komplikationslosen Geburt und mit einem lebenden, gesunden Baby brauchen manche Mütter lange, bis sie sich an den Gedanken gewöhnt haben, daß das Baby geboren und jetzt außerhalb ihrer selbst ist, und sie durchleben eine Zeit, in der sie den Verlust eines Teils ihrer selbst und den Tod eines Phantasiebabys in ihrem Leib betrauern. Wenn ein Kind bei der Geburt stirbt, kann die Mutter die Geburt ebenfalls als Amputation und als den Tod eines Babys, das in ihrer Phantasie lebte, empfinden. Aber in diesem Fall ist kein lebendiges Baby da, das den Platz des amputierten Organs einnimmt, kein Kind in ihren Armen, das mehr Realität bekommt als das Bild in ihrer Phantasie. Somit wird die Zeit nach der Geburt erfüllt sein von Kummer über den Tod eines Traums, dem die emotionale Genesung von einer Erfahrung folgt, die mit derjenigen einer verstümmelnden Operation zu vergleichen ist. Je mehr man sie drängt, zu »vergessen, was war« und es »hinter sich zu lassen«, »an den Mann zu denken« oder an das andere Kind, desto länger wird es dauern, bis die Erfahrung durchlebt ist. Sie muß diese Erfahrung in die Gesamtheit ihres Lebens integrieren und ihr einen Platz darin einräumen, an dem sie einen Sinn bekommen kann. Wenn sie das tun kann, wird sie imstande sein, etwas Abstand zu gewinnen und die Bedeutung dieser Erfahrung zu erkennen, und dann wird sie nicht mehr von ihr überwältigt. Dieser Prozeß braucht seine Zeit, und wenn man versucht, ihn voranzutreiben, wird das Leiden nur hinausgezögert; das bedeutet, daß der Kummer wahrscheinlich in einer späteren Lebensphase mit überwältigender Macht wiederkehrt.

Der Tod ist ebensosehr ein Teil des Lebens wie die Geburt. Wir müssen alle lernen, dem Tod derer, die wir lieben, gegenüberzutreten. Vielleicht ist die Vorbereitung auf die Erfahrung des Todes ebenso wichtig wie die Vorbereitung auf die Geburt.

Wie der Ehemann helfen kann

Sowohl in derSchwangerschaft als auch nach der Geburt des Babys sollte sich der Mann bis zu einem gewissen Grad als Prellbock zwischen seine Frau und jegliche Kritik von Außenstehenden stellen. Eine schwangere Frau ist hochgradig empfänglich für Warnungen und Kritik, die von älteren Frauen kommen, und vor allem für die Ratschläge ihrer eigenen Mutter, die vielleicht recht ängstlich ist und sich Sorgen um sie macht. Sobald das Baby geboren ist, sollte der Mann seinen Eltern nachdrücklich versichern, daß er völliges Vertrauen in die Fähigkeiten seiner Frau als Mutter hat und daß er völlig zu ihrer Art und Weise, ihr Kind aufzuziehen, steht. Wenn der Mann anfängt, die Bemühungen seiner Frau zu kritisieren, und dazu beiträgt, daß sie das Gefühl des Versagens entwickelt, wird sie wahrscheinlich bald den Mut verlieren, und die Pflege des Babys wird nur noch eine Aneinanderreihung von mühseligen Aufgaben sein. Jedes Paar hat seine eigene Art, ein gemeinsames Leben zu führen, aber es besteht keine Notwendigkeit für den Mann, abseits zu stehen und hoffnungsvoll darauf zu warten, daß alles wieder »normal« werden wird. Das wird es nie! Wenn er zu Hause ist, kann er ganz »da« sein und seinen vollen Anteil als Elternteil übernehmen; er kann sich um das Baby kümmern, kochen, abwaschen, die Wäsche wegbringen, die Windeln wechseln – neue Fähigkeiten, die

entdeckt werden können und die erstaunlicherweise sogar
Spaß machen! In der modernen Partnerschaft ist er nicht nur
da, um zu helfen, sondern vielmehr um teilzuhaben.

Einige junge Väter, die ich kenne, haben den größten Spaß
daran, das Baby mit sich in ein warmes (nicht heißes) Bad zu
nehmen und eine vergnügliche Vater-Baby-Badesitzung in
einem gut geheizten Badezimmer zu genießen.

Depressionen

In manchen Fällen macht die Mutter eine düstere Phase durch
und fühlt sich in einer Weise verzweifelt, die in gar keinem
Verhältnis zu ihren Problemen zu stehen scheint. Es kann
Schwierigkeiten beim Stillen des Babys geben, oder vielleicht
bekommt sie zu wenig Schlaf; die meisten Frauen sind
allerdings nicht unterzukriegen, und nach einer gut durchschla-
fenen Nacht oder einem befriedigenden Stillen sind sie schnell
wieder »obenauf« und fröhlich. Aber bei manchen ist das nicht
so – und kann es nicht sein –, so sehr sie auch das Gefühl haben
mögen, daß es so sein müßte, und man ihnen unbarmherzig
sagt, sie sollten wieder »zu sich kommen« oder sich »zusam-
menreißen«.

Dieser Zusammenbruch nach der Geburt (Post partum-De-
pression) ist – im Gegensatz zu anderen Arten von geistigen
Erkrankungen – an sich kein krankhafter Zustand. Frauen
können nach der Geburt eines Babys an schweren Angstzu-
ständen, an Depressionen oder schizophrenen Schüben leiden,
wie das auch zu anderen Krisenzeiten in ihrem Leben möglich
ist.

Die Mutter, die an einer Wochenbett-Depression leidet, ist
möglicherweise von Schuldgefühlen wegen ihrer Unfähigkeit
als Mutter geplagt. Es kann sein, daß sie das Baby ablehnt und
vor den Forderungen, die es an sie stellt, zurückschreckt.
Vielleicht hat sie das Gefühl, daß es nicht das Baby ist, das sie

sich wirklich gewünscht hat (nicht hübsch oder groß genug, oder kein Junge, oder kein Mädchen), und sie ist nicht in der Lage, auf sein Schreien zu reagieren. Wenn sie wirklich geistig krank ist, verliert sie wahrscheinlich völlig das Interesse an dem Baby; sie bleibt im Bett oder sitzt da und starrt die Wand an und zieht sich vor den Problemen, die ihr unüberwindlich scheinen, in sich selbst zurück. Selbst wenn Menschen kommen, um zu helfen, und obwohl ihr Mann zu Hause bleibt und die Hausarbeit macht und kocht, wird sie ihre eigenen Probleme natürlich nicht los, weil sie in ihr selbst liegen. Mütter, die nicht in dieser Weise ernsthaft krank sind, reagieren sehr empfindlich auf die Bedürfnisse des Babys, aber die wirklich kranken Mütter scheinen einem Zwang zu unterliegen, vor der Qual, die das auf sie angewiesene Baby in ihnen auslöst, zu fliehen, indem sie die Tatsache seiner Existenz negieren.

Unter Depression versteht man im allgemeinen einen psychischen Zustand, in dem man sich elend fühlt; aber da das Hauptgewicht bei der Depression nach der Geburt nicht unbedingt auf dem Gefühl von Traurigkeit und Bedrückung liegt, ist es wohl ein ungeeigneter Begriff für einen Zustand, in dem die Frau ihr Baby ignoriert und vernachlässigt, es töten möchte oder überzeugt ist, daß es gestorben sei – oder in dem es einfach keinen Zusammenhang zwischen der Erfahrung, die sie von sich selbst in der Schwangerschaft machte, und der Frau, die sie jetzt ist, gibt. Sie kann zeitweilig auch verwirrt und desorientiert sein, weiß nicht, ob es Tag ist oder Nacht, und sogar ein Selbstmordversuch ist nicht auszuschließen. Es handelt sich hier ganz offensichtlich um eine geistige Erkrankung, und wahrscheinlich ist gezielte Hilfe in Form von medikamentöser und psychotherapeutischer Behandlung nötig. Der Mann sollte nicht warten, bis seine Frau einverstanden ist, zum Arzt zu gehen, sondern er sollte selbst den Arzt um eine Visite bitten, auch wenn sie es nicht will, und ihn um Rat fragen, ob sie psychiatrische Hilfe braucht oder nicht. Eine Depression kann eine schreckliche Sache sein, und die Frau lehnt es möglicherweise ab, sich um irgendwelche Hilfe zu bemühen – entweder, weil sie sich innerlich vollkommen gelähmt fühlt, oder weil sie und ihr Mann sich schämen, die Notwendigkeit fachmännischer Hilfe einzugestehen. Es besteht kein Grund zu glauben, daß eine Frau mit der entsprechenden Hilfe nicht nach einigen Monaten oder höchstens einem Jahr wieder imstande sei, ein sinnvolles und bejahtes Leben zu führen.

Wenn Sie sich deprimiert fühlen, ist anzunehmen, daß Sie *nicht* geistig krank sind, sondern daß es sich um emotionale »Wachstumsschmerzen« handelt. Wie gut organisiert und gelassen andere Frauen auch erscheinen mögen, so müssen sie sich doch fast alle mit denselben Zweifeln und Sorgen herumschlagen. Es gibt kein Patentrezept, kein Wunderheilmittel gegen das Leiden, das die notwendige Begleiterscheinung des Wachstums ist. Belastung ist eine Herausforderung und eine Gelegenheit, neue Kraftquellen zu erschließen. Wenn man ein Baby bekommt, ist dies eine wichtige Zeit, in der solch eine neue Anpassung vollzogen werden muß (wie wir in den Kapiteln 3 und 10 gesehen haben).

Die sexuelle Beziehung nach der Geburt des Babys

Nachdem das Baby da ist, kann das Paar die sexuelle Beziehung wieder aufnehmen, sobald sie sich zueinander hingezogen fühlen, aber es ist vernünftig, mit dem vollständigen Geschlechtsverkehr zu warten, bis die Zeitspanne, in der die Frau einen blutigen Ausfluß hat, vorüber ist. Es ist ganz normal, daß diese Zeit von fünf Tagen – falls die Rückbildung der Gebärmutter sehr schnell verläuft – bis zu sechs Wochen – wenn es langsamer geht – dauern kann. Oft scheint der Ausfluß aufgehört zu haben, tritt aber am Morgen oder nach dem Stillen erneut auf.

Bei manchen Frauen dauert es einige Zeit, bis das sexuelle Interesse nach der Geburt wieder erwacht, und dies ist besonders dann der Fall, wenn sie als Folge der Geburt wund und empfindlich sind. Obwohl es durchaus möglich ist, daß eine Frau, die eine natürliche Geburt hatte, drei oder vier Tage danach wieder Verkehr haben möchte, dauert es im allgemeinen zehn bis vierzehn Tage oder länger, bis sich das Verlangen wieder einstellt. Es ist wichtig, daß der Mann sich ihr mit vorbereitenden Worten nähert und sich nicht allein auf die unmittelbare körperliche Stimulierung verläßt. Manche Männer meinen, daß die Frauen nicht so stark auf Worte reagieren wie sie selbst. Ein Mann wird es vielleicht unterlassen, die Dinge zu sagen, die er aussprach, als er zum erstenmal die Wonnen des geheimnisvollen Körpers der Frau entdeckte und sich ihr in Erstaunen und Verehrung näherte – »Mit meinem Körper bringe ich Dir meine Huldigung dar...« Worte mögen nicht dieselbe Wirkung auf die Genitalorgane der Frau haben, wie dies beim Mann der Fall sein kann, und es ist unwahrscheinlich, daß eine Frau auf diese Weise bis zu denselben Höhen sexueller Lust erregt werden kann wie ein Mann, wenn er allein auf Worte hin zu einer Erektion kommt. Aber liebevolle Worte können den Weg zur körperlichen Erregung ebnen. Nach der Geburt sollte das Liebesspiel mit zärtlichen, liebevollen Worten eingeleitet werden. Nachdem eine Frau ein Kind geboren hat, möchte sie hören, daß sie in den Augen eines Mannes immer noch reizvoll ist und daß ihr nackter Körper ihn noch immer in Erregung versetzt. Sie möchte nicht plötzlich eine Mutterfigur sein, und sie befürchtet manchmal, daß sie die romantische Seite ihrer Liebe gegen das Privileg, Kinder zu haben und eine Art von Fruchtbarkeitssymbol, eine Göttin der Fülle zu werden, eingetauscht hat.

Eine Frau möchte die Bestätigung hören, daß ihre Zeit als junges Mädchen nicht plötzlich unendlich weit hinter ihr liegt, und wenn es ihr erstes Kind ist und gar noch sehr früh in ihrer Ehe empfangen wurde, möchte sie das Gefühl haben, daß die Liebe, wie sie in der Zeit vor und ganz am Anfang der Ehe war, sich nicht geändert hat. In jeder Ehe, in der sich die Liebesbeziehung weiterentwickelt, verändert sie sich natürlich auch und sollte mit den Jahren reicher und voller werden, aber das kann die junge Mutter nur schwer akzeptieren. Sie möchte viel eher die Liebe wiederfinden, die sie kennt, als sich auf eine Liebe einstellen zu müssen, von der sie befürchtet, daß ihr – auch wenn sie reifer sein mag – gerade das fehlen wird, was ihr wichtig war: die romantischen und geheimnisvollen Elemente, die Begeisterung des Einander-Entdeckens und die Erregung durch Berührungen, die verborgene Gefühle und ungekanntes Verlangen wecken. Ein jungverheiratetes Paar, das leidenschaftlich ineinander verliebt ist, kann nicht glauben, daß diese Liebe sich jemals ändern könnte, oder sie sind überzeugt, daß sie, falls sie sich doch jemals ändern sollte, nur irgendwie lauwarm und insgesamt minderwertiger werden könne. Nachdem das Baby geboren ist, liegt es in der Verantwortung des Mannes, seine Frau seines Verlangens nach ihrem Körper und seiner Bewunderung für sie als Geliebte aufs neue zu versichern.

Die Frau stellt vielleicht nach der Geburt des Babys fest, daß sie länger braucht, um auf das Verlangen ihres Mannes entsprechend zu reagieren, und daß sie nicht mit ihm Schritt halten kann. Er muß berücksichtigen, daß sie nur schwer zum Orgasmus kommen kann. Damit beide den Rhythmus in der Steigerung ihrer Erregung miteinander teilen können, ist es wichtig, daß er seinen Orgasmus zurückhält und nicht ejakuliert, bevor er am Atem seiner Frau, an den rhythmischen Muskelbewegungen innerhalb der Vagina und an der Art, wie sie ihn umarmt, erkennt, daß sie denselben Höhepunkt der Lust erreicht hat und imstande ist, zum Orgasmus zu kommen. Erst dann sollte er so tief eindringen, daß er die Ejakulation nicht mehr verhindern kann. Was die Frau betrifft, so ist es wichtig, daß sie ihrem Mann hilft, die Selbstkontrolle und Geduld aufzubringen, die hierfür notwendig sind, und daß sie ihre Bewegungen nicht so heftig werden läßt, daß sich seine Erregung allzu sehr steigert und nicht mehr zu beherrschen ist; sie sollte diese sehr leidenschaftlichen Bewegungen der Liebe zurückhalten, bis sie weiß, daß sie beide dieselbe Erfahrung miteinander teilen und einen gemeinsamen Rhythmus erreicht haben.

Wenn die Mutter einen Riß oder Schnitt hatte und genäht werden mußte, kann der Verkehr zunächst einige Schwierigkeiten bereiten, und es ist unwahrscheinlich, daß sie ihn wünscht, bevor die Naht völlig geheilt ist. Ich schreibe über diese sehr persönliche Angelegenheit, weil ich so viele Telefonanrufe von Frauen bekommen habe, die sich nach der Geburt ihres Babys ernsthafte Sorgen darüber machten, aber dieses Thema der Hebamme gegenüber oftmals nicht erwähnten und meinten, der Arzt sei zu beschäftigt, als daß sie mit ihm darüber sprechen könnten.

Wenn der Damm verletzt war, wird das Paar wahrscheinlich bei den ersten zaghaften Versuchen, miteinander zu schlafen, das Gefühl haben, daß es ein hoffnungsloses Unterfangen ist, und sie werden sich fragen, ob das Eheleben, wie sie es kannten, jetzt zu Ende ist. Vielleicht macht sich die Frau heimlich Sorgen und versucht, vor ihrem Mann zu verbergen, daß er nicht in der Lage ist, ihr zu einem Orgasmus, ja nicht einmal zum geringsten Lustempfinden zu verhelfen. Es kann sogar sein, daß sie Erregung und Orgasmus vortäuscht, um ihn nicht zu verunsichern. Aber es ist wichtig, daß eine Frau mit ihrem Mann offen darüber spricht, denn die völlige emotionale Aufrichtigkeit ist die Voraussetzung dafür, daß sich beide aufeinander einstellen können.

Im allgemeinen liegt die Naht an der Rückseite der Vagina und verläuft nach hinten und zur Seite zu den Beinen hin. Jeder heftige Druck auf diesen hinteren Teil der Vagina – der zunächst knotig und hart und empfindlich ist – verursacht Schmerzen. Wenn das Paar den vollständigen Verkehr wünscht, sollte jeglicher Druck nur auf die Vorderseite der Vagina, auf die vorderen Enden der inneren Schamlippen und auf den Schaft der Klitoris ausgeübt werden. Je nervöser die Frau ist und je mehr sie befürchtet, daß sie beim Verkehr Schmerzen haben könnte, desto wichtiger ist es, daß der Mann das Eindringen mit einem lang ausgedehnten und zärtlichen

Liebesspiel und der Stimulierung der erogenen Zonen einleitet. Ein warmes Bad mit ein paar Eßlöffeln voller Kochsalz darin vor dem Zubettgehen kann eine beträchtliche Hilfe sein. Die Brüste sind vielleicht sehr berührungsempfindlich, und jeder Druck auf sie sollte sorgfältig vermieden werden, da sie wahrscheinlich weich und voll sind und der Reiz die Milch zum Fließen bringen kann. Der Mann sollte sich darauf konzentrieren, seine Frau langsam und sanft dazu zu bringen, daß sie sich ihm überläßt, und die Klitoris, vor allem deren unteren Teil und weniger die Spitze, vorsichtig stimulieren. Das Erregen der Klitoris kann allerdings leicht übertrieben werden, wenn der Mann dabei allzu pflichteifrig und unvorsichtig ist, und am besten ist es, wenn er zwischendurch ihren Bauch, die Schenkel, das Gesäß und den Rücken streichelt.

Wenn der Mann nicht sicher ist, welcher Neigungswinkel des Penis für seine Frau angenehm ist, kann sie ihm helfen. Sie kann den Penis weiter nach vorn drücken, indem sie die Gesäßhälften zusammenpreßt, was ihr leichter fällt, wenn ihre Hüften auf einem Kissen liegen.

Manchmal vermißt die Frau die natürliche Schleimabsonderung in ihrer Vagina, die sie normalerweise hatte, wenn sie sexuell erregt war. Die Trockenheit und Enge der Vagina machen das Eindringen und jede Bewegung des Mannes in ihr schmerzhaft für sie. Eine Gleitsalbe, eine empfängnisverhütende Creme oder ein wenig Körperöl können dagegen helfen. Die natürliche vaginale Schleimabsonderung wird sich später wieder einstellen.

Wie in der Schwangerschaft kann sich auch in der Zeit des Wochenbetts die »normale« Stellung, bei welcher der Mann auf seiner Frau liegt, als sehr unbequem erweisen. Wenn die Frau den Druck auf ihren Körper und auf ihre Brüste als zu stark empfindet, sollte der Mann mit einem Bein auf jeder Seite über dem Körper seiner Frau knien und so sein eigenes Gewicht tragen. Manche Paare ziehen die Seitenlage vor, oder die Frau liegt mit der unteren Hälfte ihres Körpers quer über den Hüften des Mannes, was den Vorteil hat, daß sie von

jeglichem Druck befreit ist und zugleich völlige Bewegungsfreiheit hat. Diese Bewegungsfreiheit ist allein schon wichtig,
da sie ihr hilft, die rhythmischen Bewegungen entstehen zu
lassen, die zum Orgasmus führen.

Die Ärzte warten im allgemeinen sechs Wochen, bis sie nach
der Geburt ein neues Diaphragma anpassen, da sich erst dann
die inneren Geschlechtsorgane wieder völlig normalisiert
haben. Trotzdem kann eine Frau in dieser Zeit ein Baby
empfangen, obwohl es wahrscheinlicher ist, daß der Eisprung
erst nach Ablauf von sechs Wochen stattfindet, vor allem, wenn
die Frau ihr Baby voll stillt, und manchmal dauert es mehrere
Monate oder bis zur Beendigung der Stillzeit. Wenn der Mann
in dieser Zeit ein Präservativ trägt, sollte er unbedingt auf die
Gleitfähigkeit achten und das Präservativ vor dem Eindringen
eincremen, da die Berührung zwischen trockenem und zartem
Gewebe und dem Gummi schmerzhaft ist. Es ist besser, ein
Diaphragma aus der Zeit vor der Schwangerschaft zu benützen,
das vielleicht nicht mehr ganz perfekt sitzt, aber leidlich
ausreicht, wenn man es in Verbindung mit einer reichlichen
Menge von spermentötender Creme verwendet. Es ist wahrscheinlich das beste, die Pille während der Zeit des Stillens
nicht zu nehmen.

Manche Frauen sind einige Wochen lang nach der Geburt des
Babys ziemlich müde, und viele auch noch einige Monate lang,
wenn sie nicht mehr ständig besorgte Freunde und Verwandte
im Haus haben und versuchen, den Haushalt zu führen, für
Mann und Kind zu sorgen und Gäste zu empfangen. Dann kann
sich die Frau nicht in dem Maße der sexuellen Lust überlassen,
wie wenn sie ausgeruht und erholt ist, und wenn sie ins Bett
geht, möchte sie ganz einfach nur schlafen. Ein aufmerksamer
Ehemann wird dies erkennen und versuchen, ihr einige Arbeit
abzunehmen und das Leben so zu arrangieren, daß sie
gelegentlich miteinander ausgehen können, wobei sie das Baby
in einer Tragtasche mitnehmen oder einen Babysitter engagie-
ren. Es kann sein, daß die Frau eher imstande ist, die Liebe zu
genießen, wenn sie früh am Abend zu Bett geht – etwa wenn

das sechs-Uhr-Stillen beendet ist – und der Mann sich sein Abendessen selbst macht. Wenn sie dann wieder aufwacht, um das Baby um zehn Uhr zu stillen, wird sie sich viel frischer fühlen, und sie können dann ihr Zusammensein viel mehr genießen, als wenn sie sich den ganzen Abend wachgehalten und dabei immer mehr erschöpft hätte. Oder es ist ihnen vielleicht möglich, an einem Nachmittag am Wochenende für ein Ruhestündchen ins Bett zu gehen, die Haustür abzuschließen und eine nachmittägliche Flitterwochenintimität zu genießen – obwohl diese durch die schrillen Forderungen ihres Nachwuchses unterbrochen werden kann.

Aber vor allem ist es wichtig, daran zu denken, daß die Ausdrucksform der Liebe im Liebesspiel nach der Geburt die Antwort auf die Sehnsucht nach zärtlicher, romantischer Liebe sein sollte, die viele Frauen empfinden, nachdem sie ein Kind geboren haben – und wenn zudem so viel Arbeit auf sie wartet, daß sie das Gefühl haben, nur noch ein Kuli zu sein. Der Mann muß seiner Frau die Gewißheit geben, daß sie begehrt und begehrenswert ist, und sie sollte ihrerseits ihren Anteil an Romantik in die Beziehung einbringen und ihrem Mann deutlich machen, daß sie ihn braucht. Er muß wissen, daß er an erster Stelle in ihrem Herzen kommt, und er darf nicht denken, daß sie, seitdem sie ein Baby hat, nicht mehr an ihm interessiert ist. Es ist im Gegenteil möglich, daß beide durch die Erfahrung der Geburt jetzt das Gefühl haben, daß sie einander besser verstehen als je zuvor, und die Reife ihrer Liebe erkennen, die sich in den Monaten der Schwangerschaft entwickelt hat.

Vorstellungen von der Elternschaft

Wir haben im dritten Kapitel gesehen, daß die Umstellung von der Braut zur Mutter und vom jungen Mann zum Vater sehr schwierig sein kann. Die Faktoren, die daraus eine Konfliktsituation und Belastungen entstehen lassen, liegen weit jenseits der Bewußtseinsschwelle und sind mit unseren Vorstellungen von Elternschaft, mit unserer Beziehung zu unseren Eltern und den Bildern, die wir uns in den Tiefen des Unbewußten von ihnen gemacht haben, verbunden. Wir suchen ja nicht nur unsere Mutter und unseren Vater – als hätten uns diese als Mutter und Vater vollkommen befriedigt – in dem Menschen, den wir heiraten, sondern wir verlangen von ihm auch noch, daß er genau unserem Elternbild entspricht. Wir meinen, daß wir von unserer eigenen Mutter oder vom eigenen Vater her wüßten, wie eine »gute« Mutter oder ein »guter« Vater sein muß. Wenn dagegen die Beziehung zu einem oder beiden Elternteilen unbefriedigend war, versuchen der Mann oder die Frau oftmals, diese Unzulänglichkeit der Eltern zu kompensieren; die Frau wählt einen Mann, in dem sie die Eigenschaften zu finden hofft, die dem Vater fehlten, und der Mann wählt eine Frau, bei der er die Befriedigung seiner Bedürfnisse sucht, die er bei seiner Mutter entbehrte. Dies wirkt sich nicht nur tiefgreifend auf die eheliche Beziehung aus, sondern auch auf die Vorstellung von der Aufgabe, vor die sie sich und den Partner als Eltern gestellt sehen. Wenn sie vorhaben, ihren Kindern das zu geben, was sie selbst entbehrten, und den Menschen, den sie geheiratet haben, zum idealen Vater oder zur idealen Mutter zurechtzuformen, müssen sie unweigerlich auf Enttäuschungen stoßen. Bevor Mann und Frau lernen können, in der Partnerschaft als Eltern zusammenzuarbeiten, müssen sie aufhören, den anderen zu jemandem machen zu wollen, der er – oder sie – nicht ist; sie müssen mit dem beginnen, was sie sind, und die Persönlichkeit des anderen akzeptieren und achten, wie unvollkommen er auch sein mag.

Es ist nicht zu leugnen, daß die Aufgabe, vor der die Mutter steht, große Anforderungen stellt, und daß sie recht ermüdend sein kann, obgleich sie auch tiefe Befriedigung mit sich bringt. Die meisten Mütter haben irgendwann das Gefühl, daß sie mehr zu bewältigen haben, als sie können. Die Mutter muß vielleicht zu Hause bleiben, obwohl sie viel lieber ausgehen würde, oder sie geht aus, muß aber nach vier Stunden wieder heimgehen, für den Fall, daß das Baby inzwischen aufwacht. Sie kann in keine Discothek gehen, weil es zu rauchig und zu laut für das Baby ist, und sie wird nachts von einem schreienden Kind geweckt, wie erschöpft sie auch sein mag. John Bowlby schreibt:

»Wir wollen nicht die Schwierigkeiten unterschätzen, die sich durch die Notwendigkeit ergeben, den Bedürfnissen eines Babys gerecht werden zu müssen. In früheren Tagen, als den Frauen eine höhere Bildung versagt war, gab es weniger Konflikte zwischen den Forderungen der Familie und denen des Berufs, obwohl die Frustration für fähige und ehrgeizige Frauen nicht geringer war ... Wir wollen hoffen, daß unsere Gesellschaft, die noch weitgehend den Interessen der Männer und Väter entsprechend organisiert ist, sich mit der Zeit den Bedürfnissen der Frauen und Mütter anpassen wird, und daß soziale Traditionen entwickelt werden, die das Individuum zu einer sinnvollen Tätigkeit hinführen.«[1]

Bis dahin bleibt es der Frau überlassen, über dem Abwasch von der möglichen Organisation solch einer Gesellschaft zu träumen.

Manche Mütter machen sich das Leben schwerer, als es sein müßte, indem sie die Last eines idealisierten Bildes ihrer selbst mit sich herumschleppen, das in gar keinem Zusammenhang mit den Realitäten steht, die sie zu bewältigen haben. Sie leiden unter der Belastung, die dadurch entsteht, daß sie versuchen, ein unangemessenes Mutterideal zu verwirklichen – ein Ideal, dessen Bausteine sie aus Büchern über Säuglingspflege, Aussprüchen von Fachleuten und dem Beispiel ihrer Mutter entnommen haben. Es ist heutzutage für eine junge Mutter fast unmöglich, den Normen einer Haushaltsführung, wie sie vor zwanzig Jahren üblich war, gerecht zu werden, und dies in den meisten Fällen auch noch ohne irgendeine Art von Haushaltshilfe. Außerdem haben sich die Normen geändert; nicht immer dahingehend, daß sie weniger anspruchsvoll sind – sie sind

---

[1] John Bowlby, »Psycho-Analysis and Child Care« in *Psycho-Analysis and Contemporary Thought,* herausgegeben von John Sutherland, Hogart Press, 1958

einfach nur anders geworden. Heutzutage kümmern sich gebildete Mütter mehr darum, daß ihre Kinder in einer warmen, kommunikativen und großzügigen Atmosphäre aufwachsen, wo sie die Möglichkeit haben, gleichzeitig zu erschaffen und zu zerstören, zu lieben und zu hassen, Macht über ihre Umgebung zu entwickeln und die kindliche Abhängigkeit zu genießen, als daß sie ein Interesse daran haben, daß ihre Kinder stets vorführbar und sauber sind und wohlausgewogen und nach Plan ernährt werden. Wenn das Selbstbild der Mutter so aussieht, daß sie von sich selbst verlangt, dem Mutterideal von vor zwanzig oder dreißig Jahren und zugleich dem Mutterideal unserer heutigen Gesellschaft zu entsprechen, wird sie in so viele verschiedene Richtungen gezogen, daß sie auf jeden Fall versagen muß. Und sie wird so wenig das erreichen, worum sie sich bemüht, daß sie wahrscheinlich schließlich ganz die Flinte ins Korn werfen möchte. Das Baby ist widerwärtig und sie ist erschöpft und reizbar; ihre Mutter verzweifelt an der Unfähigkeit ihrer Tochter; der Ehemann kann sich gar nicht vorstellen, weshalb das ganze Trara nötig ist. Die einzig mögliche Antwort auf solch eine Situation ist die, einfach nicht mehr nach den Normen zu fragen und sich an dem Baby zu freuen.

Es gibt einen bestimmten Typ von Müttern, die sehr ängstlich und unsicher werden, wenn sie keine Regeln haben, an die sie sich halten können. Das sind die Mütter, die das Gefühl haben, nicht zu wissen, wie sie das Schreien ihres Babys interpretieren sollen, und die meinen, daß sie, wenn sie sich nicht an bestimmte Zeiten halten, ihr Kind füttern würden, bis es fürchterliche Verdauungsstörungen bekommt. Wenn es die Mutter glücklicher macht, ihr Kind nach der Uhr zu füttern, sollte sie das tun, dabei aber für den Hunger des Babys nach jeder Seite hin etwas Spielraum offenlassen. Das heißt, daß sie bereit sein sollte, ihn auch eine Stunde früher zu füttern, wenn er offensichtlich hungrig ist, und ihn in Ruhe zu lassen, wenn er zur üblichen Essenszeit gerade schläft. Denn, wie John Bowlby sagte:

»Wir müssen uns vor Augen führen . . . daß nicht nur das zählt, was wir tun, sondern auch, wie wir es tun. Wenn eine ängstliche und ambivalente Mutter ihr Baby nach Verlangen stillt, wird das wahrscheinlich mehr Probleme mit sich bringen als die von der Uhr geregelte Routine in den Händen einer dadurch entspannten und glücklichen Mutter.«

Ein anderer Typ von Frau lebt sich mit Übereifer in die Rolle der Schwangeren und danach der Mutter ein. Ihr Leben dreht sich nur noch um ihren Bauch und das mystische Gefühl, das sie mit der Schwangerschaft verbindet, und es kann sein, daß sie – wie wir sahen – ihrem Mann den Geschlechtsverkehr und jede Art von Liebesspiel verweigert. Sie kann geradezu in einen Zustand der Invalidität verfallen, wenn ihr tägliches Leben mehr und mehr von dem Baby in ihr beherrscht wird. Dieses Inanspruchgenommensein durch die kommende Mutterschaft kann sich später zu einer besitzergreifenden und ausschließlichen Bindung an ihre Kinder ausweiten, und sie wird sie niemals freiwillig gehen lassen wollen. Sie möchte das Kind noch in sich haben; sie kann es nicht ertragen, ihm seine Freiheit zuzugestehen, und sie geht viel zu weit in ihrem Bedürfnis, sich seiner Liebe zu versichern. Sie weint bitterlich, wenn es entwöhnt wird, wenn es in die Schule kommt und wenn es heiratet. Das ist die Mutter, die

»durch ihre grenzenlose Selbstaufopferung dafür zu sorgen versucht, daß das Kind sich keine anderen Gefühle gestattet als die der Liebe und der Dankbarkeit. Diese Mutter, die auf den ersten Blick so liebevoll erscheint, erzeugt in ihrem Kind durch ihre Forderung, geliebt zu werden, unweigerlich einen heftigen Widerstand; und ihr Anspruch, eine so gute Mutter zu sein, daß kein anderes Gefühl als Dankbarkeit gerechtfertigt ist, löst große Schuldgefühle in ihm aus. Wenn sie sich so verhält, ist sie sich natürlich nicht bewußt, daß sie bei ihrem Kind die Liebe und die Bestätigung, daß sie liebenswert ist, sucht, die sie selbst niemals bekommen hat, als sie klein war.«[2]

[2] John Bowlby, a. a. O.

Die Kinder solcher zu kurz gekommenen Mütter wachsen meistens in übermäßiger Abhängigkeit auf, falls sie nicht – oder bis sie – offen rebellieren.

Es ist vielleicht bezeichnend, daß diese Art von Mütterlichkeit heutzutage überholt zu sein scheint. Wenn man darin mehr ein soziales Phänomen als ein Charakteristikum individueller Psychopathologie sieht, ist sie Teil einer mehr familienzentrierten Kultur, in welcher der ganze Sinn eines Frauenlebens an das Tragen und die Aufzucht der Kinder gebunden war und ihr Status sich ausschließlich davon ableitete. Diese Situation erfährt im Westen eine rapide Veränderung, wenn sie auch in gewissen europäischen Ländern langsamer vor sich geht als in England und Amerika. Ohne Zweifel haben Gesellschaften, in denen eindeutige kulturelle Strukturen und allgemein akzeptierte Verhaltensnormen herrschen und von einem großen Teil der Bevölkerung als gültig anerkannt werden, nicht weniger Probleme als jene Gesellschaften, die sich im Prozeß eines raschen kulturellen Wandels befinden.

Die alten Traditionen, welche die Eltern-Kind-Beziehung gestalteten, sind weitgehend auseinandergefallen. Da sie nicht mehr ihre frühere Gültigkeit besitzen, müssen wir die Art von Beziehung, die von Sitte und Brauch beherrscht wurde und die aus einem wahren Puzzle von nicht hinterfragten gewohnheitsmäßigen Reaktionen und konventionellen Verhaltensmustern bestand, durch eine neue Wahrnehmungsfähigkeit für die Qualität dieser Beziehung und für die Bedingungen, unter denen sie am besten gedeihen kann, ersetzen. Und zudem müssen wir den Instinkt, der unserem Wesen zugrunde liegt, die Gefühle für unsere Kinder, die Liebe und den Haß, die wir manchmal ihnen gegenüber empfinden, akzeptieren lernen, so daß wir uns selbst und sie unverfälscht und ehrlich sehen können. Nur unter dieser Bedingung ist zu erwarten, daß die menschliche Persönlichkeit die besten Voraussetzungen für ihre Entwicklung haben wird.

Ich glaube, daß das Gebären mit Freude, das Mann und Frau miteinander teilen, seinen Wert nicht nur in der Situation selbst, sondern auch als Teil des Wachstumsprozesses hat, der zu jener selbstsicheren und vertrauensvollen Mutterschaft und Vaterschaft führt, deren Wurzeln in einer glücklichen Ehe liegen. Nicht alle Paare sind dazu fähig. Manche haben so viele grundlegende Fehler in ihrer Ehe gemacht, daß es schwer – wenn nicht gar aussichtslos – ist, jene Zusammengehörigkeit wiederzufinden oder auch erstmals zu entdecken, auf die sich jegliche gemeinsame Vorbereitung auf die Elternschaft stützen muß. Ich habe in diesem Buch einige der Schwierigkeiten umrissen, mit denen sie vielleicht konfrontiert sein werden. Für eine große Anzahl von Paaren werden diese Schwierigkeiten nicht unüberwindlich sein und können eine Herausforderung darstellen, die anzunehmen sich als außerordentlich lohnend erweisen mag.

Die Elternschaft beginnt nicht mit der Geburt des Kindes, und auch nicht mit der Befruchtung der Eizelle. Sie hat ihre Anfänge schon vor der Empfängnis und ist Teil der Ehe und der Liebe, die ihren Ausdruck in der Existenz des Babys findet. Wenn das so ist, können wir unsere Fähigkeit als gute Mütter und Väter – und auch unser Versagen – nicht getrennt vom Ganzen sehen, das heißt von der Wechselbeziehung und Verschmelzung der Persönlichkeiten, die eine Ehe ausmachen.

Eben dies meine ich, wenn ich meine Methode der Geburtsvorbereitung als psychosexuelle Methode bezeichne: es ist eine Vorbereitung nicht nur für die schwangere Frau, sondern auch für den Mann, und sie ist nicht nur auf den Akt der Geburt bezogen, sondern auf Menschen in einer Beziehung, die von Liebe und wechselseitiger Abhängigkeit getragen ist. Die subjektive Erfahrung des Gebärens ist in Wirklichkeit nicht nur an die Gegenwart, sondern auch an die Vergangenheit gebunden; sie ist die Auswirkung der Erziehung und der Kindheitserfahrungen der Frau; sie ist nicht einfach eine Sache des intellektuellen Wissens und der Vorstellungen vom Gebären, die mehr oder weniger zutreffend sind, sondern auch des inneren Körperbildes, das in der Kindheit angelegt wurde und sich später im Berühren und Berührtwerden, im Beieinanderliegen und in der Beziehung der Körper zueinander ausgestaltet.

Und die Geburt ist nicht lediglich ein mechanischer Ablauf, durch den ein Baby geboren wird – und sollte es auch nicht sein, selbst wenn man sie dazu machen könnte. Sie ist Teil der Ehe und kann sie bereichern oder verarmen lassen, je nachdem, wie das Erlebnis von dem Mann und der Frau erfahren wird.

Ich hoffe, daß ich auf diesen Seiten zeigen konnte, wie diese Erfahrung nicht nur ein Minimum an Schmerzen und Beschwerden für die Mutter, sondern auch ein tiefes Gefühl der Befriedigung, des Glücks und bleibender Freude für beide Eltern bedeuten kann.

Anhang

1 Vorbereitung für die Hausgeburt

Es ist sinnvoll, wenn man mindestens drei Wochen vor der Geburt alles Nötige vorbereitet und auf einem Teewagen oder auf einem kleinen Tisch unter einem darübergebreiteten Handtuch bereithält. Zusätzlich zu den Marmeladegläsern (im allgemeinen eines für die Nagelbürste und eines für das Thermometer), den Schalen und Zeitungen, die wahrscheinlich auf der Liste der Hebamme stehen, sollten die Eltern vielleicht noch folgendes haben:

Ein Schlafanzugoberteil oder ein kurzes Nachthemd für die Entbindung. Andere Schlafanzüge oder Nachthemden zum Wechseln.

Morgenmantel und Hausschuhe.

Socken, vor allem, wenn das Baby im Winter geboren wird, damit die Mutter sich auf dem Weg vom Schlafzimmer zum Badezimmer und zurück nicht erkältet.

Zusätzliche Handtücher und Decken, und eine Decke in der Toilette, die sich die Mutter bei kaltem Wetter um die Schultern legen kann.

Ein Heizgerät, mit dem man das Zimmer vor der eigentlichen Geburt des Babys schnell erwärmen kann.

Ein Heizkissen mit Plastiküberzug oder einige Wärmflaschen.

Einen Elektrokessel im Schlafzimmer oder im Zimmer daneben.

Eine Flasche Fruchtsaft und eine große Flasche Eau de Cologne im Kühlschrank.

Zuckerstücke zum Lutschen oder Honig, wenn Sie das vorziehen, für die erste Phase.

Zwei kleine Schwämme, die man in Eiswasser ausdrücken kann, um die Mutter am Ende der Eröffnungsphase zu erfrischen.

Eine Uhr oder einen Wecker, wenn möglich mit Sekundenzeiger, damit der Ehemann die Abstände zwischen den Wehen ablesen kann.

Eine zusätzliche Lampe mit einer 100-Watt-Birne und einer Schutzblende, damit die Mutter nicht geblendet wird.

Drei oder vier Kissen, um den Rücken in der Austreibungsphase und eventuell auch gegen Ende der Eröffnungsphase hochzustützen, und ein großes, festes Kissen oder Polster, das unter die Knie gelegt wird, damit die Beine keinen Zug an den Bauchmuskeln ausüben.

Einen Treteimer für schmutzige Tupfer, den man ins Schlafzimmer stellen kann.

Plastiktüten für gebrauchte Binden etc., und Wegwerfwindeln.

Für die Haut des Babys ist Öl besser als Puder, der leicht verklebt. Talkum ist jedoch bei heißem Wetter angenehmer.

Lanolincreme ist für die Brustwarzen gut, wenn sie bei den ersten Stillversuchen wund werden.

Dauerkuchen und Kekse sollten im voraus bereitstehen, damit man den Besuchern, die kommen werden, etwas anbieten kann. Wenn die Mutter keine Haushaltshilfe hat, ihr Mann jedoch zu Hause bleibt, um für sie zu sorgen, sollte sie die Mahlzeiten für die ersten drei Tage nach der Geburt festlegen und dafür sorgen, daß alle Zutaten, die dazu gebraucht werden, vorhanden sind.

Das Bett – am besten eine einfache Couch ohne Rahmen – sollte von der Wand weggerückt werden, so daß es an beiden Seiten und am Fußende zugänglich ist. Die Matratze sollte hart sein und wird am besten mit einem Plastik- oder Gummituch bedeckt. Es sollte groß genug sein, damit man es gut feststecken kann, sonst verrutscht es leicht, wenn die Mutter sich bewegt. Bettücher und Bettbezüge aus Kunstfaser können das Waschen in den ersten paar Tagen erleichtern, sind aber im Sommer nicht angenehm, da die Frau nach der Geburt leicht schwitzt.

2 Ausrüstung für die Krankenhausgeburt

Wenn Sie Ihr Baby im Krankenhaus bekommen, ist es gut, wenn Sie ein paar Dinge in einer Tasche oder in einem kleinen Köfferchen mitnehmen, mit denen Sie es sich angenehmer machen können; und vergessen Sie nicht – das ist sehr wichtig! – eine eiserne Ration für Ihren Mann (es muß nicht gerade Knoblauchsauce sein, aber Schokolade, feiner Käse, Traubenzuckertabletten und vielleicht schwarzer Kaffee, obwohl man ihm wahrscheinlich reichlich Tee und Kaffee anbieten wird).

Hier sind einige Dinge, die Sie vielleicht in Ihre Kliniktasche einpacken wollen. Nehmen Sie diese Tasche mit sich, wenn Sie im Krankenhaus von einem Zimmer ins andere gebracht werden.

Ein Notizbuch für wichtige Daten während der Geburtsarbeit und etwas zum Schreiben.

Eine möglichst weithalsige Thermosflasche, die zu drei Vierteln mit Eis gefüllt ist.

Zwei kleine Kosmetikschwämme (am besten Naturschwämme), um Gesicht und Nacken zu kühlen oder um daran zu saugen, wenn Sie das wollen.

Ein Waschlappen, den man in heißem oder kaltem Wasser ausdrückt oder in den man einen Eiswürfel einschlägt, um ihn als kalte Kompresse bei Rückenschmerzen zu verwenden.

Eine Sprühflasche mit Eiswasser.

Eine erwärmte, weich gefütterte Picknicktasche, doppelt mit Folie umwickelt, und eine Wärmflasche mit Überzug, wenn das im Krankenhaus gestattet ist.

Ein gefrorenes Kühlelement aus einer Picknicktasche für heftige Rückenschmerzen.

Einen Socken mit zwei Tennisbällen darin, die man zu beiden Seiten der Lendenwirbelsäule unter den Rücken legt – ebenfalls gegen Rückenschmerzen.

Lippenpomade, damit die Lippen bei längerem Schmetterlingsatmen nicht austrocknen.

Ein schönes Bild oder einen Gegenstand, worauf Sie sich konzentrieren können, wenn Sie wollen (obgleich das Gesicht Ihres Mannes wahrscheinlich am geeignetsten ist).

Eine Haarbürste und ein Haarband, um die Haare aus dem Gesicht zurückzunehmen.

Eau de Cologne oder Toilettenwasser.

Talkumpuder oder Maismehl, damit die Haut durch die Massage nicht aufgerieben wird.

Massageöl ist zur Abwechslung auch geeignet.

Einen Spiegel für die Geburt.

3 Kaiserschnitt

In vielen Krankenhäusern ist heutzutage die Rate der Kaiserschnittgeburten im Wachsen begriffen. Wenn ein Eingriff empfohlen wird, können Sie sich an den Entscheidungen beteiligen, die um Ihres und Ihres Babys Wohlergehen willen getroffen werden müssen, selbst wenn manchmal schnell entschieden werden muß. Zum Beispiel werden Sie wahrscheinlich wissen wollen, weshalb und wie die Operation vorgenommen werden soll.

Vielleicht entscheidet der Geburtshelfer während der Entbindung, daß ein Eingriff notwendig ist, weil sonst das Baby mit Sicherheit geschädigt würde. Der zunehmende Gebrauch von Herzton-Wehenschreibern, mit denen die ganze Geburt überwacht wird, hat dazu geführt, daß häufiger mit Kaiserschnitt entbunden wird, und etwa einer von acht operativen Eingriffen wird aus diesem Grund vorgenommen. Der Herzschlag des Babys zeigt *während* einer Wehe grundsätzlich Schwankungen, sollte sich aber nach der Wehe wieder normalisieren. Ist das nicht der Fall, so muß so bald wie möglich operiert werden. Der Geburtshelfer kann Ihnen auch zum Kaiserschnitt raten, wenn die Wehen den Muttermund nicht öffnen und die Geburt nur schleppend vorangeht. Das geschieht manchmal selbst dann, wenn man versucht hat, mit einem Oxytocin-Tropf die Geburt zu beschleunigen und die Wehen wirksamer zu machen. Wenn der Herzschlag des Babys zufriedenstellend ist und Sie das Gefühl haben, daß Sie es schaffen können, werden Sie die Angelegenheit wahrscheinlich erst besprechen wollen.

Manchmal sagt man einer Frau schon vor dem Beginn der Geburt, daß möglicherweise ein Kaiserschnitt nötig sein wird. Der häufigste Grund hierfür ist der, daß es so aussieht, als sei der knöcherne Ausgang des Beckens zu klein für das Baby; man spricht dann von einem Mißverhältnis zwischen kindlichem Kopf und Becken der Frau. Es kommt auch vor, daß die Plazenta unten in der Gebärmutter vor dem Kopf oder – wenn es eine Steißlage ist – vor dem Gesäß des Babys liegt *(Plazenta praevia)*. Gelegentlich hat die Gebärmutter eine ungewöhnliche Form, so daß die Wehen kein Öffnen des Muttermunds bewirken können.

Einige Geburtshelfer sind der Ansicht, daß alle Steißlagen mit Kaiserschnitt entbunden werden sollten. Andere glauben, daß es vorteilhaft sei, alle kleinen Frühgeburten operativ zu entbinden. Da die Meinungen hierüber auseinandergehen, werden Sie wahrscheinlich über das Für und Wider diskutieren und eine zweite fachärztliche Meinung hören wollen. Forschungsergebnisse weisen darauf hin, daß Babys in einer besseren Verfassung sind, wenn die Gebärmutter bei der Geburt tatsächlich kontrahierte, so daß es gut ist, wenn man erst einige Stunden in den Wehen verbringt, bevor die Operation vorgenommen wird. Vielleicht haben Sie das Gefühl, daß Sie die Chance einer vaginalen Geburt haben möchten, falls alles in Ordnung ist und das Öffnen des Muttermunds gut vorangeht. Es ist immer noch Zeit, um die Lage neu einzuschätzen, und in diesem Fall sollten Sie um ein Gespräch mit dem zuständigen Geburtshelfer bitten.

In vielen Fällen ist es jedoch nicht sicher, ob ein Eingriff nötig sein wird, bis man erkennen kann, wie sich die Gebärmutter verhält; dann spricht man von einer »Risikogeburt«. Das heißt, daß zu Beginn der Geburt alles für einen operativen Eingriff vorbereitet wird, falls er sich als nötig erweisen sollte.

Sie und Ihr Mann können sich an der Entscheidung, ob ein Kaiserschnitt vorgenommen wird oder nicht, beteiligen. Aber dazu brauchen Sie genaue Informationen, und wenn Sie diese von Ihrem zuständigen Arzt nicht erhalten, so fragen Sie, ob Sie nicht mit einem anderen darüber sprechen können.

Sie werden sich vielleicht erkundigen wollen, ob alle Kaiserschnitt-Babys automatisch zur Intensivbehandlung auf die Kinderstation kommen, oder ob Ihr Baby bei Ihnen bleiben kann, wenn es nach der Geburt in guter Verfassung ist. Wenn Ihr Baby wahrscheinlich eine besondere Betreuung braucht, so vergewissern Sie sich, daß es *im gleichen Krankenhaus* bleibt und daß Sie die Station besuchen und Ihr Baby kennenlernen können.

Etwas anderes, was Sie besprechen können, ist die Art der Anästhesie, die verwendet werden soll. Eine allgemeine Anästhesie bedeutet, daß Sie schlafen, wenn das Baby geboren wird, und daß Sie mit den Nachwirkungen dieser Art von Anästhesie rechnen müssen; es kann Ihnen zum Beispiel hinterher sehr übel sein. Wenn Sie eine Epidural-Anästhesie erhalten, können Sie an der Geburt Ihres Babys teilhaben.

Der Geburtshelfer kann zustimmen, daß Ihr Mann bei Ihnen bleibt, wenn Sie beide das wünschen. Keiner von Ihnen braucht bei der Operation zuzusehen. Der Unterbauch kann abgeschirmt werden, aber Sie sehen Ihr Baby gleich nachdem es geboren ist.

Wenn das Baby gesund ist, kann es möglicherweise sofort in die Arme seines Vaters gelegt werden. Wenn Sie das wünschen, so bitten Sie schon im voraus darum. Selbst wenn die Mutter schläft, wird sie wissen, daß ihr Baby begrüßt, liebkost und bewundert wird, wie das bei jedem neugeborenen Baby der Fall sein sollte.

Es kann leicht geschehen, daß man sich nach einem Kaiserschnitt »betrogen« fühlt. Falls Sie so reagieren, brauchen Sie sich deswegen nicht schuldig zu fühlen. Diese Verstimmung weicht bald der Dankbarkeit, daß Sie ein Baby haben, und wenn Sie mehr über Ihr Kind wissen und selbst für es sorgen, wird die Herausforderung durch die Elternschaft wichtiger sein als die Herausforderung durch die Geburt.

Denken Sie daran, daß ein Kaiserschnitt nicht einfach nur eine Operation ist. Auch dies ist eine Geburtserfahrung, wenn auch eine andere als die, auf die Sie gehofft hatten. Sie können das Beste daraus machen, was angesichts der gegebenen Situation möglich ist.

4 Ein Hinweis zu den Kursen

Weitere Informationen über Kurse für werdende Mütter nach der Psychosexuellen Methode von Sheila Kitzinger und ebenfalls über Seminare und Studientage für Hebammen, Physiotherapeuten und Geburtsvorbereiter aller Art gibt in England *The National Childbirth Trust,* 9 Queensborough Terrace, London W 2; in der BRD, wo solche Kurse nach und nach eingerichtet werden: Gisela Bielitzer, Richard Wagner-Straße 9, 8000 München, und 8122 Penzberg-Zist 3.

5 Das Kitzinger-Kissen

Das originale Kissen war in der Entbindungs-Station des John-Radcliffe-Krankenhauses in Oxford fünf Jahre lang in Gebrauch, und heute sind die Kissen für alle entbindenden Frauen in diesem Krankenhaus erhältlich. Sowohl das Personal als auch die Mütter sind begeistert darüber, wie sehr das Kissen dazu beitragen kann, die Geburt zu einer entspannten und erfreulichen Erfahrung zu machen.
Das Kissen ist leicht, rutscht jedoch nicht weg und hat einen leicht abnehmbaren und waschbaren Bezug. Zwei Elemente unterschiedlicher Dichte aus hochwertigem Schaumgummi sind so zusammengefügt, daß sie eine geeignete Stütze und eine bequeme Paßform ergeben.
Näheres erfahren Sie bei Sylvester Furniture, 23 Little Clarendon Street, Oxford.

Register

Besondere Übungen sind durch Fettdruck hervorgehoben.

Literaturhinweise

Schwangerschaft, Geburt und Geburtsvorbereitung

Bewußt fruchtbar sein, Irisiana Verlag 1977.

Ewy, Donna und Rodger: *Die Lamaze-Methode. Der Weg zu einem positiven Geburtserlebnis,* Goldmann TB (1976) 1979.

Kitzinger, Sheila: *Natürliche Geburt. Ein Buch für Mütter und Väter,* Kösel [2]1981.

Kitzinger, Sheila: *Geburtsvorbereitung. Ein Buch für Kurse, Gruppen und Beratung,* Kösel 1981.

Kitzinger, Sheila: *Pregnancy and Childbirth,* Michael Joseph 1980. (Deutsch: In Vorbereitung, Kösel 1982).

Köhnen, Friederun: *Die richtige Ernährung für die werdende Mutter,* Heyne (4153) 1978.

Leboyer, Frédérick: *Geburt ohne Gewalt,* Kösel 1981. (Erweiterte, neu übersetzte Ausgabe von: Der sanfte Weg ins Leben.)

Leboyer, Frédérick: *Sanfte Hände. Die traditionelle Kunst der indischen Babymassage,* Kösel [3]1981.

Leboyer, Frédérick: *Weg des Lichts. Yoga für Schwangere,* Kösel 1980.

MacFarlane, Aidan: *Die Geburt,* Klett-Cotta 1978.

Mitchell, Ingrid: *Wir bekommen ein Baby,* rororo sachbuch (6698) 1971.

Odent, Michel: *Die sanfte Geburt,* Kösel [4]1981.

Odent, Michel: *Die Geburt des Menschen. Für eine ökologische Wende in der Geburtshilfe,* Kösel 1980.

Wilberg, Gerlinde: *Zeit für uns. Schwangerschaft, Geburt und Kind,* Frauenbuchverlag 1979.

Stillen und Ernährung

Davis, Adelle: *Let's Have Healthy Children,* Signet (1951) 1972.

Lothrop, Hanny: *Das Stillbuch,* Kösel [2]1981.

Moore-Lappé, Frances: *Die Ökodiät,* Fischer TB (4013) 1978.

Saller, Berger, Ulmer, Hellenbrecht: *Praktische Pharmakologie, Eigenschaften gebräuchlicher Medikamente.*

Allgemeine Hinweise

Beratungsgruppe im Frauenzentrum Paderborn: *Vergißmeinnicht. Verhütung und Selbstuntersuchung,* Selbstverlag 1978.

Boston Women's Health Book Collective: *Unser Körper – Unser Leben,* Rowohlt 1980.

Downing, George: *Partner-Massage,* Goldmann Ratgeber (10742) 1978.

Kitzinger, Sheila: *Frauen als Mütter. Schwangerschaft und Geburt in verschiedenen Kulturen,* Kösel 1980.

Marshall, Klaus & Kennell, John: *Maternal-infant bonding,* Mosby 1976 (Deutsch: In Vorbereitung, Kösel 1982).

Moeller, M. L.: *Selbsthilfegruppen,* Rowohlt 1978.

Montagu, Ashley: *Körperkontakt,* Klett 1974.

Montessori, Maria: *Das kreative Kind,* Herder [3]1975.

Schetelig, Horst: *Entscheidend sind die ersten Lebensjahre,* Herder 1980.

Sheila Kitzinger

Geburtsvorbereitung

Ein Buch für Kurse, Gruppen und Beratung
372 Seiten. Kartoniert

Ein Baby zu bekommen bedeutet, durch eine »normale Lebenskrise« zu gehen. Dieses Buch befaßt sich mit der Vorbereitung. Es zeigt, wie man werdenden Eltern helfen kann, mit dem neuartigen emotionalen und sozialen Streß fertig zu werden, dem sie vor und nach der Geburt ausgesetzt sind. Es gibt konkrete Hilfen für die Vermittlung von Entspannungs- und Atemübungen sowie von Techniken für den Umgang mit den Wehen. Gezeigt wird schließlich auch, wie man den künftigen Vater zu sinnvoller Hilfe anleitet. Dieses Buch informiert über alle wichtigen medizinisch-geburtshilflichen, psychologischen und praktischen Fragen der Vorbereitung in Einzel- und Gruppenarbeit. Es wendet sich an Fachkräfte und Laien, die werdende Eltern unterrichten oder beraten. Es ist aber auch für Paare geeignet, die an einem Vorbereitungskurs nicht teilnehmen wollen.

Kösel